全国中医药行业高等教育"十四五"规划教材

全国高等中医药院校规划教材（第十一版）

内经选读

（新世纪第五版）

（供中医学、针灸推拿学、中西医临床医学等专业用）

主　编　翟双庆　黎敬波

中国中医药出版社

·北 京·

图书在版编目（CIP）数据

内经选读 / 翟双庆，黎敬波主编. —5 版. —北京：
中国中医药出版社，2021.6（2025.9 重印）
全国中医药行业高等教育"十四五"规划教材
ISBN 978-7-5132-6864-6

Ⅰ.①内…　Ⅱ.①翟…　②黎…　Ⅲ.①《内经》—
中医学院—教材　Ⅳ.①R221

中国版本图书馆 CIP 数据核字（2021）第 053490 号

融合出版数字化资源服务说明

全国中医药行业高等教育"十四五"规划教材为融合教材，各教材相关数字化资源（电子教材、PPT 课件、视频、复习思考题等）在全国中医药行业教育云平台"医开讲"发布。

资源访问说明

扫描右方二维码下载"医开讲 APP"或到"医开讲网站"（网址：www.e-lesson.cn）注册登录，输入封底"序列号"进行账号绑定后即可访问相关数字化资源（注意：序列号只可绑定一个账号，为避免不必要的损失，请您刮开序列号立即进行账号绑定激活）。

资源下载说明

本书有配套 PPT 课件，供教师下载使用，请到"医开讲网站"（网址：www.e-lesson.cn）认证教师身份后，搜索书名进入具体图书页面实现下载。

中国中医药出版社出版

北京经济技术开发区科创十三街 31 号院二区 8 号楼
邮政编码　100176
传真　010-64405721
唐山市润丰印务有限公司印刷
各地新华书店经销

开本 889×1194　1/16　印张 15　字数 402 千字
2021 年 6 月第 5 版　2025 年 9 月第 8 次印刷
书号　ISBN 978-7-5132-6864-6

定价　59.00 元
网址　www.cptcm.com

服 务 热 线　010-64405510　微信服务号　zgzyycbs
购 书 热 线　010-89535836　微商城网址　https://kdt.im/LIdUGr
维 权 打 假　010-64405753　天猫旗舰店网址　https://zgzyycbs.tmall.com

如有印装质量问题请与本社出版部联系（010-64405510）

全国中医药行业高等教育"十四五"规划教材
全国高等中医药院校规划教材（第十一版）

《内经选读》
编 委 会

主 编

翟双庆（北京中医药大学） 　　黎敬波（广州中医药大学）

副主编（以姓氏笔画为序）

王 平（湖北中医药大学） 　　纪立金（福建中医药大学）

吴颢昕（南京中医药大学） 　　陈 晓（上海中医药大学）

董尚朴（河北中医学院） 　　鞠宝兆（辽宁中医药大学）

编 委（以姓氏笔画为序）

王 兵（黑龙江中医药大学） 　　王 颖（浙江中医药大学）

田 露（天津中医药大学） 　　冯文林（南方医科大学）

朱长刚（安徽中医药大学） 　　朱向东（甘肃中医药大学）

乔文彪（陕西中医药大学） 　　刘凯军（江西中医药大学）

汤朝晖（成都中医药大学） 　　李 花（湖南中医药大学）

李永乐（内蒙古医科大学） 　　吴筱枫（贵州中医药大学）

张小虎（广州中医药大学） 　　张维骏（山西中医药大学）

张晔珺（宁夏医科大学） 　　陈子杰（北京中医药大学）

胡亚男（长春中医药大学） 　　柳亚平（云南中医药大学）

姜 德（新疆医科大学） 　　董晓英（首都医科大学）

蒋 筱（广西中医药大学） 　　鲁明源（山东中医药大学）

霍 磊（河南中医药大学）

学术秘书

王维广（北京中医药大学）

匡海学（黑龙江中医药大学教授、教育部高等学校中药学类专业教学指导委员会主任委员）

吕志平（南方医科大学教授、全国名中医）

吕晓东（辽宁中医药大学党委书记）

朱卫丰（江西中医药大学校长）

朱兆云（云南中医药大学教授、中国工程院院士）

刘　良（广州中医药大学教授、中国工程院院士）

刘松林（湖北中医药大学校长）

刘叔文（南方医科大学副校长）

刘清泉（首都医科大学附属北京中医医院院长）

李可建（山东中医药大学校长）

李灿东（福建中医药大学校长）

杨晓航（陕西中医药大学校长）

肖　伟（南京中医药大学教授、中国工程院院士）

吴以岭（河北中医药大学名誉校长、中国工程院院士）

余曙光（成都中医药大学校长）

谷晓红（北京中医药大学教授、教育部高等学校中医学类专业教学指导委员会主任委员）

冷向阳（长春中医药大学校长）

张忠德（广东省中医院院长）

陆付耳（华中科技大学同济医学院教授）

阿吉艾克拜尔·艾萨（新疆医科大学校长）

陈　忠（浙江中医药大学校长）

陈凯先（中国科学院上海药物研究所研究员、中国科学院院士）

陈香美（解放军总医院教授、中国工程院院士）

易刚强（湖南中医药大学校长）

季　光（上海中医药大学校长）

周建军（重庆中医药学院院长）

赵继荣（甘肃中医药大学校长）

郝慧琴（山西中医药大学党委书记）

胡　刚（江苏省政协副主席、南京中医药大学教授）

侯卫伟（中国中医药出版社有限公司董事长）

姚　春（广西中医药大学校长）

徐安龙（北京中医药大学校长、教育部高等学校中西医结合类专业教学指导委员会主任委员）

高秀梅（天津中医药大学校长）

高维娟（河北中医药大学校长）

郭宏伟（黑龙江中医药大学校长）

唐志书（中国中医科学院副院长、研究生院院长）

彭代银（安徽中医药大学校长）

董竞成（复旦大学中西医结合研究院院长）
韩晶岩（北京大学医学部基础医学院中西医结合教研室主任）
程海波（南京中医药大学校长）
鲁海文（内蒙古医科大学副校长）
翟理祥（广东药科大学校长）

秘书长（兼）
陆建伟（国家中医药管理局人事教育司司长）
侯卫伟（中国中医药出版社有限公司董事长）

办公室主任
周景玉（国家中医药管理局人事教育司副司长）
李秀明（中国中医药出版社有限公司总编辑）

办公室成员
陈令轩（国家中医药管理局人事教育司综合协调处处长）
李占永（中国中医药出版社有限公司副总编辑）
张峘宇（中国中医药出版社有限公司副总经理）
芮立新（中国中医药出版社有限公司副总编辑）
沈承玲（中国中医药出版社有限公司教材中心主任）

编审专家组

全国中医药行业高等教育"十四五"规划教材
全国高等中医药院校规划教材（第十一版）

组　长

余艳红（国家卫生健康委员会党组成员，国家中医药管理局党组书记、局长）

副组长

张伯礼（天津中医药大学教授、中国工程院院士、国医大师）

秦怀金（国家中医药管理局副局长、党组成员）

组　员

陆建伟（国家中医药管理局人事教育司司长）

严世芸（上海中医药大学教授、国医大师）

吴勉华（南京中医药大学教授）

匡海学（黑龙江中医药大学教授）

刘红宁（江西中医药大学教授）

翟双庆（北京中医药大学教授）

胡鸿毅（上海中医药大学教授）

余曙光（成都中医药大学教授）

周桂桐（天津中医药大学教授）

石　岩（辽宁中医药大学教授）

黄必胜（湖北中医药大学教授）

前　言

为全面贯彻《中共中央 国务院关于促进中医药传承创新发展的意见》和全国中医药大会精神，落实《国务院办公厅关于加快医学教育创新发展的指导意见》《教育部 国家卫生健康委 国家中医药管理局关于深化医教协同进一步推动中医药教育改革与高质量发展的实施意见》，紧密对接新医科建设对中医药教育改革的新要求和中医药传承创新发展对人才培养的新需求，国家中医药管理局教材办公室（以下简称"教材办"）、中国中医药出版社在国家中医药管理局领导下，在教育部高等学校中医学类、中药学类、中西医结合类专业教学指导委员会及全国中医药行业高等教育规划教材专家指导委员会指导下，对全国中医药行业高等教育"十三五"规划教材进行综合评价，研究制定《全国中医药行业高等教育"十四五"规划教材建设方案》，并全面组织实施。鉴于全国中医药行业主管部门主持编写的全国高等中医药院校规划教材目前已出版十版，为体现其系统性和传承性，本套教材称为第十一版。

本套教材建设，坚持问题导向、目标导向、需求导向，结合"十三五"规划教材综合评价中发现的问题和收集的意见建议，对教材建设知识体系、结构安排等进行系统整体优化，进一步加强顶层设计和组织管理，坚持立德树人根本任务，力求构建适应中医药教育教学改革需求的教材体系，更好地服务院校人才培养和学科专业建设，促进中医药教育创新发展。

本套教材建设过程中，教材办聘请中医学、中药学、针灸推拿学三个专业的权威专家组成编审专家组，参与主编确定，提出指导意见，审查编写质量。特别是对核心示范教材建设加强了组织管理，成立了专门评价专家组，全程指导教材建设，确保教材质量。

本套教材具有以下特点：

1.坚持立德树人，融入课程思政内容

将党的二十大精神进教材，把立德树人贯穿教材建设全过程、各方面，体现课程思政建设新要求，发挥中医药文化育人优势，促进中医药人文教育与专业教育有机融合，指导学生树立正确世界观、人生观、价值观，帮助学生立大志、明大德、成大才、担大任，坚定信念信心，努力成为堪当民族复兴重任的时代新人。

2.优化知识结构，强化中医思维培养

在"十三五"规划教材知识架构基础上，进一步整合优化学科知识结构体系，减少不同学科教材间相同知识内容交叉重复，增强教材知识结构的系统性、完整性。强化中医思维培养，突出中医思维在教材编写中的主导作用，注重中医经典内容编写，在《内经》《伤寒论》等经典课程中更加突出重点，同时更加强化经典与临床的融合，增强中医经典的临床运用，帮助学生筑牢中医经典基础，逐步形成中医思维。

3.突出"三基五性",注重内容严谨准确

坚持"以本为本",更加突出教材的"三基五性",即基本知识、基本理论、基本技能,思想性、科学性、先进性、启发性、适用性。注重名词术语统一,概念准确,表述科学严谨,知识点结合完备,内容精炼完整。教材编写综合考虑学科的分化、交叉,既充分体现不同学科自身特点,又注意各学科之间的有机衔接;注重理论与临床实践结合,与医师规范化培训、医师资格考试接轨。

4.强化精品意识,建设行业示范教材

遴选行业权威专家,吸纳一线优秀教师,组建经验丰富、专业精湛、治学严谨、作风扎实的高水平编写团队,将精品意识和质量意识贯穿教材建设始终,严格编审把关,确保教材编写质量。特别是对32门核心示范教材建设,更加强调知识体系架构建设,紧密结合国家精品课程、一流学科、一流专业建设,提高编写标准和要求,着力推出一批高质量的核心示范教材。

5.加强数字化建设,丰富拓展教材内容

为适应新型出版业态,充分借助现代信息技术,在纸质教材基础上,强化数字化教材开发建设,对全国中医药行业教育云平台"医开讲"进行了升级改造,融入了更多更实用的数字化教学素材,如精品视频、复习思考题、AR/VR 等,对纸质教材内容进行拓展和延伸,更好地服务教师线上教学和学生线下自主学习,满足中医药教育教学需要。

本套教材的建设,凝聚了全国中医药行业高等教育工作者的集体智慧,体现了中医药行业齐心协力、求真务实、精益求精的工作作风,谨此向有关单位和个人致以衷心的感谢!

尽管所有组织者与编写者竭尽心智,精益求精,本套教材仍有进一步提升空间,敬请广大师生提出宝贵意见和建议,以便不断修订完善。

国家中医药管理局教材办公室

中国中医药出版社有限公司

2023 年 6 月

编写说明

本教材以全国中医药行业高等教育"十三五"规划教材《内经选读》为参考版本，组织全国中医药高等院校《内经》课程一线教师编写，是全国中医药行业高等教育"十四五"规划教材，供全国高等中医药院校中医学、针灸推拿学、中西医临床医学等专业使用。

《黄帝内经》（简称《内经》）是我国现存最早的医学典籍，其所建立的理论体系，为中医学的理论和临床实践发展奠定了基础。时至今日，"内经选读"已经成为培养中医专门人才的重要课程，教学目的在于使学生熟悉《内经》的理论体系、学术思想以及中医学术的渊源，掌握《内经》中重点的基本理论、指导原则，从而提高学生的中医理论水平并能培养其运用相关理论解决临床实际问题的能力。上篇强调《内经》理论体系的整体性又兼顾《内经》的各家学说性质，重视《内经》学术特征的总结，明晰《内经》在中国传统文化中的宝贵价值，让学生能够充分认识到《内经》的重要性。下篇按《内经》理论体系择要汇集原文，加以校注、按语，以使学生系统掌握《内经》理论的学术内涵，并酌情添加临床运用，使理论与实践结合，希望借此能培养学生的中医思维以及学习经典的能力。同时，本教材增加了有关疫病的相关内容，并单设诊法规范一节，阐述医德等方面内容。

本教材共分两部分：上篇主要介绍《内经》的成书流传与注家注本，概述《内经》理论体系的形成发展与学术特征，阐明《内经》的重要地位与研读要领；下篇按《内经》理论的学术体系内涵，并结合实际教学需要，分哲学思想、藏象、经络、病因病机、病证、诊法、论治、摄生八章，类集精选《内经》原文，并予以顺序编号，在【原文】之后加以【校注】【按语】，阐明经义。附录部分介绍了《素问》《灵枢》篇目主要内容和《内经》十三方。

本教材所辑原文，《素问》部分据明顾从德刻本，《灵枢》部分据明赵府居敬堂刻本。凡与其他版本有重要出入而义理难明或疑似处，则在校注中加以说明，另个别文字出现繁简前后不统一的，如"于"与"於"等，则统一为相同的字体。为突出《内经》特色并尊崇善本，原文中异体字、古今字等酌情保留。

本教材由主编带领各位编委分工执笔撰写，其中上篇及附录部分由翟双庆、陈子杰、李永乐撰写，下篇中第一章由纪立金、鲁明源、吴筱枫、乔文彪撰写，第二章由黎敬波、张小虎、胡亚男、张皞珺撰写，第三章由董尚朴、冯文林撰写，第四章由陈晓、田露、王兵、汤朝晖撰写，第五章由鞠宝兆、李花、刘凯军、王颖、姜德撰写，第六章由吴颢昕、柳亚平、霍磊、张维骏撰写，第七章与第八章由王平、蒋筱、朱向东、朱长刚、董晓英撰写。初稿写成后，由副主编审改，主编统审，并按照以上分工，在上一版数字资源的基础上，增加课程实录、课程思政等内容，开展融合出版数字资源的编创工作。

由于本教材按《内经》理论的体系框架分类精选原文而编写，其中难免有不成熟乃至不当之处，希望师生们在使用中发现问题，给予指正，以便进一步修订提高。

《内经选读》编委会
2021年4月

目 录

上 篇

　　《内经》是我国现存医学文献中最早的一部典籍，由《素问》《灵枢》两部分组成，总计162篇。它比较全面地论述了中医学的思维方法、理论原则和学术思想，构建了中医学理论体系的框架，为中医学的发展奠定了基础。中医学发展史上出现的许多著名医家和众多医学流派，从其学术思想的继承性来说，基本上都是在《内经》理论体系的基础上发展起来的。因此，历代医家非常重视《内经》，尊之为"医家之宗"，是历代学习中医学的必读之书。《内经》所揭示的生命活动规律及其思维方式，对当代以及未来生命科学的研究和发展也有一定的启示。本篇对《内经》的成书流传与注家注本进行阐述，概述《内经》理论体系形成发展与学术特征，重视《内经》的各家学说性质，明晰《内经》的重要地位与研读指南，充分强调《内经》的重要性以及在实际学习中如何研读《内经》。

《黄帝内经》之名首见于《汉书·艺文志》，但当时并无作者及有关成书年代的记载，所以历代学者及医家对该书作者及成书年代都有不同的认识。该书由《素问》《灵枢》两部分组成，并流传于世。《素问》经唐·王冰补注后又经北宋·林亿等人校注而流传定稿；《灵枢》最初名《九卷》，次名《针经》，最后经南宋·史崧整理刊印，得以流传至今。

第一节　关于作者

《黄帝内经》以"黄帝"命名，所以从古至今有很多人都认为其作者应为黄帝。《史记·五帝本纪》云："黄帝者，少典之子，姓公孙，名轩辕，黄帝居于轩辕之丘。"黄帝本姓公孙，号轩辕氏，又号有熊氏，是传说中的上古帝王之一。历代有关黄帝的记载有很多，如推算历法作干支、教导百姓播种五谷、发明指南车、造舟车弓矢、兴文字、制乐器、创医学、驯化鸟兽昆虫等。晋·皇甫谧《帝王世纪》云："黄帝使岐伯尝味草木，典医疗疾，今经方、本草之书咸出焉。"以至于后来传统中医药学素称"岐黄"，或谓"岐黄之术"。

一、托名黄帝

战国秦汉时期，许多旧史学家都把黄帝说成是古代的一个帝王，而我们现在认为，黄帝并非一个人，它是我国原始社会末期的一个氏族，居住在我国西北方，到了春秋时候，这个氏族又称为"华族"，就是中华民族的始祖，也是汉以后所谓"汉族"的祖先。正因为黄帝氏族是华族的始祖，它的文化对华族的发展有着重要的影响，所以历代都以自己是黄帝子孙为荣，而且为了追本溯源，也常把一切文物制度，都推源到黄帝，托名为黄帝所创造。《黄帝内经》冠以"黄帝"之名，其实仅是托名而已。正如西汉·刘安《淮南子》所云："世俗之人，多尊古而贱今，故为道者，必托之神农、黄帝而后能入说。"这就清楚地说明了书以"黄帝"名，仅是托名而已。一些学者为了使自己的学说更容易为世人所接受，将其著作冠以"黄帝"以取重，也就成为一种风气，而这种风气在当时的医学领域就更为突出。我国很多的古医籍大多托名远古帝王，如本草学专著《神农本草经》，针灸学专著《黄帝虾蟆经》《黄帝明堂经》，医理著作《黄帝八十一难经》等。这也是为了推广普及医药的需要。

二、作者探讨

历代的书籍目录均没有明确记载《内经》的作者，但从其相关内容来看，《内经》应非一人之作。《内经》成书前，我国医学已经有所发展，据东汉·班固《汉书·艺文志》记载，当时已形成四大医学流派，即医经、经方、房中、神仙四家："医经者，原人血脉、经络、骨髓、阴阳、表里，以起百病之本、死生之分，而用度箴石汤火所施，调百药齐和之所""经方者，本草石之寒温，量疾病之浅深，假药味之滋，因气感之宜，辨五苦六辛，致水火之剂，以通闭解结，反之于平""房中者，情性之极、至道之际，是以圣王制外乐以禁内情，而为之节文""神仙者，所以保性命之真，而游求于其外者也。"

《内经》则是医经派的代表著作之一，细究《内经》一书，其中引用了《奇恒》《五中》《阴阳》《从容》《揆度》《脉要》《上经》《下经》等二十几本古医学文献著作，这些古文献涉及针灸、诊法、病证、藏象等诸多内容，而且《内经》中还有许多地方只举出"经论"的普通名称而没有指出确切书名。这些内容其学术主张也不尽相同，有的可以找出它们的立论依据，有些则无法找到出处。由此可见，《内经》应是汇集当时众多医籍而成。从现存《内经》的162篇文章来看，各篇所举观点不尽一致，文笔文风更是差异颇多。因此《内经》并不是出自一个人的手笔，而类似于今天的论文集。

《内经》中还记载了很多远古时代的医家，计有黄帝、岐伯、伯高、少师、少俞、雷公、僦贷季、鬼臾区等，这些医家出现在《内经》的不同篇章中，所论述的医理有一定的侧重。后世有学者据此来划分医学流派，如日本山田庆儿在《中国医学思想的风土·黄帝内经》一书中认为，按《内经》本身所提及的医家名字及所论述的内容，可分为黄帝派、少师派、伯高派、岐伯派、少俞派五个医学流派，其中黄帝、少师称为前期二派，伯高、岐伯、少俞为后期三派。前期二派以阴阳说作为阐述医学理论的基础；后期三派则在阴阳说之外又引用了五行说。前期二派并不特别否定五行说，作为分类原则，予以使用，但作为阐释事理则不予使用；而后期三派则开始用五行相生相克理论去阐释医学原理。另外，伯高学派曾在短时期内占据主流，并为引用五行说建立后期学派产生了决定性的作用。伯高学派也对古代解剖学的发展起了重要作用，故又可认为它是古代解剖学派的代表。我国也有学者认为以岐伯为代表的文化地域最早是以药物治疗为主要的手段，因此在方药学理论上比较完善而且有独到之处；而以雷公为代表的东部文化，反映在医学上则是以针刺为主，在经络学的发展方面有突出的贡献，并由经络发展了经络诊断，也就是脉诊。当然，这两种学派有其肇始，也有后来的逐渐融合与渗透，促进了中医药学的发展和进步。虽然，我们对今天《内经》中所出现的医家大多无从查考，但是从其反映出来的学术主张能够看出《内经》是存在多种学术流派的，其作者也是经历不同时期、来自不同地方、分属不同的学术流派。《内经》不是一人一时所作。

小　结

据上述，可以知道《内经》成书之前存在一批古代医学文献和众多古代医家。作为中医奠基之作的《内经》应是由古代众多医家的宝贵经验积累沉淀而来的。在《内经》成书之前，不同的学术观点、学术论文，甚至学术流派，就已先后产生并流传，经过后人整理、加工、补充和完善而编辑成册，遂成《内经》一书。因此，可以说《内经》是我国早期医学理论及治疗经验的总结，是一部众多医家医学经验的汇编。

第二节　成书年代

鉴于东汉·班固《汉书·艺文志》的有关记载，历代医家、学者对《内经》的成书年代虽有争论，但均认为其成书于东汉之前。归纳起来主要有黄帝时期说、战国时期说、秦汉时期说等几种。

一、成书于黄帝时期说

持此观点者，多为古代医学家，如唐·王冰、北宋·林亿、南宋·史崧、明·张介宾等，如北宋·林亿在《重广补注黄帝内经素问·序》中云："(黄帝)乃与岐伯上穷天纪，下极地理，远取诸物，近取诸身，更相问难，垂法以福万世。于是雷公之伦，授业传之，而《内经》作矣。"其认为《内经》成书于黄帝时期。对于这种观点很早就有人提出质疑，如北宋·司马光在其《传家集》中云："然谓《素问》为真黄帝之书，则恐未见。黄帝亦治天下，岂可终日坐明堂，但与岐伯论医药针灸耶？此周汉之间依托以取重耳。"从现今的文献研究、考古发掘来看，《内经》是黄帝时期的作品这种观点确实不可从，而众多医家认为《内经》成书于黄帝时期的原因可能是《内经》文字古奥、内容博大、医理精深，非常人所能撰写，因此认为《内经》是上古黄帝所著而出自黄帝时期，也彰显古代医家对《内经》的推崇敬仰之心。

二、成书于战国时期说

倾向于《内经》成编于战国之说者多系文史学者，他们主要从文字、写作笔法、音韵和成书内容等方面做了论证，这种观点后来也影响了医学界。如北宋·程颢《二程全书》中云："观《素问》文字气象，只是战国时人作，谓之三坟书则非也。"明·方以智《通雅》云："谓守其业而浸广之，《灵枢》《素问》也，皆周末笔。"清·纪晓岚《四库全书简明目录》云："《黄帝素问》原本残阙，王冰采《阴阳大论》以补之。其书云出上古，固未必然，然亦必周秦间人，传述旧闻，着之竹帛。故贯通三才，包罗万变。"清·魏荔彤《伤寒论本义·自序》云："轩岐之书，类春秋战国人所为，而托于上古。"由于战国时期，社会急剧变化，政治、经济、文化都有显著发展，学术思想也日趋活跃。在此历史背景下，《内经》成书于此，有可信之处，所以自宋代伊始，很多人都倾向于《内经》成书于战国时期。但在今天看来，此说证据尚不够充分，如当时的史籍著作及诸子论著都没有与《内经》有关的记载。若说《内经》中部分内容出自战国时期则是较为可信的。

三、成书于秦汉时期说

主张此说者既有中国古代先哲，也有近现代学者，还有日本学者。他们是根据学术思想传承、社会历史背景、语言音韵修辞、科学技术水平特点、考古发现以及人文现象等得出的结论。如明·郎瑛曰："《素问》文非上古，人得知之。以为全元起所著，犹非隋唐文也。惟马迁刘向近之，又无此等义语。宋·聂吉甫云，既非三代以前文，又非东都以后语。断然以为淮南王之作。予意《鸿烈解》中内篇文义，实似之矣。"日本丹波元简在《素问识·素问解题》中云："此书实医经之最古者，迨圣之遗言存焉。而晋·皇甫谧以下，历代医家断为黄岐所自作，此殊不然也。……此经设为黄帝岐伯之问答者，亦汉人所撰述无疑矣。"现代也有学者认为，《素问》《灵枢》卷秩浩大，有 162 篇，而《汉书·艺文志》之《黄帝内经》仅 18 卷，虽名曰"卷"，实则"卷""篇"相等，无"积篇为卷"之例，因而其《黄帝内经》18 卷当为 18 篇之量，与今本《黄帝内经》相去甚远，再结合文字注引、学术发展等情况，认为今本《黄帝内经》极有可能是东汉人博采《汉书·艺文志》所著录的各种医经著作，在此基础上成书。还有学者提出，基于"五德终始"论，西汉国运为土德，流行"心属土"说，东汉以火德为国运，出现了心属火说，《素问》《灵枢》等主张心配火的医籍只能出现在东汉。

四、成书年代的判定

目前，学术界对于《内经》成书年代比较公认的观点，是通过史籍对《内经》的著录推测其成书年代的上限与下限。

《内经》成书年代的上限，从史料记载上看，《史记》可作为一个重要标志。《史记》之前的《左传》《国语》《战国策》等先秦史书，记载医事甚少，且未将医学与黄帝联系起来。所以《内经》成书于先秦战国时代的说法都有待于进一步考证。《史记》记载了上自黄帝下迄汉武帝长达三千多年的历史，并专为战国的秦越人（扁鹊）、汉初的淳于意（仓公）两位医家作传，其间又记载了大量的古医籍文献如《上经》《下经》《五色》《奇恒》《揆度》等，但并未见有关《内经》之类的书名，而这些书名却又曾被《内经》引证。可见，如果当时《内经》已经成书流传，这么一部重要的医学经典，十几万言，不应被西汉·司马迁所忽略。据此分析，《内经》的成书应晚于《史记》成编，即在公元前99年之后。

《内经》成书年代的下限则可从《汉书》的相关记载考证。《黄帝内经》之名，在史籍上首见于《汉书·艺文志》，其《方技略》载有"《黄帝内经》十八卷、《外经》三十七卷，《扁鹊内经》九卷、《外经》十二卷，《白氏内经》三十八卷、《外经》三十六卷，《旁篇》二十五卷"，以上合为"医经七家，二百一十六卷"。而《汉书·艺文志》是东汉·班固据《七略》"删其要，以备篇籍"而成。《七略》是西汉末刘向、刘歆父子奉诏校书时撰写的我国第一部图书分类目录，现已亡佚，但据文献记载，当时分工校方技类书籍的是朝廷侍医李柱国，其校勘医书的时间是在西汉成帝河平三年，即公元前26年，由此，一般认为此时应为《内经》成书的下限。

综上，西汉中后期，《内经》18卷本已成编问世。

小　结

根据上述分析可知，《内经》汇编成书的时间当在《史记》之后、《七略》之前的西汉中后期。这一观点已为现代多数学者接受。需要指出的是，成书时间和成书过程是两个不同的概念。成书时间，是指通过书面语言把理论记录下来，使之形成完整书卷（或刊行）的年月日。成书过程，是指由感性认识到理性认识，即理论体系逐渐形成和流传至撰写（刻）形成完整书卷的过程。过去在论证《内经》成书时代时，常把两者混淆，因此，各学者对《内经》的成书时间观点不一，其实许多观点讲的都是成书过程。另外，《内经》中包含162篇文章，亦不能将其中某一篇的编撰指为整部《内经》的成编。

总之，判断《内经》成书年代是个复杂的问题，正如明·吕复在《九灵山房集·沧州翁传》中所说："《内经素问》，世称黄帝岐伯问答之书，乃观其旨意，殆非一时之言，其所撰述，亦非一人之手。"《内经》不成于一时一地一人，它跨越的时代较长，但是可以肯定的是，《内经》里不少篇章成于汉代之前。故从史籍著录角度考证其在西汉中后期汇编成书的观点，还是较为可信的，当然这也不排除《内经》在成书后又经过修订填补的可能。

第三节　流传定稿

据晋·皇甫谧在《针灸甲乙经·序》中的记载，《内经》分成两部分，且分别流传至今。

一、《内经》分为《素问》《针经》

晋·皇甫谧在《针灸甲乙经·序》云："按《七略》《艺文志》，《黄帝内经》十八卷，今有《针经》九卷，《素问》九卷，二九十八卷，即《内经》也。"晋·皇甫谧关于《内经》分为《素问》和《针经》两部分的说法，曾有人提出怀疑，主要是因为皇甫氏未提出任何旁证，史载书目在此之前又从未把二者联系起来，仅在《针灸甲乙经·序》提及此事。但由于晋·皇甫谧生于公元215年，距东汉·班固撰写《汉书·艺文志》的时代不远，他又是一位博学多知的学者，故我们认为其观点应该还是可信的。

《素问》与《针经》自晋以后的流传情况，史料上有一些记载：《隋书·经籍志》录有"《黄帝素问》九卷"（注云："梁八卷"），"《黄帝针经》九卷"，说明九卷本《素问》在南北朝时已亡佚一卷。《旧唐书·经籍志》著录云："《黄帝素问》八卷，《黄帝针经》十卷，《黄帝九灵经》十二卷（灵宝注）。"《新唐书·艺文志》著录云："《黄帝针经》十卷，全元起注《黄帝素问》九卷，灵宝注《黄帝九灵经》十二卷，王冰注《黄帝内经素问》二十四卷。"一般认为《九灵经》也是《针经》的不同传本，这说明至隋唐时期，《内经》仍以《素问》和《针经》两书分别传世，卷数有少许变化，流传中又有别本新名出现。

二、《素问》的流传定稿

《素问》之名，始见于东汉·张仲景《伤寒杂病论》，如《伤寒杂病论·序》中云："撰用《素问》《九卷》《八十一难》《阴阳大论》《胎胪药录》，并平脉辨证，为《伤寒杂病论》合十六卷。"《素问》流传至唐代，早已损残散失不全，于是唐·王冰对照家藏"张公秘本"，对残缺不全的"世本"做了大量的补亡、迁移、别目、加字和削繁等工作，并补入运气七篇及《素问·六节藏象论》中有关运气一段，加以注释并重新编次，使《素问》恢复到八十一篇旧数，并以二十四卷本行世。王氏补入运气七篇后仍缺两篇，即《刺法论》和《本病论》，仅篇名存目录中，后人补出后称为《素问遗篇》。经过唐·王冰卓有成效的工作，《素问》得以以较完善的本子继续流传。至北宋嘉祐年间，政府成立校正医书局，林亿等人奉朝廷之命校勘医籍，对已经"文注纷错，义理混淆"的唐·王冰本再行考证，"正谬误者六千余字，增注义者二千余条"，并定名为《重广补注黄帝内经素问》。经北宋·林亿等人校对后的校本，即今之所见《素问》的原型，宋以后的元、明、清各代，皆据此进行翻刻，未再改易。明顾从德影宋刊本《素问》堪称善本，为今所据。

三、《灵枢》的书名变迁与流传

《灵枢》最早称为《九卷》，初见于东汉·张仲景《伤寒杂病论·序》中。晋·王叔和《脉经》亦称《灵枢》为《九卷》，至晋·皇甫谧《针灸甲乙经》始名之为《针经》，晋·皇甫谧在其序文中虽称《针经》，然在其文中引《针经》经文时，仍然多称《九卷》。这种《九卷》《针经》混称的情况，说明《灵枢》在很长一个时期内被称为《九卷》，同时也说明从晋开始，始有《针经》之名。

《中国医籍考》云："《灵枢》单称《九卷》者，对《素问》八卷而言之。盖东汉以降，《素问》既亡第七一卷，不然《素问》亦当称《九卷》尔。"清·黄以周《黄帝内经九卷集注叙》云："《汉书·艺文志》黄帝内经十八卷，医家取其九卷，别为一书，名曰《素问》，其余九卷，无专名也。汉·张仲景叙《伤寒》，历论古医经，于《素问》外，称曰《九卷》，不标异名，存其实也。晋·王叔和《脉经》亦同。皇甫谧叙《甲乙经》，尊仲景之意，以为《黄帝内经》十八卷，即此《九卷》及《素问》，而又以《素问》亦九卷也，无以别此经，因取其首篇之文，谓之《针经》九卷，而《针经》究非其名也，故其书内仍称《九卷》。"这不仅提出《黄帝内经》十八卷，除九卷为《素问》，其余九卷无专名外，还认为《甲乙经》提出《针经》之名，是取其篇首之文，即第一篇《九针十二原》中的"先立针经"而来的。

《灵枢》之名，始见于唐·王冰次注的《黄帝内经素问》序和注中，其序云："班固《汉书·艺文志》曰：《黄帝内经》十八卷。《素问》即其经之九卷也，兼《灵枢》九卷，乃其数焉。"然而其在《素问》正文中，又将《灵枢》与《针经》常并称。北宋·林亿《新校正》在校注《素问·调经论》王注时指出："详此注引《针经》曰，与《三部九候论》注两引之，在彼云《灵枢》而此曰《针经》，则王氏之意，指《灵枢》为《针经》也。按今《素问》注中引《针经》者，多《灵枢》之文，但以《灵枢》今不全，故未得尽知也。"《灵枢》传至宋代已是残本，宋哲宗元祐七年（1092）有高丽使者来华献书，其中有《黄帝针经》，哲宗于次年正月即诏颁高丽所献《黄帝针经》于天下，使此书复行于世。但可惜的是此后经靖康之乱，是书又散佚，至南宋绍兴二十五年（1155），官人史崧"校正家藏旧本《灵枢》九卷，共八十一篇，增修音释，附于卷末，勒为二十四卷"。南宋·史崧校正的《灵枢经》，后人未再改动，成为元、明、清续刻的蓝本。

小　结

现存的《内经》包括《素问》和《灵枢》两部分，各9卷81篇，共162篇。就其篇目顺序而言，《素问》的编排有其内在的规律性，基本上反映了医学理论的系统结构。不过，现存《素问》篇目顺序经过了唐·王冰的重新编次和增补，已与梁·全元起所记载的原顺序有较大的差异，故其篇目结构主要反映了整理者唐·王冰对其医学理论体系结构的认识：《素问》第1～8卷计30篇（包括第1～第30篇），主要讨论阴阳五行、藏象、病机、诊断、治疗、养生等医学基本理论问题；第9～13卷计19篇（包括第31～第49篇），主要讨论病证；第14～18卷计16篇（包括第50～第65篇），主要讨论经络与刺法理论；第19～22卷计9篇（包括第66～第74篇，含第72、第73两遗篇），主要讨论五运六气学说；第23～24卷计7篇（包括第75～第81篇），主要为医学教育与理论上难以归类的篇章。

《灵枢》的篇章顺序在流传过程中的变化已不可考，其卷数多寡历代也多有不同，现存的卷次和篇目顺序与其学术系统没有明显的对应关系。

第四节　书名含义

在我国唐以前的古典医学著作中，较喜欢以"经"为书名，除《内经》外，还有《难经》《神农本草经》《针灸甲乙经》《中藏经》等。"经"字的含义，唐·陆德明《经典释文》云："常也，法也，径也。"指出"经"就是常道、规范的意思。医书名"经"，无非是说明本书是医学的规范，医者们必须学习和遵循的意思。"内"与"外"是相对而言的。《汉书·艺文志》所载书目，医经七家就有《黄帝内经》《黄帝外经》《扁鹊内经》《扁鹊外经》《白氏内经》《白氏外经》等，应该说书名分内、外，并无深意，正如日本丹波元胤《中国医籍考》中所云："犹《易》内、外卦及《春秋》内、外传，《庄子》内、外篇，《韩非子》内、外诸说，以次第名焉者，不必有深意。"但也有学者认为医经分内外，是据理论与临床，或理论的纯与驳而分的，如清·余嘉锡《四库提要辨证》云："刘向于《素问》之外，复得黄帝医经若干篇，于是别其纯驳，以其纯者合

《素问》编之，为《内经》十八卷，其余则为《外经》三十七卷，以存一家之言。"1958 年由南京中医学院编写的《中医学概论》则谓《内经》是讲述医学基本知识，《外经》是讲述医疗技术。由于《外经》久已亡佚，因而据其内容而分内外的说法，也就无从查考了。

一、《素问》含义

《素问》书名的含义，历代医家解释颇不一致。北宋·林亿《新校正》引梁·全元起注云："素者，本也。问者，黄帝问岐伯也。方陈性情之源，五行之本，故曰《素问》。"明·马莳《黄帝内经素问注证发微》云："《素问》者，黄帝与岐伯、鬼臾区、伯高、少师、少俞、雷公六臣，平素问答之书。"明·吴崑的《素问吴注》、明·张介宾的《类经》也都赞同这种观点，认为《素问》为平日问答之书。清·胡澍《黄帝内经素问校义》则通过对"素"字的考证，认为："黄帝问治病之法于岐伯，故其书曰《素问》。《素问》者，法问也。"据北宋·林亿《新校正》云："按《乾凿度》云：'夫有形者生于无形，故有太易、有太初、有太始、有太素。太易者，未见气也；太初者，气之始也；太始者，形之始也；太素者，质之始也。'气形质具，而痾瘵由是萌生，故黄帝问此太素，质之始也，《素问》之名义或由此。"太易、太初、太始、太素是古人探讨天地形成的四个阶段。《素问》正是从天地宇宙的宏观出发，运用精气学说和阴阳五行学说，解释和论证天人关系及人的生命活动规律和疾病发生发展过程的，确有陈源问本之意，可谓名实相符。唐·杨上善注《内经》之书，名为《黄帝内经太素》，亦或本源于此。

二、《灵枢》含义

《灵枢》之名的含义，历代医家解释亦有所不同。明·马莳《黄帝内经灵枢注证发微》云："医无入门，术难精诣……谓之曰'灵枢'者，正以枢为门户，阖辟所系，而灵乃至圣至元之称，此书之切，何以异是。"明·张介宾《类经》则认为"神灵之枢要，是谓'灵枢'"。不过《灵枢》之名文献上首见于唐·王冰次注《黄帝内经素问》中，不少学者认为王冰之所以将《针经》称为《灵枢》，可能与其崇信道教有关。正如日本丹波元胤《中国医籍考》云："今考《道藏》中，有《玉枢》《神枢》《灵轴》等之经，而又收入是经，则《灵枢》之称，意出于羽流者欤！"羽流，指羽士，即道士的别称，此指唐·王冰道号启玄子而言。此说有一定道理，隋唐时期，道教盛行，以"灵""宝""神""枢"命名的书籍很多，王氏受道教思想影响而将"针经"改为"灵枢"是可信的。

小 结

就《素问》《灵枢》的内容而言：《素问》多论"医道"，进行理论的阐发，重在阴阳五行、天人相应、脏腑及病证；《灵枢》则多讲"医术"，进行技术的传授，重在形体官窍、精气神、经络腧穴及病证、刺灸法。在论述方法上，书中各篇多围绕一个主题从不同角度进行阐发。另外，《素问》中凡篇名有"论"者，多采用问答形式，通过黄帝与诸位臣子之间的对答，对医学问题进行讨论，而无"论"者，则非问答形式，直接论述有关内容，《灵枢》则无此区别。其中黄帝与诸臣子的问答，分别集中讨论了不同的医学问题，也可能反映了不同学派之间的差异。如黄帝与岐伯对答部分，主要讨论了医学基本理论问题；与鬼臾区的对答，主要论述了五运六气学说；与伯高的对答，主要讨论了胃肠的结构、功能及食物与治疗的配合；与少师的问对，则突出了以阴阳学说为理论核心的内容；与少俞的问对，突出论述五味的作用；与雷公的问对，则是以黄帝为师、雷公为徒的方式，进行医学知识与理论原则的传授。

《内经》自问世以来，历代医家皆奉为圭臬，演绎发挥、考校编次、注释研究者达 200 家以上，著作达 400 余部，给后人留下许多有价值的资料。这些资料不仅对中医学的发展做出了一定的贡献，而且是后人学习《内经》不可缺少的参考文献。历代医家对《内经》的注释发挥各有特色，有类分注解者，有随文注解者，还有校勘训诂者，都是我们今天学习《内经》的宝贵资料。

第一节　类分注解

由于《内经》具有各家学说性质，有时某一篇涉及许多不同内容，有时几篇又同时谈论某一个专题，因而有些医家选用分类的方法，按不同专题，对内容各以类分。按照医家分类研究方法的不同，类分注解又可分为 3 种。

一、全文类分

有些医家认为《内经》162 篇文章，内容博大精深，不宜偏废，如明·张介宾在《类经·序》中云："言言金石，字字珠玑，竟不知孰可摘而孰可遗。"为了方便学习研究，很多著作虽然把每一篇拆散而重新归类编排，但也一字不遗地将所有内容全部选入，其中以唐·杨上善的《太素》和明·张介宾的《类经》为代表。

1.唐·杨上善《黄帝内经太素》　杨上善，正史无载，其字号、里贯均不可考，生卒年月不详。据今人考证，杨氏应为唐初之人，著有《黄帝内经太素》《黄帝内经明堂类成》（后世又简称为《黄帝内经明堂》）等。

《黄帝内经太素》是最早类分注解《内经》的著作。它将《素问》《灵枢》原文分为摄生、阴阳、人合、脏腑、经脉、俞穴、营卫气、身度、诊候、证候、设方、九针、补泻、伤寒、寒热、邪论、风论、气论、杂病 19 类，每类又分若干篇目并给予注释。该书不仅开创《内经》分类研究之先河，且其注文也很精辟。同时，由于该书与《内经》成书年代最为接近，所以极具文献校勘价值，对我们学习、理解、研究《内经》也具有重要意义。惜该书在国内宋代以后渐失传，直至清末民国初年才有学者东渡日本发现该书，并陆续影印回国，几经修补，现仍缺 5 卷。

2.明·张介宾《类经》　张介宾，字会卿（又作惠卿），号景岳，别号通一子，著有《类经》《类经图翼》《类经附翼》《景岳全书》《质疑录》等。

《类经》一书将《内经》全文分为摄生、阴阳、藏象、脉色、经络、标本、气味、论治、疾病、针刺、运气、会通 12 类，凡 390 目，共 32 卷，并注明出处篇名，注解精彩，受到后人褒奖。《四库全书总目提要》认为是书"虽不免割裂古书，而条理井然，易于寻觅，其注亦多有发明"，因而该书受到历代学者医家的赞赏，如清·薛雪赞曰："诚所谓别裁为体者欤。"此外，张氏注《内经》旁征博引，运用音韵、训诂、易理、天文、地理、史学、道家、儒家等诸多知识加以训释，结合临床，对许多学术理论问题，附意阐发，以启后学。至今本书还是研究《内经》的重要参考书之一，也是现存最全类分注解《内经》的著作。

二、择要类分

有些医家认为《内经》内容过于精深，不能悉数掌握，于是为了方便初学者或术有专攻者等，有选择地重点筛选注解，如元·滑寿的《读素问钞》、明·李中梓的《内经知要》、清·汪昂的《素问灵枢类纂约注》、清·沈又彭的《医经读》可为代表。

1. 元·滑寿《读素问钞》 滑寿，字伯仁，晚号樱宁生，其研读《素问》《难经》，颇有心得，遂著成《读素问钞》和《难经本义》。

《读素问钞》系滑氏在反复研究《素问》的基础上，先进行删繁撮要，再以类相从，将《素问》有关内容分门别类地进行编次，共分为藏象、经度、脉候、病能、摄生、论治、色脉、针刺、阴阳、标本、运气、汇萃12类。本书后经明·汪机续注，作了若干补充，又名《续素问钞》，且汪氏序云："予读滑伯仁氏所集《素问钞》，喜其删去繁芜、撮其枢要，且所编次各以类从，秩然有序，非深于岐黄之学人不能也。"可见其对滑氏分类注解《素问》的评价极高。择要分类研究《内经》当为元·滑寿所首创，对后来类分注解《内经》影响深远。

2. 明·李中梓《内经知要》 李中梓，字士材，号念莪，又号尽凡居士，著有《内经知要》《医宗必读》《伤寒括要》《本草通玄》《病机沙篆》《诊家正眼》《删补颐生微论》等。《诊家正眼》《本草通玄》《病机沙篆》三书，又汇刊为《士材三书》。

《内经知要》初刊于明崇祯十五年（1642），后经清·薛雪重校加按而广为流传。本书择取《素问》《灵枢》中的重要经文，进行分类纂约，加以注释，故名"知要"。是书分为道生、阴阳、色诊、脉诊、藏象、经络、治则、病能8类，虽仅8类，然生理、病理、诊断、治疗无所不包，扼要勾画了《内经》理论体系的概况。由于本书所选内容量少而精且简练实用，释文浅近易懂又客观公允，并有不少独到发挥，阐发了《内经》精义，颇受学者欢迎，为中医入门的读物，流传甚广。

3. 清·汪昂《素问灵枢类纂约注》 汪昂，字讱庵，辑《素问灵枢类纂约注》《本草备要》《医方集解》《汤头歌诀》等。

《素问灵枢类纂约注》又名《黄帝素问灵枢合纂》。本书摘取《素问》《灵枢》之精要者，加以分类纂注，共分为藏象、经络、病机、脉要、诊候、运气、审治、生死、杂论9类。汪氏选文重《素问》而以《灵枢》辅之，至于针灸之法一概不录，运气义理渊深，只节取精当者简要注释，注释引用唐·王冰、北宋·林亿、明·马莳、明·吴崑、清·张志聪等诸家之言约占7/10，汪氏自注约占3/10，经过删繁、辨误，使其语简义明，故名"约注"。其注能结合临床经验，对阐释经旨颇多裨益，且不拘前人之论。

4. 清·沈又彭《医经读》 沈又彭，字尧峰，一字尧封，尝辑《女科读》《沈氏女科辑要》《医经读》流传于世。

《医经读》系沈氏本着"去非存是"之旨，选摘《内经》《难经》部分原文，类分为平、病、诊、治四集，酌附按语，阐发经意。该书是类分注解《内经》的最简明选本，分为"平、病、诊、治"4类，即脏腑、疾病、诊法、治则四大类。从实际运用来看，分类虽简，却也有可取之处。

三、调整篇次类分

有些医家认为《内经》162 篇文章的顺序略有杂乱，不易理解，于是在保持《素问》《灵枢》各篇原文内容不动的基础上，仅将其篇次予以重新类分注解，以清·黄元御的《素问悬解》《灵枢悬解》为代表，其单注《素问》者，则以清·姚绍虞的《素问经注节解》为佳。

1. 清·黄元御《素问悬解》《灵枢悬解》 黄元御，一名玉路，字坤载，号研农，别号玉楸子，撰写《素问悬解》《灵枢悬解》《难经悬解》《伤寒悬解》《金匮悬解》《伤寒说意》《四圣心源》《素灵微蕴》《四圣悬枢》《长沙药解》《玉楸药解》等 11 部著作，汇集成《黄元御医书十一种》。

黄氏精研《素问》《灵枢》，广搜博采，相互参照，对原文重新编次，《素问悬解》分为养生、藏象、脉法、经络、孔穴、病论、论治、刺法、雷公问、运气等类，《灵枢悬解》分为刺法、经络、营卫、神气、藏象、外候、病论、贼邪、疾病等类。黄氏注文，条理分明，详略得当，颇有裨于明畅经旨，为学习《内经》的参考文献之一。但是该书亦以错文为说，以《灵枢》为例：谓《灵枢·经别》前十三段为正经，后十五段为别经，乃《灵枢·经别》之所以命名的原因，但这后十五段，却误在《灵枢·经脉》中；《灵枢·四时气》大半误入《灵枢·邪气脏腑病形》中等等。在今天看来，其编次有擅改经文之弊。

2. 清·姚绍虞《素问经注节解》 姚绍虞，字止庵，尤殚精《灵》《素》，历时 7 年完成《素问经注节解》。

姚氏所注《素问》以王冰注为底本，参以宋之《新校正》，复以明·张介宾、明·马莳诸家注而参断之。除了对原文有所删节注解外，还一改唐·王冰本原来的篇章顺序，将原书分为内、外两篇：内篇 3 卷 48 篇，论阴阳、治法等，属义理范畴；外篇 5 卷 31 篇，论针灸、岁运等，属象数之类。该书对王注多所议论，并申述己意。其注文未冠"按"字者，悉为唐·王冰注；冠"按"字者，则为姚氏注语。姚氏对唐·王冰的讹误，发挥自己的见解，多有创见。

小 结

类分注解是在《内经》原文篇次或段落重新编排次序的基础上，进而分类注释的一种方法，是较早也是较多运用于《内经》学术研究中的方法。此法的初衷在于对《内经》理论内容有一个全面系统的把握，而且较方便初学者学习。其研究成果突出了《内经》理论的全面性及系统性，对《内经》理论体系的构建有着重要的影响，是古代《内经》研究方法中较有影响力的一种。

第二节　随文注解

有些医家认为《内经》原貌不可轻易改动，故将《内经》原篇逐字逐句阐释注解。其最早者，当推梁·全元起的《素问训解》，惜已亡佚，现仅能从北宋·林亿所校订的《重广补注黄帝内经素问》中见到其少数的注释。现存较完整的随文专注《内经》者可分为单注《素问》与全注《素问》《灵枢》两类。

一、单注《素问》

单注《素问》者，自唐·王冰次注《黄帝内经素问》伊始，此后代有医家发挥。至于单注《素问》的原因，如元·朱丹溪在《格致余论·序》中所云："《素问》载道之书也。……非《素问》无以立论。"估计是医家认为《素问》较重要，且也能全面反映出医学理论体系内涵的原因。另外，单注《灵枢》者则多仅存书名，而实物难寻，兹不赘述。

1. 唐·王冰《黄帝内经素问》　王冰的生卒籍贯无从考查，其著《黄帝内经素问》经北宋·林亿等校正后名《重广补注黄帝内经素问》，即现在《素问》的通行本。

据唐·王冰在序文中说，《素问》至唐已阙其第七卷，并且由于年久变迁，辗转传抄，已到了"世本纰缪，篇目重迭，前后不伦，文义悬隔"，无法窥其原貌的地步。王氏"受得先师张公秘本，文字昭晰，义理环周，一以参详，群疑冰释"，并"精勤博访"，"历十二年方臻理要，询谋得失，深遂夙心。"他的整理、注释，对《素问》的流传贡献极大。王氏治学态度严谨，"凡所加字，皆朱书其文，使古今必分，字不杂糅"。可惜在北宋·林亿校书时，已朱墨不分，古今杂糅了。唐·王冰注本的主要贡献和特点有以下几方面：重新编次，订为24卷，并在篇目及内容方面多所增删；补入第七一卷，即"七篇大论"的内容；注释条理缜密，释词简而有法，对理论多有发挥，宋以后的注家多以王注为规范；由于王氏笃信道教，且自号"启玄子"，在编次与注释方面道家思想浓厚。

2. 明·吴崑《素问吴注》　吴崑，字山甫，号鹤皋，著《医方考》《脉语》《素问吴注》《针方六集》等。

吴氏对《内经》有深入研究，他继承了唐·王冰、北宋·林亿等人的成果，以唐·王冰24卷本为基础，删繁就简，引申发挥成《素问吴注》，其工作包括注释和删节补正两方面。吴氏临床经验丰富，有很多观点来自临床实践，其注释及删节补正中有不少医理发挥，发前人之未发；但其删节经文，不遵古籍校勘法度，甚至将一己之见混入正文，受到后世批评。

3. 清·高世栻《素问直解》　高世栻，字士宗，曾从清·张志聪学医，张氏撰《本草崇原》，未竟而卒，世栻继之，并纂集张氏所注解的《伤寒论集注》。此外，高氏还著有《素问直解》《医学真传》等书。

高氏曾从其师张志聪集注《内经》，但认为集注"义意艰深，其失也晦"，因而他"不得已而更注之"，遂成《素问直解》。高氏注释常能不落窠臼，直疏经旨，对衍文、错简、讹字，也常直解原文，并在注释中加以说明，所以本书除了注释明白晓畅、要言不烦外，还在每篇之中分为数节，眉目清楚，注释常以寥寥数语，便能大畅经旨，使人一目了然，体现了本书"直解"的宗旨。

4. 清·张琦《素问释义》　张琦，初名翊，字翰风，号宛邻，著有《宛邻诗文集》《战国策释地》《素问释义》等。

《素问释义》虽然采用了唐·王冰本的篇次，但多不用唐·王冰的注文。张氏注文，多采用北宋·林亿《新校正》、清·黄元御《素灵微蕴》及清·章和节的《素问阙疑》等几家校注，注释精练，释义多有所发挥，因而也是学习《内经》的常用参考书之一。

二、全注《素问》《灵枢》

有些医家将《素问》《灵枢》两部著作在保持原有篇次顺序的基础上进行全文注释，这些著作也是现行流传较多的《内经》参考书。

1. 明·马莳《素问注证发微》《灵枢注证发微》　马莳，字仲化，号玄台子（后因避清圣祖玄烨之讳，亦称元台子），著有《素问注证发微》《灵枢注证发微》。

马氏所注《素问》和《灵枢》，变唐·王冰24卷复为9卷，每卷9篇，以合九九八十一篇之旧，并将其分成若干章节，然后分章分节予以注证，略不同于以前注家随句注释的方法。马氏所注《素问》部分，并不为他人所称许，但在某些地方，亦颇能传承经旨。《灵枢》多论经脉、腧穴和针刺，以前很少被人重视，所以马氏之注，可称为专门研究《灵枢》之启端。由于马氏素娴针灸之术，其注证又认真负责，因而马注《灵枢》深得后人称许。正如清·汪昂曰："《灵枢》以前无注，其文字古奥，名数繁多，观者蹙额颦眉，医家率废而不读。至明始有马玄台之注，其疏经络穴道，颇为详明，可谓有功后学。虽其中间有出入，然以从来畏书之难，而能力开坛坫，以视《素问》注，则过之远矣。"

2. 清·张志聪《素问集注》《灵枢集注》　张志聪，字隐庵，著有《素问集注》《灵枢集注》《伤寒论宗印》《金匮要略注》《侣山堂类辨》《本草崇原》等。

张氏集其门数十人等历 5 年之久，著成《素问集注》，复集诸门人著《灵枢集注》，为集体注释《内经》开辟了先河。任应秋先生评价曰："正因为他们发挥了集体智慧，其校注质量还是较高的……对古人的东西，取其精华，扬弃糟粕，又发挥集体力量，共同创作，这一精神，还是有可取之处。"本书的特点是既强调"以经释经"，突出《素问》《灵枢》经文之间的相互联系、相互印证，又不因循旧制，在注释上有所创新，反映出阴阳、脏腑、气血等气化学说的特点，为后世学者所重视。

3. 日本丹波元简《素问识》《灵枢识》　丹波元简即多纪元简，字廉夫，通称安清，后改称安长，号桂山、栎窗，日本医家，著有《素问识》《素问记闻》《灵枢识》《难经疏证》《伤寒论辑义》《金匮玉函要略辑义》《脉学辑要》《观聚方要补》等。

《素问识》和《灵枢识》系丹波元简所著《皇汉医学丛书》之二。丹波氏运用选注而不自注之法，取前人注释之考证精确、说理入微、符合经旨而有发挥者入选，多采用唐·王冰、明·马莳、明·张介宾、明·吴崑、清·张志聪等家注释，并将考证精确、符合经旨而有发挥者入选。对各家注释有分歧时，他则提出自己的看法，指出孰是孰非；如未能肯定，或可并存者，则用"恐非""似是""可并存"等口吻，望学习者思考抉择。本书在阐述他自己的见解时，旁征博引，逻辑性强，对学者分析诸注、体会经旨很有帮助，因而为学习《内经》者所重视。

小　结

随文注解方法研究《内经》就是在现存《素问》《灵枢》流传蓝本的基础上，保持原文篇次段落顺序进行阐释注解，是古人注经的常用方法，其研究成果有助于掌握《内经》每一篇章的主旨及理论内涵，并丰富《内经》理论体系的相应内容。

第三节　校勘训诂

汉以前的书籍主要是用竹简、帛书、木版等方式流传，不易保存，加之古今语言文字的不断变迁，时间间隔愈远，其间的变化愈大，因此，校勘训诂便成为阅读古书不可缺少的手段。对于《内经》的校勘考证自北宋校正医书局就已开始，至清代小学盛行，由此也引发了更多文人对《素问》《灵枢》的校勘。如清·江有诰著《素问灵枢韵读》，系从音韵学角度校注《内经》，对《内经》文字校勘有一定的帮助。清·顾观光著《素问校勘记》《灵枢校勘记》，旁征博引，对《内经》经文进行了精心的校勘，其见解不乏独到之处，是学习和研究《内经》的重要参考文献。这些校勘研究《内经》的著作往往对于我们理解经义有着重要的、不可或缺的启示。

一、北宋·林亿《新校正》

林亿，曾任光禄卿直秘阁，精医术，擅长校勘，对《素问》一书，采众家之长，端本寻支，溯流讨源，著成《新校正》，使汉唐以来该书混乱和错漏的情况得到纠正。

林氏《新校正》对于《素问》的贡献有以下几方面：一是考证和说明了唐·王冰本《素问》与梁·全元起本的对应关系，而这对了解《内经》的发展历史极为重要；二是首次提出《素问》七篇大论为王冰补入，而非《素问》原有；三是正谬误 6000 余字，此为林氏序中所言，但未在文字上留下校记；四是增注义 2000 余条。据统计，《新校正》共出校注文 1300 余条，其中以校为主者 900 余条，以注为主者 400 余条。在校文中可见，林氏校勘的方法很多，如在《素问·六节藏象论》中，林氏共出校注 10 则，充分运用了对校、他校、本校和理校等校勘方法，既有版本考证、文字训诂，又有从文理、医理上进行论证，这对后世中医学经典的校勘学理论与方法，无疑有重大贡献。

二、清·胡澍《素问校义》

胡澍，字荄甫，一字甘伯，号石生，著《素问校义》。

胡氏著《素问校义》1 卷，未成而逝，故仅存 32 条，但因其精通声韵训诂，故校勘法度谨严。该书博引诸子经籍，正梁·全元起、唐·王冰之讹误，纠北宋·林亿之偏失，勘正《内经》文字，穷及音韵训诂之源，于后学对经文之校勘，窥见经旨原貌多有裨益，多为后世医家采用，如《素问》中之 "病之形能也" "乐恬憺之能" "病能论" 等，澍按："能，读为'态'，'病之形能也'者，'病之形态也'。"其将 "能" 训为 "态"，甚为高明。

三、清·俞樾《内经辨言》

俞樾，字荫甫，自号曲园居士，浙江德清人，著名学者、文学家、经学家、古文字学家、书法家，著《内经辨言》。

俞氏 "湛深经学"，长于正句读、审字义、辨假借。《内经辨言》对《素问》难字疑句考据精详，探赜索引，辨讹正误，引证确切，惜该书仅限于《素问》，且只有 48 条。

四、清·于鬯《香草续校书·黄帝内经素问》

于鬯，字醴尊，一字东厢，自号香草，小学家。其一生致力于教学和研究经史，所著《香草校书》为校勘经部的著作，《香草续校书》为校勘子史部的著作。

由于《素问》属于子部，故于氏置于《香草续校书》中校之。于氏以其严谨的治学态度和博大精深的小学知识，旁征博引诸如小学文字、篆书、隶书、经、史、诸子、传记等，对《素问》102 条原文进行了校勘和训诂。其论述精审，义理详明，创见甚多。

五、清·顾观光《素问校勘记》《灵枢校勘记》

顾观光，字宾王，又字尚义、漱泉，号尚之，别号武陵山人。顾氏早年习儒，后承世业为医，著作颇丰。

顾氏有《素问校勘记》《灵枢校勘记》各 1 卷。《素问校勘记》后记云："《素问》既刻成，恐犹有舛误，以属顾君，君益反复研审……乃别为校勘记一卷，于王注及林氏按语，皆有所补苴纠正。或引旧说，或出己见，出于精当而后已。"其校勘成就主要有以下几方面：在经文方面，于北宋·林亿《新校正》多有补正；在校正唐·王冰方面，较北宋·林亿更详密，王冰注之不确之处，多赖顾氏校勘。

六、清·陆懋修《内经难字音义》

陆懋修，字九芝、勉斋，号江左下工、林屋山人，著成《世补斋医书》，包括《文集》《不谢方》《伤寒论阳明病释》《内经运气病释》《内经运气表》《内经难字音义》。

陆氏生平研精《素问》，恪守仲景家法，更博通汉以后诸家论著，后感于"医家言则一字一病，一字一治法，学者每苦《内经》有难字置而弗读，则所失多矣"，故博览群书，以《说文解字》《尔雅》《广韵》等字书和经史子集、医学论著共20多部著作作为根据，对《内经》一书中的400多个难懂字词予以正音、释义，著成《内经难字音义》一书，值得研究。

七、清·江有诰《素问灵枢韵读》

江有诰，字晋三，号古愚，音韵学家，潜心古学，对文字音韵训诂之学有精深研究，著《音学十书》，其中包含《诗经韵读》《先秦韵读》《楚辞韵读》等。

《素问灵枢韵读》是江氏《先秦韵读》中的一部分，亦是江氏考察先秦韵部之作，系从音韵学角度校注《内经》的著作，对《素问》《灵枢》文字校勘有一定的帮助。

小　结

针对《内经》原文当中存在的难解字词句或者有疑问之处进行文理或者医理上的校勘注释，还原经文本来面貌，我们称之为校勘训诂研究《内经》。此种方法始于北宋·林亿等人的《新校正》，目的主要在于纠正《内经》在长期流传中的错讹之处，另外则是方便读者正确理解经文大意，其成果对研究《内经》有着重要的参考价值。

第三章

《内经》理论体系的形成发展与学术特点

《内经》理论体系研究是《内经》学术研究中的核心内容。一般而言，理论体系的发展轨迹需要经历感性直观到知性分析再到理性综合三个阶段。纵观唐·杨上善等人对《内经》的编次分类研究，虽然他们为《内经》理论体系的建构提供了宝贵的经验，但是其研究基础均来自对《内经》原文的直接分类，应属于感性直观阶段。后世医家尤其是近现代的《内经》学术研究吸纳前人研究成果，倡导"内经学"，明确强调《内经》理论体系研究的重要性，较以往研究有了长足的进步。如今我们应该积极探索《内经》理论体系的理性综合研究，其研究不能只限于《内经》自身内容的梳理与发挥，还要明确《内经》理论体系各要素之间的逻辑性，总结在中医思维指导下理论形成发展的内在规律。

第一节　形成条件

任何理论体系的建构都依赖于感性知识的不断积累，都离不开哲学思想和思维方法的指导，都与特定的社会文化、科技发展的历史背景有关。《内经》学术体系的形成，以医疗实践的观察与验证为基础，又有古代自然科学、社会科学知识和方法的渗透，其中哲学发挥了综合整理、理论升华的作用。

一、社会背景的变革

春秋战国时期，诸侯争霸，王权衰落，奴隶制解体。面对春秋战国时期的社会大变革和大动荡，有思想的知识分子，对现实的社会问题、人生问题等，提出了不同的见解，各种学说纷纷出现，思想领域空前活跃。

春秋战国时期的社会文化特征，为《内经》理论体系的建立提供了十分有益的外部环境。首先，唯物主义思想逐步发展，自然科学不断进步，人们开始以理性的思维方式来认识物质世界，巫术迷信等有神论思想日渐衰落。《内经》提出"拘于鬼神者，不可与言至德"的观点。春秋战国时期哲学的发展促进了医巫的分化，而且渗透到医学之中，促进了医学理论的形成。其次，诸子百家之学兴起，逐渐向医学渗透，用以解释生命现象、阐释医学问题。其中儒、道、阴阳三家对《内经》理论影响最大。如儒家的"仁爱"思想与中医学的"重生"意识、儒家的"中庸"思想与中医学"和合"观点；道家的"道""气"学说与中医精气学说、道家的"无为"思想与中医学"恬惔虚无"的养生观；阴阳家的阴阳五行学说则成为《内经》理论体系的核心观念等。第三，开放的文化背景产生了开放的医学体系。《内经》大量吸收天文学、地理学、历法学、气象学、物候学、心理学等当时先进的自然科学和社会科学的研究成果，成为多学科研究医学的典范。

春秋战国时期的社会文化背景为《内经》理论体系的形成创造了有利条件，总结了医疗经验，夯实了思想基础。

二、医疗实践的基础

医学史研究证明，人类的历史有多长，医药的历史就有多长。从人类最初的本能医疗行为开始，直至春秋战国时期，古人在长期的生活实践和与疾病作斗争的过程中，积累了大量的医药知识，建立了一些医药理论的雏形。

1. 形体解剖知识的了解 甲骨文、金文表明，早在夏、商、周三代对人的躯体官窍、骨骼、内脏已有所认识。《内经》也论及古代解剖活动，并对脏腑之大小、坚脆、容量，血脉之长短、清浊，骨骼的长短、粗细等做了详细记述；同时，还记录了针刺误中重要脏器发生医疗事故的后果。这些内容详见于《素问·刺禁论》《灵枢·经水》《灵枢·肠胃》《灵枢·骨度》等篇章，说明《内经》学术体系的形成有坚实的解剖学基础。征之于实，中医学对脏器组织的命名，多基于形态结构；内部脏器组织的功能及其与外在生命现象的宏观联系，凡较为直观者，均与近现代解剖生理的认识相同，如肺司呼吸、心合血脉、胃为水谷之海、胆为中精之府、大肠为传导之官等。

2. 人体生命现象的观察 长期观察人的生命现象，积累了丰富的生理活动和疾病现象的知识。人们通过反复思索，发现众多的生理、病理现象，并非杂乱无章，它们之间存在着自然有序的联系，以这种联系为线索，推测其内在生理机制，即形成有关的医学理论，从而为形成系统理论，并为建立学术体系积累了素材、奠定了基础。如观察到恐惧时小腹胀满下坠、二便失禁，是"恐则气下"的病理依据；当人受寒后，多出现恶寒、发热、鼻塞、流涕、咳嗽等现象，它们分属于皮毛、鼻腔、肺部的症状，三者常相伴而至，是肺主呼吸、外合皮毛、开窍于鼻理论的依据。这种观察所形成的经验、知识和相关理论，再经过整理而成为系统理论，是藏象学说形成的重要基础之一。

3. 医疗实践的反复验证 理论是在实践中形成的，形成后还要经过反复的临床验证。如《素问·玉机真脏论》中"浆粥入胃、泄注止，则虚者活；身汗、得后利，则实者活"就是从临床总结出来的有关虚证、实证预后的诊断理论。

三、古代科学的渗透

《内经》认为阐释医理必须借鉴各方面的知识，所以《素问·气交变大论》云："夫道者，上知天文，下知地理，中知人事，可以长久。"《内经》理论体系的形成与大量吸收借鉴秦汉时代的科学技术和科学思想有关。古代传统自然科学对中医学术体系形成的影响，主要是知识与原理的借鉴和方法学的启示，其中天文历法、地理学、气象学等学科可为代表。

1. 天文历法 从春秋至秦汉是古代天文学体系形成时期，其知识和方法影响《内经》学术体系的形成，成为"天人合一"内容之一，并渗透至中医基本概念和基础理论之中。

在宇宙演化、宇宙结构观方面，春秋战国即有天地形成的论述，至《淮南子》则明确表述了由混沌无形生有形、生天地阴阳、生万物的宇宙起源与演化观。宇宙结构则有盖天、宣夜、浑天三说。其影响所及，一是引导医学家们从宇宙整体角度探索生命规律，认识到生命体是宇宙演化的产物，受养、受制于自然，人必须顺应自然；二是以天喻人，将天文学研究方法移植过来，变为医学的研究方法，甚至借用天文学术语表述医学内容。如《内经》太虚元气气化说、四海理论、八极概念、"人以天地之气生，四时之法成"等均是其运用。

在天象变化方面：一是运用北极星及北斗七星斗柄所指，确定地平方位与四时十二月，推知气候变化规律及对人体的影响；二是以二十八宿节度太阳运行，把握卫气运行规律；三是以黄道标度日月运行节律，其节点系统即太阳在黄道上特征位置，用以司天地之气的分、至、启、闭，并定出四时、八正、二十四节气，推测人体脏腑气血盛衰变化规律。

在历法方面，历法是根据天象标记时间的方式。它通过标度日月星辰运行，把握太阳对地面辐射的周期及其他天体对地球的影响，反映天地阴阳之气消长和生命活动的节律，因而也是《内经》学术体系形成基础之一。简而言之，古代历法就是研究太阳、月亮、行星这几个天体的运动规律。由于历法确定依据的不同，一般可分为太阳历、太阴历、阴阳合历三类，《内经》中均有其运用，从时空角度反映了天地人的统一。

2.地理学 地理学研究地球表面人类生活的地理环境，《内经》认为它与人群及个体的生理、病理以及疾病的诊治有密切关系。我国古代地理区划主要有九州说与五方说。

九州又称为九野，在《尚书·禹贡》中有详细的论述。《素问·六节藏象论》云"九分为九野，九野为九脏"，《素问·三部九候论》云"一者天，二者地，三者人，因而三之，三三者九，以应九野"，把它作为人体脏腑的确立，及三部九候诊脉部位确定的重要依据。五方说最早见于殷人留下的甲骨文中，而《山海经》则明确根据山的分布把中国大地分为五大区。《素问·异法方宜论》则按五方自然区划，述说各方地势气候、水土物产、衣食起居习惯的不同，造就各方人群体质、生理的不同特点，因而发病各异，并发明了不同治法。

地理九州说和五方说，《内经》都是通过阴阳五行将地理因素，纳入天人一体的医学方法学轨道，成为学术体系的有机组成部分，这也是论治学说中因地制宜的理论根据。

3.气象学 气象及其灾害性、周期性变化，同人类的生活、生产活动密切相关，也影响人的生命活动。古代气象学对于《内经》学术体系形成的影响，主要是将人与气象相关的思想纳入《内经》学术体系，充实了天人一体整体观，确立了人与气象关系的基本思路。《内经》认识到地球气象的周期变化，形成四季气候，生化了动植万物，建构了谷、果、菜、畜、虫五类生物受气象常变制约的繁育、衰耗系统，并认为这是人类生存、演化的基本条件；由此将气象的太过、不及和灾害性变化视为重要的致病因素，并将这种思想贯穿于诊法、防治理论之中。此外，《内经》还借气象学名词术语及其变化机理，表述医学概念和阐述医学原理，如外邪六淫、内生六气的命名，创建中医气象医学——五运六气学说，用以推算气象变化规律及其对人体的影响，判定疾病流行情况，审察疾病病机，确立处方、用药法则。

四、古代哲学思想的影响

在学术体系形成过程中，医疗经验上升为医学理论，进而形成学术体系，需要较高的思维能力，而这一点则有赖于医学家们深厚的哲学素养。在战国秦汉时期，代表先进宇宙观、认识论和方法论的哲学思想，自然为医学家们所接受，并作为理性思辨的工具，整理丰富的医疗经验和医学知识，建构了《内经》学术体系。哲学的作用：一是引导医疗活动的指向，赋予医学观察和医疗实践以特定内容；二是约定医学概念内涵和独特表述方式；三是建立推理体系、理论模式和学术框架。

先秦诸子辈出，西汉·司马谈《论六家要旨》归纳为阴阳、儒、墨、名、法、道德六家，这六家的哲学思想对《内经》理论体系的形成都产生了不同程度的影响，一般认为以阴阳家和道德家为最。我们认为，古代哲学对《内经》学术体系形成的影响，最主要的是思维方式，其中《周易》具有一定的代表性，约其要体现在两个方面。

1. 观象明理和思维模式化 观象是思维过程的起点。人们运用感官直接感受或体验事物之象，最初直观比照，随着思维能力的发展，提出"观象玩辞""观象蕴意"，引出道理和原则，并发展为"观象明理"。这个"理"是指事物的功能、作用和运动方式，也就是对事物本质的认识。藏象学说就是在这种思维方式的指导下形成的。人们看到生命活动的外在之"象"，其内在变化即本质是什么，恰似黑箱中物，不得而知，浑之曰"藏"。怎样掌握"藏"的内容？首先运用哲学分类思想，对包括生理、疾病和治疗反映在内的生命现象，结合以往的医疗经验、医学知识，进行医学的类属性整理、归纳，每类象具有一种共性，不同类的象相互之间存在有机联系，犹如《周易》爻与爻、爻与卦、卦与卦的对应、离合关系，从而形成外在"象"与内在"藏"之间有机联系的认识，即关于人体生理活动机制与规律的理论。经过医疗实践的反复验证、修正、完善，遂成定论。显然，它已不是生命体原型的描摹，而是生理活动方式的概括。其中的"藏"字，也不宜用"脏"字代替，以免误解。

观象明理的过程实则就是意象思维，意象思维是以文字、物象（图像、现象、符号）表达研究对象抽象含义的思维方式，是人们在观察事物取得直接经验的基础上，进行类比、联想，运用具体事物的形象、文字或其象征性符号进行表述，以反映事物普遍联系与规律的一种思维方法。意象思维可分为3个阶段。

观察现象：即对周围的自然现象、社会现象进行观察。此象有物象与气象之别，即形质与功能之别，传统思维轻形下重形上，即所观察的"象"，主要为功能之象，而非形质之象。

形成意象：即通过观察现象把其中蕴涵的共性和规律抽提出来，并用文字、图像、符号的方式进行表达。由于人所把握的许多抽象含义虽有些可以用文字准确、详细地表达，如阴阳、五行、天干、地支等，但有的不能用语言表达，需要用图像进行描述，因此，便产生了卦象、太极、河图、洛书等。

推演意象：或称为类推意象，意象显示事物的规律和共性，因此，具有超越自身原有价值的意义与趋势，可以类推。《易传·系辞上》云："其称名也小，其取类也大。"即可以将事物按照功能、格局等进行分类，通过比附、推衍来认识未知事物；亦有根据某些事物的现象直接类推比拟，从而认识另外一些事物的规律的方法，属于简单的意象思维方式。

《内经》用"象"以说明抽象概念的具体事物极为广泛，涉及天象、地象、气候象、生物象、颜色象、社会象、生活经验象等。如《素问·生气通天论》云："阳气者，若天与日，失其所，则折寿而不彰，故天运当以日光明，是故阳因而上，卫外者也。"《素问·八正神明论》云："月始生，则血气始精，卫气始行；月郭满，则血气实，肌肉坚；月郭空，则肌肉减，经络虚，卫气去，形独居。"这是以太阳类比人体阳气，以月廓盈亏类比血气消长。

思维模型是人们按某种特定目的，对认识对象所做的简化描述，是对原型进行模拟所形成的特定样态。《周易》思维模式化倾向很明显，有阴阳模型、三才模型、四象模型、河图模型、洛书模型、八卦模型等。《内经》在医学理论形成中，受《周易》思维模式化的影响，也建立了多种理论模型。如在藏象方面，有阴阳模型以论脏腑、气血、营卫，有三阴三阳模型以论六经，有五行模型以论五脏等。模式思维是中医进行理论和临床思维的重要方法。

2. 辨证思维的作用 辨证思维是《周易》最为系统、珍贵的一种思维方式，对于《内经》理论和学术体系的形成，有三个方面的影响。

首先，整体思维与三才医学模式。整体思维以普遍联系、相互制约的观念看待世界及一切事物，认为自然万物是一个连续的、不可割裂的有机整体；部分作为整体的构成要素，与整体不可分割，万物同源、同构、同律。如每个卦象同时具有下中上、初中末、天地人之义，反映了《周易》的天人时空整体观。其影响所及，促使医学家们面对有关人体生理、病理与天时气候、地土方宜、社会人事相联系的大量资料，用整体思维的原理进行理论阐释和概括，建构《内经》三才合一的整体医学模式，论述天、地、人诸事物的类属及其相互关系。此外，《周易》还启发医学家们运用整体思维分析医学资料中躯体与生理、心理相关的现象。如每卦爻性、爻位彼此联系，不可分割，任一爻变即生卦变。而《内经》则视脏腑、经络、精气神之间是一个功能结构的整体，它们存在于相互联系、相互调控之中，因而有形神一体、心身一体的理论。《内经》全息医学思想可能也受整体思维的启发。《周易》认为六十四卦贮藏宇宙全部信息，故《系辞》有"极天下之赜者存乎卦，鼓天下之动者存乎辞"之说。后世医易学家提出"人身小天地"，《内经》则有脉诊、目诊、面诊等，诊全身疾病。

其次，变易思维与动态生命观。《周易》强调事物的变易属性，《系辞》云："知变化之道者，其知神之所为乎？"如通过爻象位置变化实现卦变，反映变化乃自然不易规律，在观念上指导《内经》作者从运动变化角度研究人的生命活动，并使之理论化。变易思维有这样几个明显特点：一是重生息，认为变易不是表面的流动，不是单纯的机械变化，而是不断有新质出现；二是重内因，强调天地万物的变易乃是源于自身的动力；三是重循环，认为宇宙万物的运动变化是周而复始的循环运动，把往复循环看作万物循环的客观规律。《内经》一个重要学术特征就是从运动变化角度把握人体生命规律，可以说是变易思维的体现。

最后，相成思维与阴阳和谐的生命观。整体联系、运动变化，都要依赖其内部相互对待的两个方面相互作用而实现，即相反相成。《系辞》云："阴阳合德而刚柔有体""刚柔相推而生变化"，并概括为"一阴一阳之谓道"，这就是相成思维。在人的生理活动和疾病过程中存在大量相反相成的医学现象，相成思维正是把握其变化规律的哲学工具。首先，相成的前提是相反，而相反之双方是相互依存而不可分离的，而且必须将它们约定在一个统一整体之中，如乾坤、刚柔、动静等，从而使阴阳划分为不同层次。《内经》的阴阳即分多层次，如天地阴阳、天之阴阳、地之阴阳、身形阴阳、形气阴阳、脏腑阴阳、五脏阴阳等，目的是对人的功能活动依性质不同划列为层次不同的对立面，以便从相反功能的相互作用方式上分析其相成机制和规律，如脏腑藏泻阴阳、五脏气血阴阳等。其次，相反双方相互作用的结果是相成，和谐是相成的稳态表现。《周易·乾卦》曰"保合太和乃利贞"，太和是事物高度和谐的境界。这种和谐观为《内经》所接受，故《素问·上古天真论》以"形与神俱"作为健康标准，《素问·生气通天论》以"阴平阳秘"概括其机理，《素问·五脏别论》《素问·调经论》则具体落实为脏腑藏泻之和、经络气血之和，《素问·至真要大论》更以"谨察阴阳所在而调之，以平为期""令其调达而致和平"作为治疗追求的目标。

小 结

《内经》构建了中医学理论体系的基本框架，为后世中医学术的发展奠定了基础，如金元四大医家中，金·刘完素立足运气学说，在潜心钻研《内经》病机十九条理论的基础上而提出火热论，建立寒凉派；金·张从正依据《素问·阴阳应象大论》所云"其高者因而越之，其下者引而竭之""其在皮者，汗而发之"提出攻邪应就近而祛之，因势利导，分别予以汗、吐、下三法，建立攻下派；金·李杲受《内经》"人以水谷为本"及"升降出入，无器不有"等观点的影响，认为脾胃为元气之本、升降之枢，为补土派之先驱；元·朱丹溪根据《素问·太阴阳明论》的"阳道实，阴道虚"提出"阳有余阴不足论"，成为滋阴派之鼻祖。凡此种种，凸现《内经》在中医药学发展当中的重要地位。

第二节　主要内容

体系，是有关事物相互联系、相互制约构成的一个整体。《内经》被尊为中医学的经典，它的学术体系，主要围绕人的健康和疾病开展研究，形成有关人的生命规律及其医学应用的知识和理论；而这些知识和理论的形成，必有古代社会科学、自然科学乃至思维科学等多学科知识和方法的渗透与影响，它们既是医学理论形成的基础，又是《内经》学术体系的有机组成部分。因而《内经》学术体系的结构，应当包括医学理论和医学基础两个部分。

一是《内经》医学理论。其结构基本可由历代注家对《内经》内容的分类来概括。在类分注解《内经》的注家中，具有代表性的是唐·杨上善《黄帝内经太素》19类、元·滑寿《读素问钞》12类、明·张介宾《类经》12类、明·李中梓《内经知要》8类、清·沈又彭《医经读》4类等。其中《医经读》的"平、病、诊、治"4类能够支撑起医学理论的基本构架，再结合其他医家的分类，并进行繁简修合、纲目条贯的整理，其基本结构主要包括生命、人体藏象、疾病、诊法、论治、摄生等几个方面。

二是《内经》的医学基础。《内经》的医学理论，无论是其固有内涵、表述方式，还是其研究方法、形成过程，广泛涉及中国古代传统科学的各个学科，其中主要是哲学、天文历法、地理学、气象学、社会学等。

综上所述，《内经》学术理论体系的系统结构，如图1所示。

通过借鉴古今学者的研究成果，《内经》理论体系的主要内容可以分为以下几个方面。

一、哲学思想

古代哲学思想不仅推动了中医理论体系的形成和构建，并且成为中医理论体系的指导思想，也是其核心部分，使中医理论体系的学术特征、学

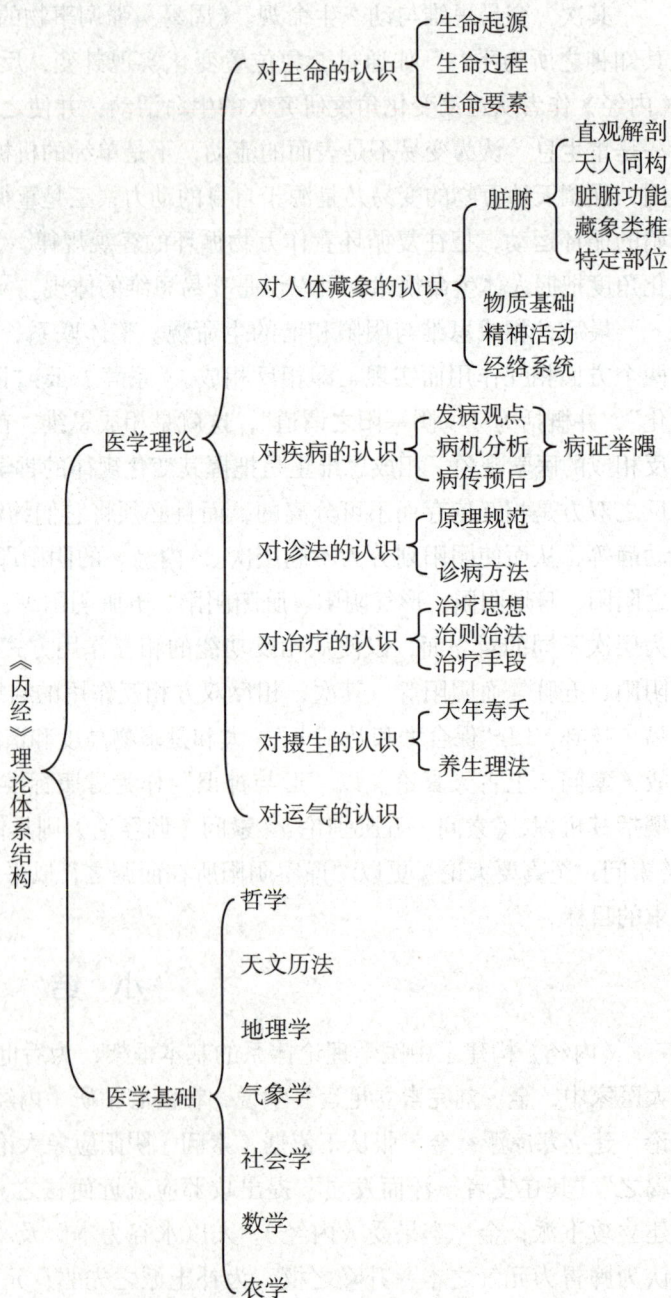

图1　《内经》理论体系结构

术方向、理论特色等具有浓郁的古代哲学思想气息。

精气、阴阳五行学说是先秦两汉哲学的重要范畴，用以说明认识宇宙本原及万物构成、生灭变化规律。三者之间，气一统宇宙万物，是生成的本原、变化的基础；气分而为阴阳，以阴阳二气相互依存、相互作用及消长转化探讨事物变化机理；阴阳关系的延伸、展开而衍生五行，五行生克制化进一步分析事物变化的复杂规律。《内经》运用精气、阴阳五行哲学思想，规范医学方法论，认识说明人体生命本原、结构、生理活动规律，分析病变机理与转归，指导疾病诊治。精气阴阳五行学说在认识生命、分析人体，整理医疗经验、升华医学理论，建构《内经》学术体系等方面，处于核心地位，发挥了不可替代的作用。

二、人体藏象

《内经》认为人体是表里相应的统一整体，内有五脏、六腑、奇恒之腑，外有五体、五华、五官九窍，同时经络贯穿于身体内外，由此形成了一个完整的人体；同时《内经》对人体部位及特殊组织结构也有一定的认识，如三焦、命门等，对后世也有着重要的影响。《内经》对人体生理活动的认识以藏象学说为中心内容。简单地说，藏象学说是专门研究"象"与"藏"相互关系的一种理论。人体的结构和功能是极其复杂的，人体的生命现象体现在完整的、活生生的机体上。虽然结构和功能有着密切的关系，但《内经》藏象学说并不着重于形体结构的细微剖析，它所揭示的人体正常的生理活动规律，是立足于生命活体所表现的各种征象来概括和阐释机体内部活动的实际情况，从人与自然的相互关系中把握生命活动的规律。

藏象学说以五脏为主体，将六腑、五体、五官、九窍、四肢百骸等全身组织器官分成五大系统，这五个系统相互之间并不是孤立的，它们通过经脉的络属沟通，气血的流贯，相互联系，形成统一的整体。藏象学说一方面研究脏腑、经络、形体官窍、气血津液、神志各自的生理功能，另一方面从总体上揭示它们之间的复杂联系及其活动规律，还注意自然界气候、气象、地理等环境因素对机体生理活动的影响，体现了"脏气法时""四时五脏阴阳"的整体思想。藏象学说在《内经》中占有特殊重要的地位，成为《内经》理论体系的重要内容，也是临床辨证论治的重要理论基础。

三、疾病

基于丰富的医疗实践，《内经》确立了疾病的相关理论。首先是病因，即导致疾病发生的原因。《内经》将病因分为阴阳两大类，并分别论述了各种致病因素的性质、致病特点等内容。一类是自然界六淫、疫疠等邪气，因其由外而入，病生于外，故属阳邪；一类是情志失调、饮食失节、起居失常、劳逸失度等因素，因其病生于内，故属阴邪。在对病因认识的基础上，《内经》认为疾病是生命活动反常变化的反映，表现为机体各生理活动的紊乱及其与生存环境之间关系的失调，因而将疾病分为外感与内伤两大类。外感病是感受外邪，邪正交争而发生的疾病，邪气及其对机体正气的耗损贯穿疾病的全过程，并呈现出疾病发展态势的顺逆；内伤病则是由情志、饮食、起居、劳作等失宜而导致脏腑功能紊乱的一类疾病，脏腑功能盛衰及其相互关系失调决定疾病发展过程。其次是病机，指疾病发生、发展变化及转归的机理。病机学说主要阐述疾病发生的原理，致病因素形成及发病规律，病变的部位、性质及其演化趋势机理等理论，其中贯穿了天人相失、邪正交争、阴阳失调、气血逆乱等学术观点，是诊治的基本依据。再次，是关于疾病的传变与转归，《内经》除指出某些"卒发"疾病无明显传变规律外，着重提出了表里相传、循经传变、脏腑相移和循生克次第传变等多种方式，均示人以规矩。最后是病证举隅，《内经》中有关病证的记载，内容十分丰富。据粗略统计，《内经》所载病证名称达 300 余个，其中予以专题讨论的有咳嗽、痿、痹、风病、热病、疟疾、厥、消渴、肿胀、癫狂、痈疽、积聚、诸痛等，涉及内、外、妇、儿、五官等多门临床学科。《内经》关于病证的理论，反映了《内经》时代的临床水平，也为后世临床学科的发展开拓了先河。

四、诊法

诊法主要讨论疾病的诊断方法，包括疾病的诊断原理、诊病方法。《内经》不仅深刻地阐述了中医的诊病原理，如以表知里、以我知彼、先别阴阳以及观过与不及之理等，而且还发明了望、闻、问、切等直观察验的疾病诊察方法，建立了四诊合参的诊法规范。《内经》论诊法侧重于望色和切脉，有很大的实用价值。望诊方面，通过观察面部色泽变化的善恶，可以推断五脏疾病及其预后；通过望形体姿态，可以测知体质的强弱和疾病的轻重。《素问·脉要精微论》指出："精明五色者，气之华也。"凡色泽明润含蓄，是脏腑精气充足的表现；色泽枯槁晦暗，是脏腑精气衰弱的征象。《灵枢·通天》介绍了阴阳五态人的形体特征，进而反映了各种体质的特点。切诊方面，着重对脉诊做了较为详细的阐述。诊脉的方法有全身遍诊脉法、三部九候诊法、人迎寸口脉诊法以及寸口脉诊法等。《内经》还发明用健康人的呼吸来测定病人脉搏迟速的诊断方法，所谓"常以不病调病人"。书中对寸口脉诊的原理、脉象的主病、"真脏脉"的脉象特征和预后，以及诊脉的注意点等做了较系统的阐述。

五、论治

《内经》论治包括治疗思想、治疗原则和治疗方法。论治疾病是以正确的诊断为前提和依据的，而治疗原则的实施又要通过一定的疗法作用于人体，从而发挥治疗效应。《内经》的价值在于它提出了众多治疗理论。如倡导"化不可代，时不可违"，强调顺应自然人体规律的治疗思想；治疗的根本目的在于协调阴阳、调理气血，即"谨察阴阳所在而调之，以平为期""疏其血气，令其调达，而致和平"；从整体观念出发，采用"上病下取，下病上取""从阴引阳，从阳引阴"的治则；祛邪必须因势利导，"其高者，因而越之；其下者，引而竭之"；提出"治病必求其本"的观点，在分清标本缓急的基础上，要"间者并行，甚者独行"；在治疗过程中要根据季节气候、地区以及人的体质等因素，制订适宜的治疗方案，所谓"圣人治病，必知天地阴阳，四时经纪"，强调因时、因地、因人制宜；等等。至于具体治法，大致可分为正治法和反治法两大类，正治法如"寒者热之，热者寒之"等，反治法如"寒因寒用，热因热用"等。上述治则与治法仍然是今天临床实践应该遵循的准则。

《内经》所记载的治疗方法甚多，如砭石、针刺、灸焫、药物、熏洗、药熨、敷贴、按摩、导引、饮食和精神疗法等。书中对针刺疗法的阐述尤为详尽，从针具、针刺取效的原理、针刺的手法、针刺的治疗范围、治疗的宜忌以及据病选穴等，均有记载；而关于药物的方剂，全书只有13 首。可见《内经》时代，详于针刺，略于方药。

六、摄生

摄生，即养生，指以预防疾病、延缓衰老为目的的各种颐养生命的医事活动。在"人与天地相参"思路的指引下，《内经》把人放在宇宙自然中来考察，认为人是大自然的产物和有机组成部分，生命源于父母的先天之精，又经后天精气的滋养而发育成人，但是在生长发育过程中，精、气、神是维系生命的三宝，精是生命的物质基础，气是生命的动力，神是生命的主宰；精、气、神三者密不可分，三者协调统一，维持"形与神俱"的正常生命状态。在疾病和衰老理论的基础上，《内经》确立了"治未病"的养生思想，提出外以避邪、内以养正的原则和多种养生方法，建立了中医学独特的养生学体系。

七、运气

运气学说是以"人与天地相参"整体观为指导，以阴阳五行为理论框架，以天干、地支为演绎工具，专门研究自然界天象、气象的变化规律，以及天象、气象变化与人群疾病发生和流行的关系的一种学说。运气学说运用干支纪年的推算法，以"甲子"六十年为一周，又将十天干联系五运，十二地支联系六气，由于五运和六气两大系统的运动，形成了六十种气象变化的类型，气象变化直接影响了自然界的生长化收藏以及人体的健康和疾病的流行。运气学说正是根据人"与天地同纪"的道理，将气候、物候、病候置于同一规律来分析研究，一年一个小周期，六十年一个大周期，为预防疾病和临床诊断治疗提供参考，正所谓"必先岁气，无伐天和"。

运气学说作为古代的医学气象学，是《内经》理论体系的组成部分之一，它对今天研究医学与气象学的关系有一定借鉴价值。

小 结

《内经》以中华民族特有的思维方式，确立了对人生命活动的研究角度和研究方法，并结合医疗实践，形成了独具特色的中医药理论体系。然而由于古今中外文化的隔阂，《内经》学术体系的表述方式难以为现代人所理解，非经专业研习，难得其要。这就需要人们对《内经》理论及其学术体系进行现代意义的整理工作，以彰显其理论内涵，使之更便于理解、应用和研究。

第三节 学术特征

《内经》作为一部医学著作，它的主要任务在于探索和研究与人体生命有关的基本规律。

中医学以阴阳、五行、精气学说为基础，分析、研究医学的对象，形成具有中医特色的理论体系。该理论体系的特征是从功能、运动变化和整体的角度认识和说明生命现象，并将和谐平衡的思想贯穿其中。为此，《内经》的核心观念是指具有中医特色理论体系学术特征的思维模式，也是构建中医知识体系的思维模式。

系统思维、辨证思维、逻辑思维等现代人的思维在中医思维中均有涉及，但核心观念是中医思维模式的核心部分，是思维模式中最具中医特点的部分，反映了中医学科的价值取向及中医学科的内涵。在医家构建中医理论和临床实践的决策过程中，核心观念是中医思维所有要素中，所占比重最多的部分。

一、从功能角度把握生命规律

在医学理论形成初期，东西方都以解剖作为研究手段，如《内经》就有"其死可解剖而视之"的记载。但限于当时的科技水平，古人难以将解剖发现的实质器官、组织与生命现象完全结合起来，其结果也难以指导临床实践的发展，当中国古代的先人们意识到解剖并不能完全直接解释生命现象与指导医疗活动后，转而采用当时盛行的古代自然哲学方法。他们首先对生命现象及与其相联系的各方面进行观察，然后把观察内容中的"共相"提取出来，按其形态、功能、格局、演化方式进行分类，并将具有代表性的、具有共相的"类"，用象征性符号、图像或有代表性的具体事物表达，进而以类相推，探讨生命现象的机理，这就是古代的意象思维方式。《周易》的观念云："形而下者谓之器，形而上者谓之道。"这种重道、规律、功能，不重具体实物的观念，也影响了中医学对脏腑解剖实体的认识，但中医学脏腑概念与实体脏器不符，并不违背结构与功能统一的原则，如明·王夫之《周易外传》云："天下之用，皆其有者也。吾从其用而知其体之有，岂疑待哉？"生命活动机制是复杂的，生命活动规律也应从多角度探索。从功能角度把握生命规律是《内经》理论思维方式的一个基本特点，其他特点以此为前提而建立。如讲整体应是功能上的相互联系与制约，因而《内经》的五脏应是生命活动中各种功能相互联系的方式、机制与过程的概括。而所谓辨证治疗也是辨别人体病理性综合功能状态，并进而进行综合调节。中医作为应用科学，在解剖形态方面的研究和认识确实存在着缺憾，但也有其一定的优势。它从功能上进行宏观而综合调节，这种论治思路，对于多系统、多脏器、多组织的复杂病变，精神系统、内分泌系统、免疫系统以及原因不明的疾病等，均显示出不凡的疗效，不但具有使用价值，在医学模式转变的今天更有深刻的学术意义。

二、从整体角度把握生命规律

中医学的整体观念源于把生命现象放在其生存环境，即自然、社会中所进行的观察活动，并接受中国古代自然哲学的指导，将对这种观察结果的分析引向理性认识的层次，形成"天人一体""人自身一体""形神一体"观。同时，古人还将这种整体观融入中医学的基本概念之中，形成中医理论的基本学术内涵和临床诊治的指导原则，体现人与自然有机联系。《内经》有"生气通天"的著名论断，因而中医五脏不仅有维持体内生理环境协调的作用，同时还有时空的内涵，主司人体适应自然界季节昼夜、方域水土的调节功能。于是，五脏成为人体联系内外、协调心身的生命活动中枢，是中医整体观在基本概念的集中体现。五脏之外的中医学其他基本概念，如经络、气血等，其内涵均类于此。这就造就了中医学从自然环境与社会环境、躯体生理与精神心理整体联系上研究人的生命活动及其应用的医学模式。

对于这种人体内外的普遍联系，《内经》运用精气学说、阴阳五行学说作为思维框架进行论证。其中精气学说概括生命之气浑然一体的生成、演变与消亡过程，阴阳五行学说则具体演绎生命体内有机联系之相反相成、生克制化的活动机理。这样就把人体的形体与神志，人体脏腑器官组织的各个局部，人体与外界的时空、地理等从纵向与横向紧密地联系在一起，并构成了一个相对稳定的整体。同时，《内经》还认为人体是一个有机的自组织系统。正是由于这些思想的指导，《素问·五常正大论》提出了"化不可代，时不可违"，《素问·阴阳应象大论》提出了"治不法天之纪，不用地之理，则灾害至矣"等著名论断。

三、从运动变化角度把握生命规律

中医学在形成初期，只能整体观察、综合研究，从而形成了中医学从运动变化角度把握生命规律的学术特征及其动态化的理论表述。其结论虽然失于粗疏，却反映了生命的自然与真实。这主要体现在三个方面：一是医学概念具有时间内涵。时间是事物运动及其状态变化的度量，凡某概念标示有时间含义，便说明这一概念具有动态的内涵。二是在医学理论中，明确表述了生命的运动变化原理。如生命过程的生、长、壮、老、已，生理活动的脏腑、经络、气血、升降出入等。三是辨证论治体现中医诊治动态观。证是疾病过程中阶段性病机的概括，它虽然具有一定稳定性，但随病变而变；同时证本身的形成与内外环境的时序流转也有密切关系，如外感邪气形成、致病特点及病证种类时效性很强，内伤病证与患者年龄变化、与体内脏腑经络气血营卫运动节律无不相关。诸如此类，皆为中医诊断所关注，并成为治疗中重视时间因素的依据。而一病前后证异，用药施治随时变换，则是中医理论动态化特征的明显表现。

《内经》理论的这一学术特征，造就了中医方法学上的两大倾向和特点：一是不得不忽略生命体物质的规定性和测量性，而主要从功能象变角度对生命的动态轨迹进行模糊地整体表述，如脉证太过不及和死证死脉的度量、色泽浮沉夭泽的判断，都具有模糊的性质。与之相应，在疾病治疗的探索中，中医也摸索到使用天然药物等进行模糊调控的临床处理方法，至今仍有其科学意义和实用价值。二是把时间流转和空间变化结合起来，认为时间流变具有周期性，即随着时间的流转而发生着空间状态的周期性演变，在《内经》则形成有关生命节律的理论。中医学不但早就观察到这种生命现象，而且用于指导疾病的诊治，显示出它的科学意义和实用价值。

四、从和谐平衡角度把握生命规律

和谐平衡的思想是中华文化中的重要组成部分。中医学吸收了这种思想，并将之运用到对人体生命、疾病、诊断、治疗的多个方面。如将"阴平阳秘"作为评判人体健康、疾病转归等确的重要标准，即使身体情况并无异常的表现，但阴阳没有达到和谐平衡的状态，也不能符合自然界变化的规律时，这也是处于一种不健康的状态。同时，《内经》秉承古代哲学中"过犹不及"的思想，认为疾病系人体阴阳和谐平衡的状态被打破，出现太过或者不及的表现，从而导致疾病的发生，即《素问·经脉别论》中提到的"生病起于过用"。如风、寒、暑、湿、燥、火在正常情况下被称为六气，是四季正常的气候表现，也是自然万物生化活动所赖以依存的外界条件，但在六气过度变化，超过人体适应的正常范围时，六气就变为六淫邪气导致人体生化活动的失常，从而引起疾病的发生。另外，就治疗而言，《素问·阴阳应象大论》云"治病必求于本"，"本"即指阴阳，治疗的目的就是使患者身体重新恢复到阴阳之间的和谐平衡。同时，和谐平衡也是评判治疗效果的最佳指标，《素问·至真要大论》中提到"谨察阴阳所在而调之，以平为期"，即阐述了中医通过调整阴阳偏盛偏衰的情况，使之归于相对平衡的正常状态。

小 结

《内经》学术体系的四个方面特征，是在《内经》所建立核心观念的基础上体现出来的，精气学说、阴阳学说、五行学说作为分析自然界及人体的最基本方法，其中已经蕴含了从功能角度、整体角度、运动变化角度、和谐平衡角度去解读生命，围绕着生长壮老已开展相关的探索，认识疾病、探索诊治、注重预防等。作为《内经》理论体系的学术特征，从整体、功能、运动变化、和谐平衡角度把握人体生命规律，四者之间无论在思想方法还是实际应用意义方面，都是相互联系、彼此照应的。

第四章
《内经》的重要地位与研读要领

　　《内经》书名之"经"，就说明其是医学的规范，学习本书可以掌握中医思维方法去探索临证规律。于是自唐代伊始，不论是唐·孙思邈的《千金要方·大医习业》，还是《唐六典》，都把《内经》作为基本的教材让学医之人熟读。后来为了方便学习《内经》，又有医家不断将《内经》全文摘选分类编排注解，以适合入门学习，并取得很好成效。现如今，为了更好地研读《内经》，我们必须知晓《内经》的重要地位，掌握研读要领，才能保持学习《内经》的长久动力。

第一节　重要地位

　　《内经》作为中国现存最早的医学典籍，在中医学术发展史上具有不可替代的作用，不仅引导了中医学的基本发展方向，而且构建了中医学的理论体系，奠定了临床各科的理论基础，成为后世各个学术流派发展的不竭源泉，其重要地位可从以下几点体现出来。

一、构建了中医学完整的理论体系框架

　　《内经》是中医理论体系的奠基之作。《内经》问世之前，医学处于感性认识和经验积累的阶段，没有形成系统的理论。春秋战国时期，诸子百家争鸣，哲学思想活跃，《内经》吸收了当时先进的哲学思想以及古代科学技术，确立了以精气阴阳五行学说为核心指导思想，并结合长期积累的医疗经验确立了以脏腑经络气血为主要内容的独具特色的医学理论体系，基于对生命起源与发展、人体的脏腑经络与血气精神、疾病的诊断与防治的系统认知明晰了学科内涵，确立了中医药学的发展方向，为后世医学的发展奠定了基础。

　　《内经》以后，中医学代有发展，形成各家学派，理论和技术日臻成熟与完善。诸如东汉·张仲景之《伤寒杂病论》、晋·皇甫谧之《甲乙经》、金元四大家以及明代的温补学派、明清时成熟的温病学派等，从其学术渊源来看，都是对《内经》理论的完善与发展，都没有脱离《内经》的理论体系框架。《内经》所阐述的中医学理论至今仍然具有重要的实践价值，是把握人体生理功能，分析病理变化，指导临床诊断、治疗和预防的规矩绳墨。

二、确立了中医学特有的思维方法

　　《内经》在中国古代哲学思想的影响下，以中国传统文化为根基，形成了完全不同于西医学的中医思维方法，比较有特色的如整体思维、意象思维等。整体思维，是以普遍联系、相互制约的观点看待世界及一切事物的思维方式。《内经》注重整体，重视人与自然、社会的整体协调，将人与生存环境的和谐、人体心身的和谐视为健康的基本标准，并贯穿于疾病的防治和延年益寿

理论与实践之中，对医学贡献极大。意象思维，是指运用带有感性、形象、直观的概念、符号表达事物的抽象意义，通过体悟，综合把握对事物的意蕴、内涵、相互联系和运动变化规律的思维方式。藏象学说就是在这种思维方式的参与下形成的，并成为中医学理论的核心。作为中医学理论之源，《内经》阐述的中医特有的思维方法在中医学发展中不可替代的指导作用，无论是在学术研究方面，还是在医疗实践方面，对于医学科学都有重要价值。

三、形成了中医学不断发展的内在动力

《内经》奠定了多学科研究医学的模式，一方面反映了古代学科尚未精确分化的特点，另一方面也说明了医学与其他自然及人文学科之间的密切联系。这种学科间的联系、渗透、融合，正是产生新学说、新理论的重要途径。现代新兴的某些边缘学科如医学气象学、时间医学、社会医学、医学心理学等之所以常常可在《内经》中找到若干雏形，其道理盖出于此。同时《内经》的各家学说性质也反映了学术争鸣对于医学发展的促进，而发展也是《内经》学术体系自身完善的需要。《内经》中的医学概念与理论，在形成的过程中，受客观条件的影响，具有一定的局限性，为此《内经》学术体系还需要进一步完善和发展。随着时代的发展，历代医家基于自身临床实践向中医学提出新的观点与学说，在学术探讨中，将《内经》理论体系与社会的发展、科学技术的进步、临床实践的成果，相互融合，以推动中医学的不断发展。

四、奠定了医家临证之重要指南

《内经》所阐述的医学理论是分析人体生理病理，指导疾病诊断、防治的重要武器，至今仍然具有重要的实践价值。古人以兵家之道比喻医家治病之理，故可将《内经》称为医家临证之"兵书"。如藏象学说以五脏为中心，通过阴阳五行和经络，将六腑、五体、五窍、五华、五神、五志、五时、五味、五色、五音、五声等联系起来，构建成五脏系统，形成一个表里相合、内外相关的整体，用以说明人体的生理功能和病理变化。《素问·调经论》云："百病之生，皆有虚实，……皆生于五脏也。"其将五脏作为归纳、分类疾病的核心。《素问·咳论》《素问·痹论》《素问·痿论》《素问·风论》等篇章，将脏腑作为咳、痹、痿、风等疾病证候分类的纲要，从而奠定了脏腑分证的纲领。现代中医临床的基本辨证方法中的脏腑辨证即肇端于此。

除了医学基本理论和指导思想，《内经》还记载了多种病证，并对热病、疟病、咳嗽、风病、痹、痿、厥等的病因病机、临床表现和治疗方法作了专题讨论，对现代临床仍有重要的指导意义。例如《素问·咳论》提出"五脏六腑皆令人咳，非独肺也"，《素问·痿论》提出"治痿独取阳明"，以及《素问·痹论》对痹证病因、发病、病机、分类、预后与治则治法的论述，至今仍为临床所遵循。值得注意的是，《内经》虽然没有明确提出"辨证论治"一词，但其病机十九条是示人以审机论治的典范，具体病证的脏腑分证、六经分证的方法，正是"辨证论治"理论及方法的学术源泉。在治疗方面，《内经》倡导的因人、因时、因地制宜，因势利导、治病求本、同病异治、异病同治、标本缓急、补虚泻实、寒热温清、预防与早治等原则，一直为后世医家所遵循。在治法方面，除了针灸和药治外，《内经》还广及精神疗法、按摩、导引、药熨、渍浴等方法。这些疗法体现了天人一体的整体观念，具有毒副作用小的优点，因而成为现代自然疗法的主流。

五、成为中华优秀传统文化的瑰宝

《内经》在建立中医理论的学术体系时，广泛地吸收了天文、历法、地理、气象、生物、社

会、心理、哲学等中国古代传统的人文、自然等多学科的研究方法与成果，其中中国古代哲学思想，尤其是精气、阴阳、五行学说，更是构成《内经》学术体系的基础。《内经》是承载了中华优秀传统文化的重要典籍，也是更具有实用价值的宝贵典范。《内经》传承两千余年，至今仍广泛应用于临床并在人民的生命健康方面发挥着重要的作用。这不仅证明了《内经》的强大生命力，同时更给我们提供了一个让当代社会能够在实践中了解传统文化的途径。中医的传承是以经典为载体的"经典传承式"，后世通过不断地研读经典，学习中医知识，提高临床水平。"经典传承式"中，最重要的就是学习和掌握我国传统文化中，发现问题、分析问题、解决问题的思维方式，并应用于临床实践之中。为此，《内经》不仅是医学经典，也是传统文化思想运用的重要载体，是可以不断被研读的著作，而被不断传承，当代人可以通过学习《内经》并联系实践可以更加深刻地了解、运用中华传统文化的精髓，所以《内经》可视为"打开中华文明宝库的钥匙"。

小　结

《内经》是中医理论体系的奠基之作，构建了中医学深广的理论体系，确立了中医学特有的思维方法，形成了中医学不断发展的内在动力，奠定了医家临证之重要指南，承载了中华优秀传统文化的瑰宝，所以自《内经》以降，中医学术代有发展，并且流派纷呈，医家林立，医学著作浩如烟海，然百脉一宗，其学术皆导源于《内经》，所以必须重视《内经》的学习。在科学技术突飞猛进的今天，未来医学的众多新发展理念，基本都能从《内经》的相关论述中寻找到根源，相信古老的《内经》会始终成为我们必读的经典。

第二节　研读要领

《内经》是我国现存最早的医学典籍，它所建立的理论体系，为医学的理论和临床实践奠定了基础，成为中医的基础学科之一。《内经》课程的教学目的在于使学生了解中医学术的渊源、中医理论的形成过程，以及熟悉《内经》的理论体系、学术思想、各家观点，掌握《内经》的基本理论、重要原则及后世应用，从而提高其中医理论水平和运用理论分析与解决临床实际问题的能力。

一、注意《内经》与中医基础理论的区别

近些年来，有些人认为《内经》是中医基础理论的古文版，其教学内容与中医基础理论多有重复。实际上，《内经》理论体系是建立在古人对人体生理病理现象认识的基础上，并借助当时人们对自然界的认识和哲学思想，通过大量的临床实践反复验证而形成的。因此，《内经》理论的形成必须以医疗实践为基础，又离不开古代科技知识的渗透及古代哲学思想的影响，如《内经》把哲学上的"阴阳""五行""精气""气化"等术语及含义带进了中医学，体现了中医学的医哲密切关系。所以《内经》在学习重点上，要注意以下几个问题：第一，应重视医学理论形成过程、学术发展过程，如脏腑是如何划分的及划分标准是什么、脏腑是怎样相配属的及为什么这样配属等；诊脉方法从全身遍诊法到人迎寸口对比脉法，最后发展成为寸口脉法。第二，注重《内经》中存在的自己本身的不同观点与学说以及各注家结合临床的不同见解的学习，因为它是后世众多医学流派的渊源。第三，在学习《内经》阐释中医理论形成过程的基础上培养中医思维。

中医基础理论是对中医学理论的基本概念、基本原理、基本规律的阐释，是中医学发展几千

年以来的共性规律系统总结，与《内经》几千年以前古人认识的中医学理论不尽相同。学习《内经》，要在掌握、理解《内经》的理论体系、学术思想基础上了解中医学术的渊源，与中医基础理论有很大区别。

二、留心《内经》各家学说性质

《内经》理论体系虽经过后人的整理已经趋于基本一致，但是其间仍存在着许多不同的学术观点，具有各家学说性质。以藏象学说为例，虽然以五脏为中心，构建成五脏系统，形成相互联系的整体，但就是在这些联系中，仍存在着很多不同理论与观点，虽然随着后世医学的发展，在标准化、统一化的影响下，很多观点都被这"大一统"的想法给弱化，但是这些不同的观点则大多来自实践经验的总结与升华，又切实存在于《内经》原文当中。如脏腑与季节的配属上，有脾主长夏与脾不独主时的不同观点；在脏与腑的配属上，有一脏配一腑，也有四脏单列，脾与五腑配属的观点；在脏腑与神志的关系中，有心主神和五脏主神的不同。凡此种种，均是《内经》各家学说的体现。研究这些内容对于拓宽思路，从多个层面考虑医学问题很有意义与帮助。纵观中医学的发展，就是在不断争鸣中前进的，历代医家根据自己对《内经》的理解，结合自身临床实践，创出新说，丰富中医学理论，才有了今天博大精深的中医学理论体系。因此中医理论要想有所突破，也需要将《内经》理论中的不同学说观点与临床密切结合、深入研究，才能有所作为。

三、重视《内经》文字校勘

《内经》内容浩繁，文字古奥，历来都是医家潜心推敲的必读之书，但是《内经》流传千年，其间错误之处必不可少，存在大量的争议之处，以至于历代医家对其有或多或少的校勘认识，可以说进行必要的校勘是深入学习《内经》的前提。

古人云："校书之难，非照本改字不讹不漏之难，定其是非之难。"这说明校勘中能够正确判断是非，是非常困难的一件事。理校法是医家校读《内经》运用较多的一种方法，这是因为医家精医理、轻文字之故，但有时医家在校勘时针对一些目前通行医理难以解释之处，每每忽视《内经》各家学说性质，仅凭医理和个人临床感悟校勘则多有武断之嫌。以《素问·六节藏象论》所云"凡十一脏取决于胆也"为例，由于此句在文理上并无错讹之处，但是与现在通行的医理有一定冲突，于是今人则对本句从医理上进行校改，大致可分为三类：一类是认为"十一"为"土"之误，如有人认为原句应为"凡土脏取决于胆"；一类是认为"胆"字有误，有认为"胆"应为"膻"者，也有认为"胆"为"卵"之误等；最后一类则认为此句非《内经》原文所有，属于注文误入正文。虽然这些校勘观点精彩纷呈，但均存在过度依赖医理解释原文之嫌，并强加校改，使之符合自己的想法，有悖于校勘基本的原则。实际上，"取决于胆"是强调胆在十一脏腑生理功能及相互关系中的重要作用，也是脏腑配属的另一学派观点，所以今后我们在校读《内经》时要注意正确运用校勘学习《内经》。

四、善于博览注家注本精华

《内经》成书后，做注释者逾百家。一则因其文义古奥，内容繁杂凌乱，对某些原文的理解尚存颇多争议；二则各家注释多参以己见，其中有许多独到见解，形成一家学说；三则历代医家多重视理论联系临床实际，在丰富的临床实践基础上，引经说之一绪，学用结合，对《内经》理论有所发挥，可以说后世注家结合临床实践，加以发挥，形成不同的理论观点，也是《内经》极为重要的发展。由此可见，学习《内经》必须要善于博览历代注家注本精华，融会贯通，善于取舍，深刻领悟经旨。如《素问·五脏别论》云："此受五脏浊气，名曰传化之腑。"唐·杨上善曰："天主输泄风气雨露，故此五者受于五脏糟粕之浊，去（当为"法"）于天气，输泻不藏，故是恒腑。"明·马莳曰："此则受五脏之浊气而传化之，名曰传化之腑，惟其为传化之腑，所以不能久留诸物，有则输泻者也。"历代医家一般认为其中"受"为接受之意，"浊气"与精气相对而言，指五脏代谢后的产物，所以传化之腑即在接受五脏气化后的废物，传导而出。但近现代医家细究文义，指出古时"受""授"多有相通之处，而"浊气"也不是专指废弃排泄物，如《素问·经脉别论》所云"浊气归心"即指谷食之气中的浓稠部分，所以"此受五脏浊气"也可理解为传化之腑可以为五脏提供水谷精微物质，如《素问·灵兰秘典论》云："大肠者，传导之官，变化出焉；小肠者，受盛之官，化物出焉。"传化之腑可以有"传""化"两层含义在内。这样就能更加全面理解经旨。

五、加强《内经》理论与临床的结合

《内经》作为中医学的经典著作，其对中医学的重要贡献不仅体现在建立了丰富而完善的理论体系，还在于其蕴含着丰富的临床应用学的内容。《内经》在临床中的应用主要体现在以下四个方面。

1.《内经》原文及理论在临床中的应用　《素问》《灵枢》的162篇原文不单是医学理论的基础，更是临床实践的指导。如《素问·六元正纪大论》中所云："木郁达之，火郁发之，土郁夺之，金郁泄之，水郁折之。"其指出了五郁的治疗原则，对临床就有一定的指导意义。又如《三国志·魏书·方技传》中的华佗以怒愈病案，《医部全录·医术名流列传·文挚》中的以怒愈病案，《儒门事亲·内伤形》中的因忧结块的喜胜悲案、病怒不食的喜胜怒案，《儒门事亲·惊门》中的"惊者平之"案，《儒门事亲·九气感疾更相为治术》中的恐惧胜喜案，《续名医类案·癫狂》中的喜愈因忧致癫案，《续名医类案·哭笑》中的悲胜喜案，均是《素问·阴阳应象大论》的情志相胜理论及"九气为病"理论的应用。再如"损者温之""劳者温之"，指出治疗劳损虚弱的疾病应重视阳气，从补益阳气入手治疗，也对临床很有启发。故依据《内经》的原文及所提出的理论可直接运用、指导于临床。

2.《内经》思维在临床中的应用　运用精气、阴阳五行学说进行的意象思维是《内经》中的主要思维方式之一，它既对《内经》理论构建有很深远的影响，又对临床运用有着重要的指导作用。如治疗哮喘从肝论治，肝在五行中属木，与自然界的风气相应，风性主动善变，而哮喘突发突止的症状恰与风主动善变的特性相应，故治疗哮喘时在治肺的基础上，加以平肝息风之药常能收到更好的疗效。再如治干燥之病从辛温发散治疗，五气之燥与秋相应，秋的主令之气为燥，而秋在五化中主收，在五行属金，具有收敛的特性，故燥性收敛，在治疗中可从发散的角度考虑，使用辛温的药物。这些对拓展临床思路，有一定的启发意义。

3.《内经》注家之论在临床中的应用　《内经》成书之后，医家们演绎发挥、考校编次、注释研究的著作众多，同时因注家所处时代、环境以及临床实践等因素，他们对原文的解释不尽相同。如《素问·生气通天论》中的"因于气，为肿，四维相代，阳气乃竭"。其中"因于气"，古人有两说法：一说"气"为"气虚"，指气虚浮肿之证，如清·姚绍虞曰："阳气盛，则四肢实而霍乱动，阳气虚，则手足浮肿，或手已而足，或足已而手，是相代也"；一说"气"指"风"邪，与上文"因于寒""因于暑""因于湿"体例一致，即指感受风邪而肿之风水证。而对"四维"的解释也有两种：一种解释为"四时"，如《黄帝内经太素》云："四时之气，各自维守，今四气相代，则卫之阳气竭壅不行，故为肿也"；另一种解释为"四肢"，如明·马莳曰："四维者，四肢

也""其手足先后而肿，此四维之所以相代也。"以上关于"气"与"四维"的解释，虽不统一，但各有依据，并且在临床均可见到相应的病例，说明注家之论对临床确有一定的指导意义。诸如此类的问题在《内经》有很多，我们应该根据具体情况分析前人的解释，更好地发挥诸注本对临床的指导。

4.《内经》中的各种不同学说在临床中的应用　谈到《内经》对临床的指导，我们不能忽视《内经》不同学术观点的作用，其实这一点才是《内经》对临床的指导中最重要与最关键的地方，它对开拓临床治疗思路、创新治疗方法，具有重要的价值。

以脏腑与体表的关系为例，《内经》有着多种观点。其中在多个篇章中都论述了肺与皮毛的密切关系，如《素问·五脏生成》中"肺之合皮也，其荣毛也"、《素问·六节藏象论》中"肺者，气之本，魄之处也，其华在毛，其充在皮"，但也有篇章提到了心与皮表的关系，如《素问·刺禁论》认为"心部于表"。其实古代医家在研究医理时，由于心肺共居上焦，所以认为其功能往往有相互影响互通之处，如生理上有心主血脉与肺朝百脉，病理上有《素问·五脏别论》所云："五气入鼻，藏于心肺，心肺有病，而鼻为之不利也。"所以也不难理解心肺与皮表都有一定联系，两者运用时的侧重点则值得探讨。肺主皮毛多侧重于皮毛受邪，内传于肺，使肺气机不利而致咳，临床上外邪侵犯肌表，邪气影响其所合的肺脏，使其宣发与肃降功能失常，出现咳嗽、鼻塞、发热之病。此时当从宣肺发汗解表入手，可根据病证之偏寒、偏热、偏燥而选用相应治法。至于"心部于表"则多侧重脏气紊乱所致之病，一般并非外邪侵袭所致之疾患，若属外邪亦多为火热之气。又由于"心主血脉"，故此类病证多见皮表气血运行障碍方面的症状，如皮表疼痛、灼热、瘙痒乃疮疡等。另外，由于心主神明，如《灵枢·本神》云"所以任物者谓之心"，故临床上皮表的感知觉障碍，如痛、痒、麻木不仁等，亦可从心论治。心脏为阳中之太阳，通于夏气，故主一身之表。因而皮表之病，不可忽视从心辨治这一途径。

从古至今，中医学理论发展的历史，就是以临床与经典融汇发展为动力，因此，《内经》来源于医疗实践，其研究与发展的生命力亦存在于临床实践之中。由此，加强《内经》与临床的结合始终是《内经》学习的重要内容之一。

<h2 style="text-align:center">小　结</h2>

《内经》成书以后，由于其所蕴含的重要价值而成为古代医学教育的必修经典，如《唐六典》就明确规定："读《素问》《黄帝针经》《甲乙》《脉经》，皆使精熟。"由此可见，在我国早期正规医学教育中，已经将《内经》列为学生的首要学习教材，这也凸显《内经》在我国医学中的重要地位，要贯穿于医学教育的始终。南宋·朱熹曾有名言："问渠那得清如许，为有源头活水来。"因此持续而深刻的研究源头之作《内经》，是保持中医学旺盛的生命力的根本。如今《内经》课程是中医专业的必修课，是培养中医思维能力、提高中医理论水平的重要课程，需要认真学习。至于其具体学习方法，《素问·著至教论》云："子知医之道乎？……诵而颇能解，解而未能别，别而未能明，明而未能彰。"其将习医之道分别为五：诵、解、别、明、彰。《内经》是阐述中医学理论体系的经典著作，学习《内经》也要遵循这习医五法。

下　篇

　　原文导读按《内经》理论体系的主要内容并结合类分注解《内经》的相关成果，分为哲学思想、藏象、经络、病因病机、病证、诊法、论治、摄生八章，并精选《内经》相应篇章原文，予以顺序编号，加以校注、按语，展现《内经》理论内涵及临床运用，促进理论与实践结合，突出中医思维的培养，了解医学理论的源流。

第一章
哲学思想

扫一扫，查阅本章数字资源，含PPT、音视频、图片等

中国古代哲学中有很多关于方法论的论述，形成了具有中国文化传统特色的哲学理论，在人类思想发展史上有突出贡献，对中医药学发展也有着深远的影响。先秦两汉时期形成的精气、阴阳五行学说，是当时先进思想文化的代表。构建于此时的《内经》理论体系深受古代哲学思想的影响。

第一节　精气

精气学说盛行于先秦时期，是用来阐释宇宙万物的构成本原及发展变化的学说，两汉时期被"元气说"同化，并逐渐发展为"精气一元论"。《内经》理论体系形成于春秋战国至两汉时期，因此精气学说对《内经》理论的建构起着重要作用。精气简称气，它是指化生天地万物的本原，是至精无形、充盈无间、连续无限、其用可征的物质存在。这种本原之气分化为天地（阴阳）之气，由天地（阴阳）二气的交感作用而化生宇宙万物，并决定着宇宙万物的运动变化。《内经》运用精气学说的原理与方法，认知天、地、人的构成和运动变化。更重要的是通过气的生成、运行、变化以阐释人体的生理、病理，进而指导临床诊治与养生。

一

【原文】

1101　故在天爲氣[1]，在地成形[2]，形氣相感而化生萬物矣。然天地者，萬物之上下也；左右者，陰陽之道路[3]也；水火者，陰陽之徵兆也；金木者，生成之終始也。氣有多少，形有盛衰，上下相召而損益彰矣。

（《素問·天元紀大論》）

【校注】

（1）气：王冰曰："气，谓风热湿燥寒。"

（2）形：王冰曰："形，谓木火土金水。"

（3）左右者，阴阳之道路：古代浑天说认为，天体自东向西旋转。人站在地球上仰观天象，可见日月星辰自东向西运行，东方为人体之左，天左旋也，而大地则是自西而东旋转，西方为人体之右，地右动也。天为阳，左行；地为阴，右行。故左右是阴阳运行的道路。

【原文】

1102　太虛廖廓，肇基化元⁽¹⁾，萬物資始，五運終天⁽²⁾，布氣眞靈，摠統坤元⁽³⁾，九星懸朗⁽⁴⁾，七曜周旋⁽⁵⁾，曰陰曰陽，曰柔曰剛，幽顯既位，寒暑弛張，生生化化，品物咸章。

（《素問·天元紀大論》）

【校注】

（1）太虚廖廓，肇基化元：弥漫宇宙之气，是万物化生之本原。张介宾曰："太虚，即周子所谓无极，张子所谓由太虚有天之名也。廖廓，空而无际之谓。肇，始也。基，立也。化元，造化之本原也。"

（2）万物资始，五运终天：天地万物以元气而始生，五运之气之运行终而复始。张介宾曰："资始者，万物借化元而始生；终天者，五运终天运而无已也。"五运，即土运、金运、水运、木运、火运的合称。

（3）布气真灵，摠统坤元：真元之气敷布万物，统摄大地，其为生养万物之根本。王冰曰："太虚真气，无所不至也。气齐生有，故禀气含灵者，抱真气以生焉。摠统坤元，言天元气常司地气，化生之道也。"摠，同"總"，即总，统领。

（4）九星悬朗：九星高悬于天空，发出明亮的光辉。九星，此指天蓬星、天芮星、天冲星、天辅星、天禽星、天心星、天任星、天柱星、天英星；亦可泛指众星。

（5）七曜周旋：日、月、五星循周天之度而运行。

【原文】

1103　帝曰：氣始而生化，氣散而有形，氣布而蕃育，氣終而象變⁽¹⁾，其致一也⁽²⁾。然而五味所資，生化有薄厚，成熟有少多，終始不同，其故何也？

岐伯曰：地氣制之也，非天不生，地不長也。

（《素問·五常政大論》）

【校注】

（1）象变：自然景象发生变化。王冰曰："始，谓始发动；散，谓流散于物中；布，谓布化于结成之形；终，谓终极于收藏之用也。故始动而生化，流散而有形，布化而成结，终极而万象皆变也。"

（2）其致一也：姚绍虞曰："气至则生，气尽则死，天地之间，一气而已。"

【原文】

1104　岐伯曰：地爲人之下，太虛之中⁽¹⁾者也。

帝曰：馮⁽²⁾乎？

岐伯曰：大氣舉之⁽³⁾也。燥以乾之，暑以蒸之，風以動之，濕以潤之，寒以堅之，火以溫之。故風寒在下，燥熱在上，濕氣在中⁽⁴⁾，火遊行其間⁽⁵⁾，寒暑六入，故令虛而生化⁽⁶⁾也。

（《素問·五運行大論》）

【校注】

（1）太虚之中：张介宾曰："人在地之上，天在人之上。以人之所见言，则上为天，下为地；以天地之全体言，则天包地之外，地居天之中，故曰太虚之中者也。"

（2）冯：通"凭"，依凭。

（3）大气举之：大气托举着大地。张介宾曰："大气者，太虚之元气也；乾坤万物，无不赖之以立，故地在太虚之中，亦惟元气任持之耳。"

（4）风寒在下，燥热在上，湿气在中：张介宾曰："寒居北，风居东，自北而东，故曰风寒在下，下者左行也；热居南，燥居西，自南而西，故曰燥热在上，上者右行也。地者土也，土之化湿，故曰湿气在中也。"

（5）火游行其间：张介宾曰："惟火有二，君火居湿之上，相火居湿之下，故曰火游行其间也。"《黄帝内经素问校注》云："在岁气中，相火一气的时位，主气客气不一，主气少阳相火，在太阴湿土之前；客气少阳相火，在太阴湿土之后，故所谓'火游行其间'，义或指此。"

（6）寒暑六入，故令虚而生化：风、寒、暑、湿、燥、火六气下临大地，因而有万物生生化化之景象。张介宾曰："非虚无以寓气，非气无以化生，故令虚而生化也。"

【按语】

1. 从气一元论认识宇宙万物　《内经》从气一元论的角度，将人体生命活动置于宇宙万物生生化化之中进行认识，提出宇宙万物的生成、发展和变更，无不本原于气，无不是气敷布和化散的结果。同时指出气候之变化，乃由一气而化为风、寒、暑、湿、燥、火六气，六气循时序而行，发挥各自不同的作用，由此形成四时万物生长化收藏的时序变化。

2. 气形转化　《内经》在气化理论的基础上，进一步提出了气和形相互转化的思想，并认为形气的相互作用及转化是万物产生的根源，如《素问·阴阳应象大论》云："阳化气，阴成形。"用阴阳理论说明形气转化，明·张介宾曰："阳动而散，故化气；阴静而凝，故成形。"表明阴阳动静的相互作用，产生气化成形和形散为气等运动过程。这种形气相互转化的思想，包含着物质从无序（气）转化为有序（形），又从有序转化为无序的宝贵见解。

二

【原文】

1105　岐伯曰：言天者求之本，言地者求之位，言人者求之氣交(1)。

帝曰：何謂氣交？

岐伯曰：上下之位，氣交之中，人之居也。故曰：天樞(2)之上，天氣主之；天樞之下，地氣主之；氣交之分，人氣從之，萬物由之(3)。此之謂也。

（《素問·六微旨大論》）

【校注】

（1）气交：指天地之气上下交合之处。

（2）天枢：此指天气、地气升降之枢机，即天地气交之处。

（3）气交之分，人气从之，万物由之：张志聪曰："人与万物，生于天地气交之中，人气从之而生长壮老已，万物由之而生长化收藏。"

【按语】

《内经》在气一元论的基础上，以天地之气的相互作用论述人体生命活动，不仅在《素问·宝命全形论》中提出了"天地合气，命之曰人"的命题，而且认为人处于天地气交之中，天地之气交互作用所形成的气候环境及其时序变化，是人类生存的基本环境要素，制约着人的生命活动。故人的生命活动必须顺应时序气候的变化，如《灵枢·五乱》云："五行有序，四时有分，相顺则治，相逆则乱。"

【原文】

1106　帝曰：其升降何如？

岐伯曰：氣之升降，天地之更用[1]也。

帝曰：願聞其用何如？

岐伯曰：升已而降，降者謂天；降已而升，升者謂地[2]。天氣下降，氣流於地；地氣上升，氣騰於天。故高下相召，升降相因[3]，而變作矣。

（《素問·六微旨大論》）

【校注】

（1）天地之更用：天地之气升降交感，相互依赖。张介宾曰："天，无地之升则不能降；地，无天之降则不能升，故天地更相为用。"

（2）升已而降，降者谓天；降已而升，升者谓地：姚绍虞曰："天地之气本相交互，降者天也，然必有升而后有所降，故升已而降，降以升为用也；升者地也，然必有降而后有所升，故降已而升，升以降为用也。"

（3）高下相召，升降相因：张介宾曰："召，犹招也。上者必降，下者必升，此天运循环之道也。"

【原文】

1107　岐伯曰：成敗倚伏生乎動，動而不已，則變作矣。

帝曰：有期乎？

岐伯曰：不生不化，靜之期也。

帝曰：不生化乎？

岐伯曰：出入廢則神機化滅[1]，升降息則氣立孤危[2]。故非出入，則無以生長壯老已；非升降，則無以生長化收藏。是以升降出入，無器[3]不有。故器者生化之宇，器散則分之，生化息矣。故無不出入，無不升降。化有小大，期有近遠[4]，四者之有，而貴常守，反常則災害至矣。

（《素問·六微旨大論》）

【校注】

（1）出入废则神机化灭：《素问·五常政大论》云："根于中者，命曰神机，神去则机息。"张介宾曰："凡物之动者，血气之属也，皆生气根于身之中，以神为生死之主，故曰神机。然神之存亡，由于饮食呼吸之出入，出入废则神机化灭而动者息矣。"

（2）升降息则气立孤危：《素问·五常政大论》云："根于外者，命曰气立，气止则化绝。"张介宾曰：

"物之植者，草木金石之属也，皆生气根于形之外，以气为荣枯之主，故曰气立。然气之盛衰，由于阴阳之升降，升降息则气立孤危而植者败矣。"

（3）器：谓有形之物。

（4）化有小大，期有近远：高世栻曰："生化有小大，死期有远近，如朝菌晦朔，蟪蛄春秋，此化之小，期之近者也。蟪灵大椿，千百岁为春，千百岁为秋，此化之大，期之远者也。"

【按语】

1. 气的升降出入理论　天地之气的升降运动是万物运动变化的基本原因，升降出入是生命活动的基本形式。经文指出，气聚形成有形器物之后，气在器的内部仍继续进行着升降出入运动。人身如一小天地，人体的生命活动也离不开气化，升降出入也是人体气化活动的主要形式。人体的生命活动依赖气的升降出入运动进行沟通和调节，使人体系统维系自身的稳定与平衡。同时，人体与外界环境又发生着物质、能量、信息内外出入的联系，来维持人体正常的生命活动。升降出入是一切器物的共性，所不同的是"化有大小，期有近远"，即在气化上只有规模大小和时间长短的差异。假如气的升降出入一旦停息，则自然界的生机就将灭息，万物的生长收藏也随之完结。

《内经》将精气升降出入之理贯穿于藏象、病机、诊法、论治理论之中，用以分析人的生理、病理，指导疾病的诊断和治疗。此外，值得说明的是，升降与出入，虽是两种不同的运动方式，有医家亦从动物、植物分别予以释解，但理解不可过于拘泥。动物之精气运动有出入，亦有升降；植物之精气运动有升降，亦有出入。

2. 神机气立　神机与气立是两个相对独立而又密切相关的概念，用来揭示生命体生化运动及其内外环境整体联系的两个重要的方面。

所谓"神机"，相对于"气立"而言，主要指神对生命体内气化活动的调控与主宰，是生命存在的内在根据。它通过有组织、有目的的自我调控和运动，实现了人体内环境的稳态，同时在"气立"过程的协助下，维持着人体内、外环境的协调。

所谓"气立"，主要指生命体与自然环境之间"气"的交流与转化，也可以说，是生命体与外环境之间的物质、能量、信息的交换活动，是生命体赖以生存的条件，实则也是"神机"调控作用的表现。神机是生命存在的根本，是主宰调控生命活动的机制；而气立则是生命得以维持的条件。二者相辅相成，共同维持着生命体的正常生命活动。

3. 临床运用　生命活动的升降出入理论，对后世医家影响较大。历代不少医家以升降出入气化理论为圭臬，结合临床实践而创新说。以金元时期医家为例，金·刘完素倡"玄府水火升降出入"论，金·张元素以药性的升降出入阐发药物的作用，金·李杲以脾胃为升降之枢纽而创补脾升阳之大法，元·朱丹溪以水火升降论心肾相关，颇多建树。

三

【原文】

1108　天覆地載，萬物悉備，莫貴於人，人以天地之氣生，四時之法成⁽¹⁾。

（《素問·寶命全形論》）

【校注】

（1）四时之法成：人顺应四时变化规律以生存。张介宾曰："春应肝而养生，夏应心而养长，长夏应脾而养化，秋应肺而养收，冬应肾而养藏，故以四时之法成。"

【原文】

1109 天氣通於肺，地氣通於嗌⁽¹⁾，風氣通於肝，雷氣⁽²⁾通於心，谷氣⁽³⁾通於脾，雨氣通於腎。六經爲川，腸胃爲海，九竅爲水注之氣⁽⁴⁾。以天地爲之陰陽，陽⁽⁵⁾之汗，以天地之雨名之；陽⁽⁵⁾之氣，以天地之疾⁽⁶⁾風名之。暴氣象雷，逆氣象陽⁽⁷⁾。故治不法天之紀，不用地之理，則災害至矣。

（《素問·陰陽應象大論》）

【校注】

（1）天气通于肺，地气通于嗌：指天之清气从喉入肺，地之饮食水谷之气从咽入胃。嗌，即咽。

（2）雷气：指火气。

（3）谷气：指土气。谷，山谷。

（4）九窍为水注之气：张介宾曰："水注之气，言水气之注也，如目之泪，鼻之涕，口之津，二阴之尿秽皆是也。虽耳若无水，而耳中津气湿而成垢，是即水气所致。气至水必至，水至气必至，故言水注之气。"

（5）阳：郭霭春《黄帝内经素问校注》云："'阳'当作'人'。"指人之汗与人之气。

（6）疾：《太素》无"疾"字。"天地之风"与"天地之雨"对文。

（7）逆气象阳：比喻人体上逆之气如自然气候之久晴不降雨。阳，通"旸"。久晴不下雨。

【按语】

《内经》是以"天人合一"作为认识论、方法论，来建构中医理论体系的。"天人合一"表现在将气作为人与天地万物具有共同的物质基础，具有阴阳五行等相似的特性，并遵循相同的规律。因此表现出人与天地相通、相应的现象，如《灵枢·岁露论》云："人与天地相参也，与日月相应也。"另外，在论述人与自然阴阳相通应的同时，还以自然界的物象比拟人体的生理、病理之象，充分展现了《内经》取象思维的方法及特点，这对于理解《内经》相关理论，启迪临床诊治思路，都有一定作用。基于"天人合一"，人与天地自然同道的哲学观，提出了养生与诊治疾病必须"法天之纪""用地之理"，即因时、因地制宜的原则。

第二节　阴阳五行

阴阳五行学说是中国古代哲学的重要内容。阴阳学说认为宇宙万物由阴阳二气的交互作用所生成，由此决定了宇宙万物无不包含着阴阳的对立统一。阴阳既是宇宙万物之本原及其发展变化的动力，又是宇宙万物中存在的普遍规律，是认识宇宙万物的纲领。《内经》把阴阳学说引入医学领域，作为认识人体生命活动的方法论，不仅将阴阳学说作为主要的哲学工具，来认识人体生命活动规律，成为构建医学理论体系的主要指导思想之一，而且还借助哲学阴阳学说的术语来表述医学概念，成为中医学理论的重要内容。五行学说则按五行属性类分天地人中众多的事物，从而将人与自然界紧密联系起来，构建"四时五脏阴阳"整体观并运用五行的生克乘侮及胜复理论说明事物之间的相互影响与联系，从而指导疾病的诊治、预防，分析和掌握药物的作用机理。

一

【原文】

1201　黄帝曰：陰陽者，天地之道也，萬物之綱紀⁽¹⁾，變化之父母，生殺之本始⁽²⁾，神明之府⁽³⁾也，治病必求於本⁽⁴⁾。

故積陽爲天，積陰爲地。陰靜陽躁⁽⁵⁾，陽生陰長，陽殺陰藏⁽⁶⁾。陽化氣，陰成形⁽⁷⁾。寒極生熱，熱極生寒。寒氣生濁，熱氣生清⁽⁸⁾。

清氣在下，則生飧泄⁽⁹⁾；濁氣在上，則生䐜脹⁽¹⁰⁾。此陰陽反作，病之逆從也。

（《素問·陰陽應象大論》）

【校注】

（1）纲纪：即纲领。

（2）生杀之本始：事物产生与消亡的本原、由来。

（3）神明之府：指自然界事物运动变化的内在动力之所在。《淮南子·泰族训》云："其生物也，莫见其所养而物长；其杀物也，莫见其所伤而物亡，此之谓神明。"府，居舍、藏物之所。

（4）治病必求于本：诊治疾病当推求阴阳之本以调之。本，指阴阳。

（5）阴静阳躁：阳性动，阴性静。躁，即动。

（6）阳生阴长，阳杀阴藏：此为互文，指阴阳主万物的生长，又主万物的杀藏。杀，消亡。

（7）阳化气，阴成形：此言阴阳的功能。阳动而散，可将有形之物化为无形之气；阴静而凝，可将无形之气凝结为有形之物。

（8）寒气生浊，热气生清：寒气阴冷凝固，故可生成浊阴；热气温热升腾，故可产生清阳。

（9）飧泄：病证名，指腹泻物中带有不消化食物。

（10）䐜（chēn）胀：即胸膈胀满。䐜，胀之意。

【原文】

1202　故清陽爲天，濁陰爲地；地氣上爲雲，天氣下爲雨⁽¹⁾；雨出地氣，雲出天氣。故清陽出上竅，濁陰出下竅⁽²⁾；清陽發腠理，濁陰走五藏⁽³⁾；清陽實四支，濁陰歸六府⁽⁴⁾。

（《素問·陰陽應象大論》）

【校注】

（1）地气上为云，天气下为雨：马蒔曰："地虽在下，而阴中之阳者升，故其上升为云；天虽在上，而阳中之阴者降，故其下为雨。"

（2）清阳出上窍，浊阴出下窍：谓饮食所化之精微及吸入的自然之气，上升化布散于头面七窍，以成发声、视觉、嗅觉、味觉、听觉等功能；食物的糟粕和废浊的水液，其重浊沉降，由前后二阴排出。上窍，指眼、耳、口、鼻。下窍，指前后二阴。

（3）清阳发腠理，浊阴走五脏：饮食所化之精微，其轻清部分外行于腠理肌表以温养之，其浓稠部分内注于五脏以濡养之。此清阳指卫气，浊阴指精血津液。

（4）清阳实四肢，浊阴归六腑：谓饮食物化生的精气，充养于四肢，其代谢后的糟粕，由六腑排出。

【按语】

1. 阴阳的基本概念与阴阳学说的基本内容　经文论阴阳的基本概念和阴阳学说的基本内容。首先指出世界上的一切事物都是在不断地运动、变化、新生和消亡着的。事物之所以能运动变化发展，根源就在于事物本身存在着相互对立统一的阴阳两个方面。然后进一步通过天地、躁静、寒热、云雨等自然现象的相互对立、相互依存、相互转化的关系，提出了阴阳学说的基本内容是对立制约、互根互用、消长平衡和相互转化。阴阳是自然界事物运动变化的总规律，也是人体生命的法则和规律。阴性静、重浊而下降，阳性动、清轻而上升；阳主化气，阴主成形。阴阳两者相依相召、互根互用、互藏互化。阴阳之气相交，决定了自然万物的发生、发展以至消亡，也是形成自然气象、气候、物候变化的根本原因。人依赖于自然而生存，人的生命活动遵循自然阴阳运动的基本规律，因此疾病发生的根本原因就在于"阴阳反作"，治疗疾病必须抓住阴阳这个根本。

2. 治病必求于本　"治病必求于本"之"本"指阴阳。此句从哲学的高度提示了治疗疾病的总则，即以调节阴阳为治疗总纲，故《素问·至真要大论》云："谨察阴阳所在而调之，以平为期。"疾病的发生，从根本上说是阴阳的相对平衡协调遭到了破坏，出现偏盛偏衰的结果。所以在诊断疾病时，最重要的是先分清阴阳，辨识疾病究竟是阴证还是阳证，治疗时总的原则就是要恢复"阴平阳秘，精神乃治"的协调状态。总之，抓住了阴阳这个总纲，认识和治疗疾病就不会出现大的偏差。

【原文】

1203　水爲陰，火爲陽(1)，陽爲氣，陰爲味(2)。味歸形，形歸氣(3)，氣歸精，精歸化(4)，精食氣，形食味(5)，化生精，氣生形(6)。味傷形，氣傷精(7)，精化爲氣，氣傷於味(8)。

陰味出下竅，陽氣出上竅(9)。味厚者爲陰，薄爲陰之陽。氣厚者爲陽，薄爲陽之陰。味厚則泄，薄則通。氣薄則發泄，厚則發熱(10)。壯火之氣衰，少火之氣壯。壯火食氣，氣食少火。壯火散氣，少火生氣。

氣味，辛甘發散爲陽，酸苦涌泄爲陰。陰勝則陽病，陽勝則陰病(11)。陽勝則熱，陰勝則寒。重寒則熱，重熱則寒(12)。

（《素问·陰陽應象大論》）

【校注】

（1）水为阴，火为阳：水润下而寒，故为阴；火炎上而热，故为阳。张介宾曰："水火者，即阴阳之征兆，阴阳者，即水火之性情。"

（2）阳为气，阴为味：张介宾曰："气无形而升，故为阳；味有质而降，故为阴，此以药食气味言也。"

（3）味归形，形归气：药物饮食五味有滋养人之形体作用，而形体又依赖于真气的充养。归，归附、归属之义，在此有滋养、充养、化生的意思。形，指形体，包括脏腑精血等有形物质。气，指人体的真元之气。

（4）气归精，精归化：药物饮食之气有化生成人体阴精的作用，而人体的阴精又依赖气化功能产生。气，指药食之气。化，气化、化生。马莳曰："所谓精归化者，以化生此精也。化为精之母，故精归于化耳。"

（5）精食气，形食味：补充说明"气归精，味归形"。食，同"饲"，以食予人也。马莳曰："其曰精食气者，明上文气归精也。其曰形食味者，明上文味归形也。"

（6）化生精，气生形：补充说明"精归化""形归气"。精归化，故化生精。形归气，故气生形。

（7）味伤形，气伤精：是味归形、形食味及气归精、精食气的太过自伤。马莳曰："夫味归形而形食味，则凡物之味，固所以养形也，然味或太过，适所以伤此形耳。"

（8）精化为气，气伤于味：阴精化生人体的元气，药物饮食之味太过又耗伤人体的元气。气，这里指人体真元之气。

（9）阴味出下窍，阳气出上窍：凡药物饮食之味属阴，多沉降下行而走下窍；凡药物饮食之气属阳，多升散上行而达上窍。

（10）味厚则泄，薄则通。气薄则发泄，厚则发热：味厚为阴中之阴，有泄泻作用，如大黄之属；味薄为阴中之阳，有通利小便作用，如木通之属。气薄为阳中之阴，有发汗解表作用，如麻黄之属；气厚为阳中之阳，有助阳发热作用，如附子之属。

（11）阴胜则阳病，阳胜则阴病：本指过用酸苦涌泄药，则机体阳气损伤；过用辛甘发散药，则机体阴精耗损。阴胜，指酸苦涌泄太过；阳胜，指辛甘发散太过。后世对此又有新的发挥，认为阴邪偏盛，则伤阳气；反之阳邪偏盛，则伤阴，以此成为中医学病机总纲。

（12）重寒则热，重热则寒：指过用寒性药则生热性病；过用热性药则生寒性病。张志聪曰："苦化火，酸化木，久服酸苦之味，则反有木火之热化矣。辛化金，甘化土，久服辛甘之味，则反有阴湿之寒化矣。所谓久而增气，物化之常也，气增而久，夭之由也。"

【按语】

1. 药食之气味在人体中的气化过程　药物饮食进入人体之后，其气与味分别转化为人体的形、精、气、化，药物饮食的气、味与人体的形、精、气、化之间的相互转化关系，体现了阴阳互根和阴阳转化的关系，对后世精气互根理论的产生有重要影响，对临床治疗用药更有指导意义。明·张介宾曰："善补阳者，必于阴中求阳，则阳得阴助而生化无穷；善补阴者，必于阳中求阴，则阴得阳生而泉源不竭。"又说："善治精者，能使精中生气；善补气者，能使气中生精。"其理即根源于此。

2. 药物饮食气与味的阴阳属性及其性能　药物饮食不仅有气味之别，气味还有厚薄之分。气为阳，则气厚为阳中之阳，气薄为阳中之阴；味为阴，则味厚为阴中之阴，味薄为阴中之阳。因此，凡是药物饮食，气厚者有助阳发热的作用，气薄者有发汗解表的作用；味厚者有泄泻的作用，味薄者有通利小便的作用。此外，药物饮食的五味也分阴阳。辛走气而性散，甘走脾而灌溉四旁，所以辛甘为阳而有发散作用。酸主收敛，又依赖春之木性而上涌，苦主泻下，又炎上作苦，所以酸苦为阴而有涌泻作用。

以阴阳的道理，对药物饮食气味厚薄及其作用进行了阐释，这种说明和解释构成中药药理学的基本理论之一，为后世药物性能的归类和药物学的发展奠定了基础。

3. 壮火、少火的概念及其对人体的影响　少火、壮火的含义，历代医家有不同解释，代表性的解释主要有两种：

其一，因《素问·阴阳应象大论》经文讨论药食气味的阴阳属性，故以药食气味立论，如明·马莳曰："气味太厚者，火之壮也。用壮火之品，则吾人之气不能当之而反衰矣，如用乌附之类，而吾人之气不能胜之，故发热。气味之温者，火之少也。用少火之品，则吾人之气渐尔生旺，而益壮矣，如用参归之类，而气血渐旺者是也。"药食气味峻烈者为壮火之品，如乌头、附子之类，非阳气大亏者不用，否则易耗伤人体正气，即"壮火食气""壮火散气"；药食气味温和者为少火之品，能平和地温补人体正气，如人参、当归之类，即"气食少火""少火生气"。

其二，以"火为阳气"立论。如明·张介宾曰："火，天地之阳气也。天非此火，不能生物；人非此火，不能有生。故万物之生，皆由阳气。但阳和之火则生物，亢烈之火反害物，故火太过则气反衰，火平和则气乃壮。壮火散气，故云食气，犹言火食此气也；少火生气，故云食火，犹言气食此火也。此虽承气味而言，然造化之道，少则壮，壮则衰，自是如此，不特专言气味者。"即少火是人体平和的阳气，具有温煦作用，是生理之火；壮火是阳气亢旺过度而化的亢烈火邪，损伤阴精，销蚀阳气，是病理之火。金·李杲所言"相火元气之贼"、元·朱丹溪所言"气有余便是火"等，都是对"少火""壮火"理论做出的进一步发挥。

观《内经》经文之上下文义，马注较符合经旨，然张注丰富了中医病理学内容，学术意义更为深远。

【原文】

1204 寒傷形，熱傷氣。氣傷痛，形傷腫⁽¹⁾。故先痛而後腫者，氣傷形也；先腫而後痛者，形傷氣也⁽²⁾。

風勝則動⁽³⁾，熱勝則腫⁽⁴⁾，燥勝則乾⁽⁵⁾，寒勝則浮⁽⁶⁾，濕勝則濡寫⁽⁷⁾。

（《素問·陰陽應象大論》）

【校注】

（1）寒伤形，热伤气。气伤痛，形伤肿：寒邪伤人形体，热邪伤人气分。气无形，气伤则气机阻滞不通，不通则痛。形有象，形伤则象变，而为肿。形，指形体。气，指气分。肿，这里指肌肤浮肿。李中梓曰："气喜宣通，气伤则壅闭而不通，故痛；形为质象，形伤则稽留而不化，故肿。"

（2）先痛而后肿者，气伤形也；先肿而后痛者，形伤气也：因为"气伤痛，形伤肿"，所以先痛而后肿，是气先受伤而影响形体，属气伤形；先肿而后痛，是形先受伤而影响气机，属形伤气。

（3）风胜则动：风邪太过，使肢体振掉动摇或头目眩晕。动，指肢节动摇震颤，头晕目眩类。王冰曰："风胜则庶物皆摇，故为动。"

（4）热胜则肿：火热内郁，营气壅滞肉理，聚为痈疡红肿。因热胜之肿与上文"形伤肿"不同，热胜之肿，局限多指外科疾患之红肿热痛。"形伤肿"多弥散无疼痛。

（5）燥胜则干：燥胜伤津则干涸。干，指内外津液干涸而言。

（6）寒胜则浮：寒为阴邪，易伤阳气，阳气不行，聚水成为浮肿。浮，浮肿。义同上文"形伤肿"的肿。张介宾曰："寒胜者，阳气不行，为胀满浮虚之病。"

（7）湿胜则濡泻：脾被湿困，不能运化水谷，故泄泻稀溏。濡泻，又称湿泻，由湿邪伤脾所致。

【按语】

经文所述"风胜则动，热胜则肿，燥胜则干，寒胜则浮，湿胜则濡泻"是六淫致病的基本特点，对中医临床辨证有一定的指导作用，而且丰富了"六气化病"的病机学说。首先，提出了不同的病因可导致不同的病证。风、热、燥、寒、湿本是自然界气候变化要素，其太过各有征象，而其致病则显示相应病象。其次，根据病象，探求病因病理，即提出了病因辨证的观点，这对临床分析病机以及确立治法都具有重要意义。

【原文】

1205　天有四時五行，以生長收藏，以生寒暑燥濕風。人有五藏化五氣⁽¹⁾，以生喜怒悲⁽²⁾憂恐。故喜怒傷氣，寒暑傷形⁽³⁾。暴怒傷陰，暴喜傷陽⁽⁴⁾。厥氣上行，滿脈去形⁽⁵⁾。喜怒不節，寒暑過度，生乃不固。故重陰必陽，重陽必陰。故曰：冬傷於寒，春必温病；春傷於風，夏生飧泄；夏傷於暑，秋必痎瘧⁽⁶⁾；秋傷於濕，冬生欬嗽。

（《素問·陰陽應象大論》）

【校注】

（1）人有五脏化五气：指五脏藏精而化气的作用，包括五志亦由五脏化气而产生。

（2）悲：《新校正》云："按《天元纪大论》，'悲'作'思'。"可参。

（3）喜怒伤气，寒暑伤形：喜怒，概指七情，七情过激，伤五脏气机，故云"伤气"；寒暑，概指六淫，六淫袭人，先伤肌表形身，故云"伤形"。

（4）暴怒伤阴，暴喜伤阳：张介宾曰："气为阳，血为阴；肝藏血，心藏神。暴怒则肝气逆而血乱，故伤阴；暴喜则心气缓而神逸，故伤阳。"

（5）厥气上行，满脉去形：言寒暑过度，喜怒不调，则伤人阴阳。阴阳失调，则气机逆乱，阴血散离。满脉，指邪气盛；去形，指阴血或神气离于形体。王冰曰："厥，气逆也。逆气上行，满于经络，则神气浮越，去离形骸矣。"

（6）痎（jiē）疟：疟疾的总称。张介宾曰："夏伤于暑，金气受邪，即病者乃为暑证，若不即病而暑汗不出，延至于秋，新凉外束，邪郁成热，金火相拒，寒热交争，故病为痎疟。"

【按语】

1.病因分类　六淫致病，皆自外感，即"寒暑伤形"。情志过激，皆自内伤，即"喜怒伤气"。经文从内外两个方面来讨论病因问题。自然寒暑燥湿风之气若太过不和，即所谓"寒暑过度"，则变为六淫侵犯人体肌表形体，此为外部病因；五脏藏精化气所生喜怒悲忧恐五志若太过不和，即所谓"喜怒不节"，则影响脏腑气机出入升降，甚至损耗五脏精气，此为内部病因。以上对病因内外的认识，体现了《内经》运用阴阳学说认识病因的基本思路与方法。

2.伏邪及伏邪发病　《内经》虽无"伏邪"及"伏邪发病"之名，但却有丰富的"伏邪"及"伏邪发病"的实际内容。所谓"伏邪"，是指藏匿于体内而未立即引起发病的潜在病邪，或曰病理基础，亦称"伏气"。藏匿体内的伏邪，在一定诱发因素的作用下引起相关病证的过程，即称为"伏邪发病"，如"冬伤于寒，春必温病"。后世温病学家以此理论为依据，创立了"伏气温病"观点，并用《内经》的理论阐述其发病机理。《素问·生气通天论》与此有相近似的文字记载，但两者所论的角度有别。经文运用四季感染邪气匿藏，伏而后发的实例说明"重阴必阳，重阳必阴"的阴阳转化之理。彼篇紧承"阴平阳秘，精神乃治。阴阳离决，精气乃绝。因于露风，乃生寒热"之后，旨在说明疾病的发生与阴阳失调相关。两者文似而义有别，不可不详审。

【原文】

1206　帝曰：余聞上古聖人，論理人形，列別藏府，端絡經脈，會通六合⁽¹⁾，各從其經，氣穴所發，各有處名，谿谷⁽²⁾屬骨，皆有所起，分部逆從，各有條理，四時陰陽，盡有經紀，外內之應，皆有表裏，其信然乎？

岐伯對曰：東方生風，風生木，木生酸⁽³⁾，酸生肝，肝生筋，筋生心⁽⁴⁾，肝主目。其在天爲玄，在人爲道，在地爲化。化生五味，道生智，玄生神⁽⁵⁾。神在天爲風，在地爲木，在體爲筋，在藏爲肝，在色爲蒼，在音爲角⁽⁶⁾，在聲爲呼⁽⁷⁾，在變動爲握⁽⁸⁾，在竅爲目，在味爲酸，在志爲怒。怒傷肝，悲勝怒；風傷筋⁽⁹⁾，燥勝風；酸傷筋，辛勝酸⁽¹⁰⁾。

南方生熱，熱生火，火生苦，苦生心，心生血，血生脾，心主舌。其在天爲熱，在地爲火，在體爲脈，在藏爲心，在色爲赤，在音爲徵⁽⁶⁾，在聲爲笑⁽⁷⁾，在變動爲憂⁽⁸⁾，在竅爲舌，在味爲苦，在志爲喜。喜傷心，恐勝喜；熱傷氣⁽¹¹⁾，寒勝熱；苦傷氣，鹹勝苦。

中央生濕，濕生土，土生甘，甘生脾，脾生肉，肉生肺，脾主口。其在天爲濕，在地爲土，在體爲肉，在藏爲脾，在色爲黃，在音爲宮⁽⁶⁾，在聲爲歌⁽⁷⁾，在變動爲噦⁽⁸⁾，在竅爲口，在味爲甘，在志爲思。思傷脾，怒勝思；濕傷肉，風勝濕；甘傷肉，酸勝甘。

西方生燥，燥生金，金生辛，辛生肺，肺生皮毛，皮毛生腎，肺主鼻。其在天爲燥，在地爲金，在體爲皮毛，在藏爲肺，在色爲白，在音爲商⁽⁶⁾，在聲爲哭⁽⁷⁾，在變動爲欬⁽⁸⁾，在竅爲鼻，在味爲辛，在志爲憂。憂傷肺，喜勝憂；熱傷皮毛，寒勝熱⁽¹²⁾；辛傷皮毛，苦勝辛。

北方生寒，寒生水，水生鹹，鹹生腎，腎生骨髓，髓生肝，腎主耳。其在天爲寒，在地爲水，在體爲骨，在藏爲腎，在色爲黑，在音爲羽⁽⁶⁾，在聲爲呻⁽⁷⁾，在變動爲慄⁽⁸⁾，在竅爲耳，在味爲鹹，在志爲恐。恐傷腎，思勝恐；寒傷血，燥勝寒⁽¹³⁾；鹹傷血⁽¹⁴⁾，甘勝鹹。

（《素問·陰陽應象大論》）

【校注】

（1）六合：此指十二经脉阴阳表里两经相配的六对组合。

（2）溪谷：肌肉间隙，这里泛指肌肉。《素问·气穴论》云："肉之大会为谷，肉之小会为溪。"

（3）木生酸：《尚书·洪范》云："木曰曲直，曲直作酸。"孔颖达疏曰："木生子实，其味多酸，五果之味虽殊，其为酸一也。"

（4）筋生心：即肝生心。筋，代表肝。张介宾曰："木生火也。"表示五脏之间的相生关系，下文"血生脾""肉生肺""皮毛生肾""髓生肝"，一律仿此。

（5）玄生神：自"其在天为玄"至此二十三字，为"东方生风"一段所独有。丹波元简认为属衍文，宜删。张介宾曰："此盖通举五行六气之大法，非独指东方也。"可参。

（6）角、徵、宫、商、羽：为古代五音，分属五行。五音声波振荡的特点及其与五行的配属关系是：角音展放而应木气，徵音高亢而应火气，宫音平稳而应土气，商音内收而应金气，羽音下降而应水气。五种不同的音调对人体不同脏腑的功能产生不同的影响。

（7）呼、笑、歌、哭、呻：称为五声，为五脏所主的情志活动表现出来的情感特征。肝志为怒，怒则呼叫；心志为喜，喜则发笑；脾志为思，思而有得则歌；肺志为悲，悲则哭；肾志为恐，恐则气下，声欲呻而出之。

（8）握、忧、哕、咳、栗：为五脏病变的表现。握，即抽搐拘挛之类的症状，为肝之病象。忧，于鬯曰："此忧字盖当读为嗳。"嗳，为言语吞吐，反复不定之貌，为心之病象。哕，即干呕，为脾胃之病象。咳，为肺之病象。栗，战栗，为肾阳虚之病象。

（9）风伤筋：吴崑曰："同气相求，自伤其类。"

（10）酸伤筋，辛胜酸：《新校正》云："详此篇论所伤之旨，其例有三：东方云风伤筋酸伤筋，中央云湿伤肉甘伤肉，是自伤者也。南方云热伤气苦伤气，北方云寒伤血咸伤血，是伤己所胜。西方云热伤皮毛，是被胜伤己，辛伤皮毛，是自伤者也。凡此五方所伤，有此三例不同。《太素》则俱云自伤。"

（11）热伤气：张志聪曰："热则气泄，故热伤气。"另据上下文体例，似当作"热伤脉"。可参。

（12）热伤皮毛，寒胜热：丹波元简曰："据《太素》'热'作'燥'、'寒'作'热'、'热'作'燥'。为是。"

（13）寒伤血，燥胜寒：《太素》作"寒伤骨，湿胜寒"。可参。

（14）咸伤血：《太素》作"咸伤骨"。可参。

【按语】

1. 四时五脏阴阳应象　《内经》以阴阳化生五行为基本观点，着重从事物的五行属性归类和五行生克制化的角度，阐述了四时五脏阴阳应象的关系，揭示了人体以及人体与自然界的整体联系，建立了以五脏为中心、内外相应的五个功能活动系统，初步形成了《内经》理论体系中"四时五脏阴阳"的系统结构（表1）。

表 1　人体内外相应系统结构表

阴阳		阳		阴		
五行		木	火	土	金	水
自然界	方位	东	南	中	西	北
	气候	风	热	湿	燥	寒
	五味	酸	苦	甘	辛	咸
	五色	青	赤	黄	白	黑
	五音	角	徵	宫	商	羽
人体	五脏	肝	心	脾	肺	肾
	五窍	目	舌	口	鼻	耳
	五体	筋	脉	肉	皮毛	骨
	五声	呼	笑	歌	哭	呻
	五志	怒	喜	思	忧	恐
	病变	握	嚘	哕	咳	栗

这一内外相应整体系统的建立，不仅对中医藏象理论的形成有深远的意义，而且还有着积极的临床指导作用。如临床上从内脏之气反映于面部五官上的五种颜色来测知病情，即望五色，是中医望诊的主要内容。肝属木其色青，面现青色者知病在肝；心属火，其色赤，面现赤色者知病在心；脾属土，其色黄，面黄肌瘦者知病在脾；肺属金，其色白，面色淡白者知病在肺；肾属水，其色黑，面色发黑者知病在肾。

2. 五行生克　相生既有五行之间相生，如筋（肝、木）生心、血（心、火）生脾等，又有同行内相生，如东方生风、风生木、木生酸、酸生肝等。相克既有五行间相互制约，如悲胜怒、燥胜风等，又有同行内相伤如怒伤肝、酸伤筋等。五行相生相克理论反映了自然界事物间存在的正常的资生和制约关系。事物之间既相互依赖、相互资生，又相互制约，构成一个自我控制的整体系统。如果五行生克关系紊乱，就会导致这种稳定状态的破坏，在人则引起疾病。

【原文】

1207　故曰：天地者，萬物之上下也；陰陽者，血氣之男女⁽¹⁾也；左右者，陰陽之道路也；水火者，陰陽之徵兆也；陰陽者，萬物之能始⁽²⁾也。故曰：陰在內，陽之守也；陽在外，陰之使也⁽³⁾。

（《素問·陰陽應象大論》）

【校注】

（1）阴阳者，血气之男女：此以阴阳之性及其相互关系认识血气、男女等事物和现象的相对属性。张志聪曰："阴阳之道，其在人则为男为女，在体则为气为血。"

（2）能始：即元始、本始。能，通"胎"，与"始"义同。孙诒让《素问王冰注校》云："能者，胎之借字。《尔雅·释诂》云：'胎，始也'。"

（3）阴在内，阳之守也；阳在外，阴之使也：阴气居于内为阳气之镇守，阳气居于外为阴气之役使。说明阴阳之间相反相成、互根互用的关系。

【按语】

经文通过天地、上下、血气、男女、左右、水火等例子，阐发阴与阳双方互相依存，互为根据，任何一方都不能脱离对方而单独存在。阴是阳的物质基础，阳是阴的功能表现，故云："阴在内，阳之守也；阳在外，阴之使也。"这是古代朴素的辩证法思想的具体体现。

【原文】

1208　帝曰：法陰陽⁽¹⁾奈何？

岐伯曰：陽勝則身熱，腠理閉，喘麤爲之俛仰⁽²⁾，汗不出而熱，齒乾以煩冤⁽³⁾腹滿死，能⁽⁴⁾冬不能夏。陰勝則身寒汗出，身常清⁽⁵⁾，數慄⁽⁶⁾而寒，寒則厥，厥則腹滿死，能夏不能冬。此陰陽更勝⁽⁷⁾之變，病之形能⁽⁸⁾也。

（《素問·陰陽應象大論》）

【校注】

（1）法阴阳：依据阴阳的原理。法，依据，仿效。

（2）喘粗为之俯仰：指因呼吸急促困难而使身体前俯后仰。

（3）烦冤（mèn）：冤，《太素》作"悗"，《甲乙经》卷六第七作"闷"。

（4）能：通"耐"。

（5）汗出，身常清：张介宾曰："阳衰则表不固，故汗出则身冷。"

（6）数栗：频频寒战。

（7）阴阳更胜：意为阴阳盛衰交替。更，更替，更迭。

（8）形能：指疾病的症状，能，通"态"。

【按语】

经文指出阳偏胜，因阳热之邪入侵，常有身热、烦闷、气喘俯仰等实热症状，热盛可伤阴出现无汗、齿干、烦冤等热盛伤阴之症。阴偏胜，常因寒邪入侵伤及体内阳气，故常见身体不得温热、数栗而寒、四肢厥冷等阴胜阳衰症状。经文中指出不论"阴胜"还是"阳胜"均可出现"腹满"症状，应当加以辨别。阳热炽盛，肠中阴液枯竭，燥屎内结，大腹胀满，则上下内外，皆已闭塞，故见腹满。阴寒内盛，阳竭于中，阴寒内结，水液无阳气运化，停于体内，故亦见腹满。二者皆为阴偏胜或阳偏胜之重症，故曰："腹满，死。"

根据阳胜病"能冬不能夏"、阴胜病"能夏不能冬"的特点，经文指出疾病的发展与四时阴阳消长的关系，特别是对疾病的预后有着重要的影响，提示人们临床应当将疾病与时令变迁结合起来分析，采取适当的治疗方法。

【原文】

1209　帝曰：調此二者⁽¹⁾奈何？

岐伯曰：能知七損八益，則二者可調，不知用此，則早衰之節也⁽²⁾。年四十，而陰氣自半也⁽³⁾，起居衰矣。年五十，體重，耳目不聰明矣。年六十，陰痿⁽⁴⁾，氣大衰，九竅不利，下虛上實⁽⁵⁾，涕泣俱出矣。故曰：知之則強，不知則老，故同出而名異⁽⁶⁾耳。智者察同，愚者察異⁽⁷⁾，愚者不足，智者有餘，有餘則耳目聰明，身體輕強，老者復壯，壯者益治。是以聖人爲無爲之事，樂恬憺之能⁽⁸⁾，從欲快志於虛無之守⁽⁹⁾，故壽命無窮，與天地終，此聖人之治身也。

（《素問·陰陽應象大論》）

【校注】

（1）二者：指阴阳。张介宾曰："帝以阴阳为病俱能死，故问调和二者之道。"

（2）早衰之节也：《太素》作"早衰。衰之节"。杨上善曰："始衰时节，年四十也。"衰之节，是指人体衰老的节次，即下文十年为一阶段。可参。

（3）年四十，而阴气自半也：人在四十岁左右，肾中精气自然衰减一半。据《素问·上古天真论》女子五七，男子五八，是衰老之始；年四十，只是大概而言。阴气，肾中精气也；自半，自然减去一半。张介宾曰："阴，真阴也。四十之后，精气日衰，阴减其半矣。"

（4）阴痿：即阳事不举，又叫阳痿。痿，通"萎"，萎弱不用也。

（5）下虚上实：肾气衰于下，蒸腾气化功能减退；浊阴不化而壅逆于上。下虚，指下焦肾气不足；上实，为浊阴壅于上。

（6）同出而名异：高世栻曰："同出于斯世之中，而强老之名则异耳。"

（7）智者察同，愚者察异：高世栻曰："察同者，于同年未衰之日而省察之，智者之事也；察异者，于强老各异之日而省察之，愚者之事也。"

（8）恬憺之能：即宁静淡泊、少私寡欲的处世态度。能，通"态"。

（9）从欲快志于虚无之守：乐于保持恬恢的情态，居守于快乐自如的虚无境界。少欲所以能从心，乐观所以能快志。守，胡澍曰："守，当作宇，……宇，居也。"宇，可引申为境界之意。

【按语】

经文根据生命过程中阴阳盛衰的生理病理表现，指出知"七损八益"，谨调阴精与阳气，以达健康长寿之目的。

关于"七损八益"，历代注解不一。唐·杨上善认为"八益"是指上文"阳胜"之身热、腠理闭、汗不出等八个症状，"七损"是指"阴胜"之身寒、汗出、厥等七个症状；唐·王冰认为七损是指女子月经贵以时下，八益是指男子精气贵乎充满。明·张介宾认为七为阳、八为阴，而"生从乎阳，阳不宜消也；死从乎阴，阴不宜长也"，即阳常不足之意。清·张志聪观点正与明·张介宾之说相反，而谓"言阳常有余而阴常不足也"。日本丹波元简《素问识》认为女子七岁、二七、三七、四七为四益，男子八岁、二八、三八、四八为四益，共八益；女子从五七至七七、男子从五八至八八，共有七损。1973年长沙马王堆出土竹简《养生方·天下至道谈》云："气有八益，有七孙（损），不能用八益去七孙，则四十而阴气自半也。"其认为属于房中养生术的内容，因而近年发表的文章多从房中术解释。尽管诸说纷纭，但其基本观点则均是调整人体阴阳，使阴平阳秘，才是健康之本。

【原文】

1210　故邪風之至，疾如風雨[1]，故善治者治皮毛，其次治肌膚，其次治筋脈，其次治六府，其次治五藏。治五藏者，半死半生也。故天之邪氣，感則害人五藏；水穀之寒熱，感則害於六府[2]；地之濕氣，感則害皮肉筋脈[3]。故善用鍼者，從陰引陽，從陽引陰，以右治左，以左治右，以我知彼[4]，以表知裏，以觀過與不及[5]之理，見微得過[6]，用之不殆[7]。善診者，察色按脈，先別陰陽；審清濁，而知部分[8]；視喘息，聽音聲，而知所苦；觀權衡規矩[9]，而知病所主。按尺寸[10]，觀浮沈滑濇，而知病所生，以治無過，以診則不失矣。

（《素問·陰陽應象大論》）

【校注】

（1）邪风之至，疾如风雨：言邪气感伤致病后病情变化迅速。至，侵袭。

（2）水谷之寒热，感则害于六腑：饮食之味，贵于和平。杨上善："六腑贮于水谷，节之失和，次害六腑也。"

（3）地之湿气，感则害皮肉筋脉：湿气盛，则荣卫之气不行，故感则害皮肉筋脉。马莳曰："又《小针解》云：'清气在下者，言清湿地气之中人也，必从足始。'故地之湿气，感则害皮肉筋脉。"

（4）以我知彼：以医者的正常状态测知患者异常变化。

（5）过与不及：均属病态，过则邪气盛实，不及为正气亏虚。

（6）见微得过：见到微小征象，就知道疾病所在。微，微小征兆。过，疾病。

（7）殆：危险，危亡。

（8）部分：指面部与人体脏腑组织器官的对应关系。详见《灵枢·五色》等篇。

（9）权衡规矩：借以比喻四时正常脉象。春、夏、秋、冬分别对应规、矩、衡、权脉象。《素问·脉要精微论》云："以春应中规，夏应中矩，秋应中衡，冬应中权。"

（10）尺寸：尺，指尺肤。寸，指寸口脉。

【按语】

1. 诊治宜早的预防思想　天之温热阳邪，多从鼻喉入肺卫，易伤五脏；水谷之寒热不适，清浊不分，饥饱不时，从口咽而入肠胃，伤害六腑；地之寒湿等阴邪，多从皮毛入侵肌肉筋脉，主要伤害形体。外邪致病均有由表入里、由浅入深、由轻转重的趋势，所以以早期诊治是遏制疾病发展的关键。病邪愈深，病情愈重，诊治愈难，临床须抓住时机早期治疗，否则，邪入五脏，终致难治。这是中医学预防思想的一个重要方面。

2. 先辨阴阳的诊法原则　"察色按脉，先别阴阳"是中医学运用阴阳学说诊病的关键，后世所建立的八纲辨证，就是以阴阳为总纲。一般来说，人体疾病用阴阳来概括，不外乎阴阳失调，即阴阳的偏盛偏衰，而临床治疗原则是"谨察阴阳所在而调之，以平为期"。故临证无论察色和按脉，必须先别其阴阳的盛衰，这是诊法的纲领。"审清浊""视喘息""听音声""观权衡规矩"等内容都是在辨别阴阳原则指导下四诊的具体内容，可见"察色按脉，先别阴阳"是临床辨证论治的前提和依据。

二

【原文】

1211　故曰：陰中有陰，陽中有陽⁽¹⁾。平旦至日中⁽²⁾，天之陽，陽中之陽也；日中至黃昏⁽³⁾，天之陽，陽中之陰也；合夜至雞鳴⁽⁴⁾，天之陰，陰中之陰也；雞鳴至平旦，天之陰，陰中之陽也。故人亦應之。夫言人之陰陽，則外爲陽，內爲陰。言人身之陰陽，則背爲陽，腹爲陰。言人身之藏府中陰陽，則藏者爲陰，府者爲陽。肝心脾肺腎五藏皆爲陰，膽胃大腸小腸膀胱三焦六府皆爲陽。

（《素問·金匱眞言論》）

【校注】

（1）阴中有阴，阳中有阳：此为互文，即阴中有阴阳，阳中有阴阳。说明阴阳的无限可分性。

（2）平旦至日中：平旦，日出之时。平，丹波元简曰："平者，中分之意，乃天地昼夜之平分也。"旦，《说文》云："明也。从日见一上。一，地也。"

（3）日中至黄昏：黄昏，日落之时。丹波元简引《月令广义》云："日落，天地之色玄黄而昏昏然也，又曰昏黄。"

（4）合夜至鸡鸣：合夜，黄昏向黑夜过渡之时，即暮夜。丹波元简曰："犹暮夜，言日暮而合于夜也。"鸡鸣，按上下文义，应指半夜。

【原文】

1212　且夫陰陽者，有名而無形⁽¹⁾，故數之可十，離⁽²⁾之可百，散⁽³⁾之可千，推⁽⁴⁾之可萬，此之謂也。

（《靈樞·陰陽繫日月》）

【校注】

（1）阴阳者，有名而无形：谓阴阳是对事物或者现象属性的高度概括，并不指代某种具体的有形之物。

（2）离：指分而别之。

（3）散：指敷而布之。

（4）推：指演而绎之。

【原文】

1213　黃帝問曰：余聞天爲陽，地爲陰，日爲陽，月爲陰，大小月三百六十⁽¹⁾日成一歲，人亦應之。今三陰三陽，不應陰陽⁽²⁾，其故何也？

岐伯對曰：陰陽者，數⁽³⁾之可十，推⁽⁴⁾之可百，數之可千，推之可萬，萬之大不可勝數，然其要一也⁽⁵⁾。天覆地載，萬物方生，未出地者，命曰陰處⁽⁶⁾，名曰陰中之陰⁽⁷⁾；則出地者⁽⁸⁾，命曰陰中之陽⁽⁹⁾。陽予之正，陰爲之主⁽¹⁰⁾。故生因春，長因夏，收因秋，藏因冬，失常則天地四塞。陰陽之變，其在人者，亦數之可數⁽¹¹⁾。

（《素問·陰陽離合論》）

【校注】

（1）六十：《太素》"六十"下有"五"字。可参。

（2）三阴三阳，不应阴阳：指人体经脉的三阴三阳（一分为三）和自然界的一阴一阳（一分为二）划分方法不相一致。

（3）数（shǔ）：考察、审、辨。《字汇·攴部》云："数，辨也。"

（4）推：推演，寻求。《字汇·手部》云："推，寻绎也。"

（5）其要一也：言天地万事物复杂纷繁，但共同遵循的基本规律只有阴阳的对立统一法则。姚绍虞曰："合而不离，则阴阳之气闭；离而不合，则阴阳之理乖；有离有合，千变万化，其至道之宗乎。"

（6）阴处：潜伏于地下。杨上善曰："人之于物，未生以前，含在阴中，未出地也。"

（7）阴中之阴：杨上善曰："未生为阴，在阴之中，故为阴中之阴。"

（8）则出地者：俞樾曰："则当为财，《荀子·劝学篇》：'口耳之间，则四寸耳。'杨倞注曰：则，当为财，与纔同。是其例也。'财出地者'犹'纔出地者'，言始出地也，与上文'未出地者'相对。"

（9）阴中之阳：万物出地为阳，根在地下为阴，故为阴中之阳。杨上善曰："所生已生曰阳，初生未离于地，故曰阴中之阳也。"王冰曰："形动出者，是则为阳，以阳居阴，故曰阴中之阳。"

（10）阳予之正，阴为之主：万物的生长依赖阴阳二气，阳气主发生，阴气主成形。王冰曰："阳施正气，万物方生；阴为主持，群形乃立。"

（11）数之可数：王冰曰："天地阴阳虽不可胜数，在于人形之用者，则数可知之。"

【按语】

阴阳是一种抽象的概念，有名无形，用它可以概括一切相互对立的属性，可以说明一两个事物，也可以扩大到十、百、千、万乃至无数的事物。虽然阴阳之象千变万化，但其关键仍在阴阳对立统一规律。所以经文指出天地间相互关联的万事万物都可以对其属性用阴阳予以概括，任何事物的内部又有相互对立的阴阳两个方面，人身经脉虽然是一个整体系统，但仍然可以在阴阳理论的指导下进行再划分，三阴三阳之数及其概念就是在这一理论指导下产生的。可见，此处既体现了阴阳的广泛特性，也蕴涵了阴阳的可分特征，无论是人们运用阴阳理论已经认知的天地、日月、经脉的三阴三阳等事物，还是人们尚未用阴阳理论认知的"万之大"的无穷事物，阴阳对立统一规律都是基本法则，这是"其要一也"的又一意义。

【原文】

1214　帝曰：善。願聞陰陽之三⁽¹⁾也何謂？

岐伯曰：氣有多少，異用也⁽²⁾。

帝曰：陽明何謂也？

岐伯曰：兩陽合明⁽³⁾也。

帝曰：厥陰何也？

岐伯曰：兩陰交盡⁽⁴⁾也。

（《素問·至眞要大論》）

【校注】

（1）阴阳之三：阴阳各分为三。张介宾曰："厥阴、少阴、太阴，三阴也；少阳、阳明、太阳，三阳也。"

（2）气有多少，异用也：根据阴阳之气的多少，可将阴阳一分为三。《素问·天元纪大论》云："阴阳之气各有多少，故曰三阴三阳也。"

（3）两阳合明：《灵枢·阴阳系日月》云："寅者，正月之生阳也，主左足之少阳；未者六月，主右足之少阳；卯者二月，主左足之太阳；午者五月，主右足之太阳。辰者三月，主左足之阳明；巳者四月，主右足之阳明。此两阳合于前，故曰阳明。"此以正月、二月、五月、六月分别与太阳、少阳经脉相配合，而居中的三月、四月则属阳明。故张介宾注《灵枢·阴阳系日月》云："然则一岁之阳，会于上半年之辰巳两月，是为两阳合于前，故曰阳明。阳明者，言阳盛之极也。"又，高世栻曰："有少阳之阳，有太阳之阳，两阳相合而明，则中有阳明也。"

（4）两阴交尽：《灵枢·阴阳系日月》云："申者，七月之生阴也，主右足之少阴；丑者十二月，主左足之少阴。酉者八月，主右足之太阴；子者十一月，主左足之太阴。戌者九月，主右足之厥阴；亥者十月，主左足之厥阴。此两阴交尽，故曰厥阴。"此论以七月、八月、十一月、十二月分别与太阴、少阴经脉相配合，而居中的九月、十月则属厥阴，故张介宾注《灵枢·阴阳系日月》云："然则一岁之阴，会于下半年之戌亥两月，是为两阴交尽，故曰厥阴。厥者，尽也，阴极于是也。"又，高世栻曰："有太阴之阴，有少阴之阴，两阴交尽，而有厥阴也。"

【按语】

《内经》对阴阳可分性的认识主要分为两大类：其一是根据阴阳之气的多少盛衰将阴阳分为三阴三阳，其目的是为了更精确地运用阴阳学说分析自然界的种种气象变化、人体复杂的生命活动现象以及人与自然界的关系。关于"阳明""厥阴"的确切含义，各注家大多依据《灵枢·阴阳系日月》解，义理费解。根据《素问·天元纪大论》云："阴阳之气各有多少，故曰三阴三阳也。"阳明为二阳，居太少之中，故为阳明；厥阴为一阴，居太少之后，故为厥阴。此处阴阳气的含量似以"阳"作为衡量标准，可参。总之这一问题现依旧悬而未决，有待进一步考证。其二是阴阳之中进一步划分阴阳，说明阴阳中复有阴阳，提出阴阳的相对性以及阴阳互藏的规律。

【原文】

1215　天地陰陽者，不以數推，以象之謂⁽¹⁾也。

（《素問·五運行大論》）

【校注】

（1）天地阴阳者，不以数推，以象之谓：张介宾曰："此天地之阴阳无穷，诚有不可以限数推言者，故当因象求之，则无不有理存焉。"

【按语】

经文指出分析阴阳的基本方法有两种：一是"数推"的方法。事物阴阳不断地进行一分为二和合二为一，说明对于事物的认识，既要看到它是无限可分的，又要看到它所蕴涵的整体规律，即"其要一也"。二是"取象"的方法。事物的运动变化繁纷复杂，即"不可胜数"。"数推"方法分析事物本质存在着一定局限性，这就需要"取象"的方法。

"不以数推，以象之谓"，其意并非完全否定"数推"的方法，而是强调在认识阴阳的运动变化规律时，主要应用"取象"之法。此象有形质与功能之别，传统思维轻形质重功能，即所取之象主要为功能之象，而非形质之象。《素问·阴阳应象大论》即为"取象"论理的著名篇章。"象"与"数"之间有密切的关系，象是蕴涵着某种抽象意义的物象，其来源于具体事物的形象与气象；数即数字，是将物象所蕴涵的意义经过数学抽象而形成，用数字来表示某种抽象意义，是一种经过量化的象。《内经》"数推"与"取象"的方法是结合应用的，如《素问·金匮真言论》有五脏之数，《素问·上古天真论》有男八女七之数，是"数推"之例；《素问·六节藏象论》以象论脏而称"藏象"，《素问·五脏生成》之"五脏之象，可以类推"，也是以象论脏。但无论是"数推"，还是"取象"，均体现了以阴阳分析和掌握人体生命活动规律的方法论基础，反映了阴阳"有名而无形"的精义。

三

【原文】

1216　黄帝問曰：合人形以法四時五行而治[1]，何如而從？何如而逆？得失之意，願聞其事。

岐伯對曰：五行者，金木水火土也，更貴更賤[2]，以知死生，以決成敗，而定五藏之氣，間甚[3]之時，死生之期也。

（《素問·藏氣法時論》）

【校注】

（1）合人形以法四时五行而治：根据人体五脏之气的具体情况，结合四时阴阳变化与五行生克制化规律而施治。

（2）更贵更贱：指五行之气交替衰旺变化，旺时为贵，衰时为贱。张介宾曰："五行之道，当其王则为贵，当其衰则为贱。"

（3）间甚：指疾病的减轻和加重。间，减缓。甚，加重。

【按语】

季节气候的不同变化，对疾病可以产生不同的影响。在临床处理疾病时，可以运用五行的生克规律，将脏腑病变与四时气候变化相联系，确立适宜的治疗方案。同时，可以根据五行衰旺法则来判断患者的病情顺逆和预后吉凶。《素问·脏气法时论》云："夫邪气之客于身也，以胜相加，至其所生而愈，至其所不胜而甚，至于所生而持，自得其位而起。必先定五脏之脉，乃可言间甚之时，死生之期也。"如肝旺于春（贵）而衰于秋（贱），肝病多在本气之旺时减轻（如属木之春季、甲乙日、平旦时等），易愈于其所生之时（如属火之夏季、丙丁日、日中时等），而多于克我之时加重甚至死亡（如属金之秋季、庚辛日、下晡时等）。

【原文】

1217 木得金而伐，火得水而滅，土得木而達⁽¹⁾，金得火而缺，水得土而絕，萬物盡然。不可勝竭。

（《素問·寶命全形論》）

【校注】

（1）土得木而达：于鬯曰："行不相遇为达字本义，则达之本义竟是不通之谓。"土受木克故曰达，达与伐、灭、缺、绝之义一类。

【原文】

1218 亢則害，承⁽¹⁾迺制，制則生化，外列盛衰⁽²⁾，害則敗亂，生化大病。

（《素問·六微旨大論》）

【校注】

（1）承：承继。张志聪曰："承者，谓承奉其上而制之也。"
（2）外列盛衰：张介宾曰："当盛者盛，当衰者衰，循序当位，是为外列盛衰。"

【原文】

1219 帝曰：病生之變何如？
岐伯曰：氣相得則微，不相得則甚⁽¹⁾。
帝曰：主歲⁽²⁾何如？
岐伯曰：氣有餘，則制己所勝而侮所不勝；其不及，則己所不勝侮而乘之，己所勝輕而侮之。侮反受邪⁽³⁾。侮而受邪，寡於畏也⁽⁴⁾。

（《素問·五運行大論》）

【校注】

（1）气相得则微，不相得则甚：张介宾曰："主客相遇，上下相临，气有相得不相得，则病变由而生矣。相得者，如彼此相生则气和而病微；不相得者，如彼此相克则气乖而病甚也。"气，指五运六气。
（2）主岁：五运六气各有所主之岁，是谓主岁。
（3）侮反受邪：张志聪曰："此言乘侮而反受其复也。如岁木不及，则所不胜之金气侮而乘之，而金反自虚其位矣。至秋令之时，金气虚而反受木之子气来复，则火热烁金，所谓侮反受邪也。"
（4）寡于畏也：张介宾曰："五行之气，各有相制，畏其所制，乃能守位，寡于畏则肆无忌惮，而势极必衰，所以反受其邪。此天道之盈虚，自毫发无容爽者。"

【按语】

1. 五行生克乘侮 五行生克是自然界的普遍规律，任何事物必须既相互资生，又相互制约，才能"生化"，维持正常的发展变化。五行中的任意一行偏盛，都有可能发生相克太过的"制己所胜"和反向克制的"侮所不胜"；而任一行的偏衰，也可能导致相克关系异常，即"己所不胜侮而乘之"和"己所胜轻而侮之"。

运气七篇大论认为自然界一切气候现象都是由"五运"和"六气"两个要素系统交错叠加而成的。如果运气主客彼此相生则气候正常，风调雨顺；如运气主客彼此相克则时序错乱，导致灾变。"气相得则微，不相得则甚"，概括地说明了自然界气运的协调与否和气候、病候的常变密切相关。

2. 五行亢害承制　在自然界，当某一行亢而为害、相互关系发生紊乱时，通过五行制化与胜复的自我调节机制可以恢复五行系统的协调稳定，即所谓"亢则害，承乃制，制则生化"。在自然规律作用之下，人体生命活动也离不开生化和制约并存的调节机制。诚如《素问·天元纪大论》所云："形有盛衰，谓五行之治，各有太过不及也。故其始也，有余而往，不足随之，不足而往，有余从之。"元·王履对亢害承制理论阐发尤深，在《医经溯洄集》中专列"亢则害承乃制论"，言："亢则害，承乃制之道，盖无往而不然也。惟其无往而不然，故求之于人，则五脏更相平也。"又说："姑以心火而言，其不亢，则肾水虽心火之所畏，亦不过防之而已，一或有亢，即起而克胜之矣。余脏皆然。"他认为"亢而自制"是人体生理活动协调统一的内在机制，若"亢而不能自制"，则发而为病，故用汤液、针石、导引之法以助之，制其亢而除其害。

【原文】

1220　木鬱達之⁽¹⁾，火鬱發之⁽²⁾，土鬱奪之⁽³⁾，金鬱泄之⁽⁴⁾，水鬱折之⁽⁵⁾，然調其氣，過者折之，以其畏也，所謂寫之⁽⁶⁾。

（《素問·六元正紀大論》）

【校注】

（1）木郁达之：张介宾曰："达，畅达也。凡木郁之病，风之属也。……然木喜畅达，故在表者当疏其经，在里者当疏其脏，但使气得通行皆谓之达。"木郁，指木运之郁所致之肝病。达，舒畅条达。

（2）火郁发之：张介宾曰："发，发越也。凡火郁之病，为阳为热之属也。……凡火所居，其有结聚敛伏者，不宜蔽遏，故当因其势而解之、散之、升之、扬之，如开其窗，如揭其被，皆谓之发，非独止于汗也。"火郁，指火运之郁所致之心病。发，宣散发越。

（3）土郁夺之：张介宾曰："夺，直取之也。凡土郁之病，湿滞之属也。……土畏壅滞，凡滞在上者夺其上，吐之可也；滞在中者夺其中，伐之可也；滞在下者夺其下，泻之可也。凡此皆谓之夺，非独止于下也。"土郁，指土运之郁所致之脾病。夺，疏通之意。

（4）金郁泄之：张介宾曰："泄，疏利也。凡金郁之病，为敛为闭、为燥为塞之属也。……故或解其表，或破其气，或通其便，凡在表在里、在上在下皆可谓之泄也。"金郁，指金运之郁所致之肺病。泄，疏利开泄。

（5）水郁折之：张介宾曰："折，调制也。凡水郁之病，为寒为水之属也。……水性善流，宜防泛滥。凡折之之法，如养气可以化水，治在肺也；实土可以制水，治在脾也；壮火可以胜水，治在命门也；自强可以帅水，治在肾也；分利可以泄水，治在膀胱也。凡此皆谓之折，岂独抑之而已哉。"水郁，指水运之郁所致之肾病。折，折抑。

（6）过者折之，以其畏也，所谓泻之：张介宾曰："郁之甚者，其邪聚气实则为太过之病，过者畏泻，故以泻为畏。"

【按语】

1. 木郁达之　春应温反凉，当生不生为木郁；病则肝气郁结，气血不畅。"木郁达之"指肝气郁滞之候，治疗当用疏理肝气的方法。所谓达之，即畅达之意，疏利肝胆、理气解郁。病在表者疏其经，在里者疏其脏，凡使气血得通者，皆谓之达。如东汉·张仲景用四逆散治气郁厥逆证，明·张介宾用柴胡疏肝散治肝气犯胃证，清·傅青主用解郁汤治胎气上逆证，清·陈士铎用救肝开郁汤治气塞不语证，以及《局方》用逍遥散治肝郁脾虚证等，皆属"木郁达之"之法。在治疗手段方面，唐·王冰对此另辟蹊径，曰："达，谓吐之，令其条达也。"吐法"达之"，一可祛土壅以达木郁，二可顺肝性以达木郁。

另外，金克木，金主收降而收敛，木郁为病往往与金收敛太过有关，"达之"之法不仅可以解决木郁本身的问题，亦是逆金收之性而泻的治本之法。

2. 火郁发之　夏季应热反寒，当长不长为火郁；凡火盛郁闭之病，脏应心与小肠三焦。后世认为火郁不专于心，五脏皆可有火郁之证，如明·孙一奎《医旨绪余》云："凡瞀闷目赤，少气疮疡，口渴溲黄，卒暴僵仆，呕吐酸，狂乱，皆火郁证也。""火郁发之"指郁热在里，有结聚敛伏者，治疗当因其势而解之、散之、升之、扬之，故多以气辛之品，发越、发散火邪。诸如东汉·张仲景用大青龙汤治疗外寒里热、用栀子豉汤治心烦懊恼、用升麻鳖甲汤治阳毒面赤咽痛唾脓血，北宋·钱乙用泻黄散治口疮，金·李杲用普济消毒饮治头面赤肿、用升阳散火汤治齿龈肿痛等，皆属"火郁发之"之法。《丹溪心法》还指出："火盛者，不可骤用凉药，必兼温散。"泻火之中佐以发散，则有阴阳相济、升降相从的配伍之妙。

另外，水克火，水为寒性而主敛，火郁为病往往与寒收敛太过有关，正所谓"寒包火"。"发之"正是逆寒敛而散的治本之法。

3. 土郁夺之　长夏应运不运，应化不化为土郁；为病则中气壅滞。"土郁夺之"指湿郁脾滞、胃家邪实的病证，治疗当以祛除湿邪，消导滞气，如清·陈士铎《石室秘录·夺治法》云："夺治者，乃土气壅滞而不行，不夺则愈加阻滞，故必夺门而出。"如湿热郁阻中焦，以苦寒以燥湿清热治之；寒湿郁滞中焦，用苦温化湿以治之；又如腹中窒塞，大满大实，以枳实导滞丸、木香槟榔丸、承气汤下而夺之等。以上均属"土郁夺之"之法。

从五行关系而言，木能疏土，则土运而不滞；木疏泄无力，土即郁而为病。故"夺之"之法，不仅可以解决土郁本身的问题，亦是顺木疏泄之性而补的治本之法。

4. 金郁泄之　秋应燥反湿，应凉反热，应收不收为金郁；人应之则病治节不行，肺气宣降不利。"金郁泄之"指肺气郁闭不利的病证，治疗当宣泄或降泄肺气。诸如东汉·张仲景用麻杏石甘汤治热壅肺气之喘促，清·吴鞠通用桑菊饮治秋燥咳嗽，皆是宣泄肺气之法。又如葶苈大枣泻肺汤治咳逆上气、喘鸣迫塞，宣白承气汤治喘促不宁、痰涎壅滞，则为降泄肺气之法。以上均属于"金郁泄之"之治。

火克金，火性炎上主发散，火散不足，则金收敛太过而可致金郁，故亦可用辛散之法以治金郁。《素问·脏气法时论》所谓"急食辛以润之，开腠理，致津液，通气也"是也，临床用杏苏散、桑杏汤治燥即其运用。

5. 水郁折之　冬季应寒不寒，应藏不藏为水郁；水郁之病，为寒水之属。"水郁折之"指水寒之气盛行，郁滞于内，治当调理相关脏腑功能，以温阳蠲寒、除湿利水。如东汉·张仲景用苓桂甘枣汤治水饮奔豚证，用真武汤治阳虚水泛证，或用乌头汤、白术附子汤治疗寒痹骨痛等，均属"水郁折之"之法。

从五行关系而言，土克水，土壅则水滞，水郁之病，往往与脾胃运化失常有密切关系，"折之"也可以体现为通肠道以治水郁之证，如十枣汤之类。

第二章
藏象

藏象是中医理论的重要组成部分，它蕴藏着中医理论独特的方法论，藏象学说的形成是中医认识论发展的体现。藏象包括人体器官的基本结构（形质）、脏腑与肢体官窍的内外功能联系（包含经络系统）、五脏藏神、五脏应四时，以及维系脏腑功能的各种物质。藏象是以五脏为中心，并逐层联系诸腑、经脉、形体、官窍等，而形成的五脏（肝、心、脾、肺、肾）功能系统。

第一节　脏腑

脏腑是人体内脏的总称，包括五脏、六腑、奇恒之腑三部分。《内经》脏腑理论的主要内容包括：脏腑的功能，脏腑的相互配属关系，脏腑及其经脉与躯体组织、官窍的关系，脏腑功能应时等。《内经》脏腑理论的主要特点有：一是以不同方式阐述脏腑功能，强调脏腑之间密不可分的功能联系。如《素问·灵兰秘典论》则以十二职官作类比，论脏腑功能分工协作，强调脏腑概念的功能内涵及脏腑间的统一整体联系；《素问·六节藏象论》以外察内，从"藏象"论五脏功能；《素问·五脏别论》以天地阴阳藏泻划分脏腑。二是建构了以五脏为中心，以经脉为联络通道，内系六腑、奇恒之腑以及各组织、官窍，外应自然界时空的整体功能活动系统。《内经》的脏腑理论，是中医理论的基础，也是临床脏腑辨证的基础。

一

【原文】

2101　黃帝問曰：願聞十二藏⁽¹⁾之相使⁽²⁾，貴賤⁽³⁾何如？

岐伯對曰：悉乎哉問也，請遂言之。心者，君主之官也，神明⁽⁴⁾出焉。肺者，相傅之官，治節出焉⁽⁵⁾。肝者，將軍之官⁽⁶⁾，謀慮出焉。膽者，中正之官，決斷出焉⁽⁷⁾。膻中者，臣使之官，喜樂出焉⁽⁸⁾。脾胃者，倉廩之官⁽⁹⁾，五味出焉。大腸者，傳道⁽¹⁰⁾之官，變化出焉。小腸者，受盛之官，化物出焉⁽¹¹⁾。腎者，作強之官，伎巧出焉⁽¹²⁾。三焦者，決瀆⁽¹³⁾之官，水道出焉。膀胱者，州都之官⁽¹⁴⁾，津液藏焉，氣化則能出矣⁽¹⁵⁾。

凡此十二官者，不得相失⁽¹⁶⁾也。故主明則下安，以此養生則壽，歿世不殆⁽¹⁷⁾，以爲天下則大昌。主不明則十二官危，使道⁽¹⁸⁾閉塞而不通，形乃大傷，以此養生則殃，以爲天下者，其宗大危⁽¹⁹⁾，戒之戒之！

（《素問·靈蘭秘典論》）

【校注】

（1）十二脏：指五脏、六腑和膻中（此指心包络）共十二个脏器。张介宾曰："脏，藏也。六脏六腑，总为十二。分言之，则阳为腑，阴为脏。合言之，则皆可称脏，犹言库藏之脏，所以藏物者。"

（2）相使：这里指脏腑之间相互联系、相互为用的关系。使，联系、使用。

（3）贵贱：主次，这里指心与其他脏腑的君臣关系。

（4）神明：此指精神意识。心为五脏六腑之大主，犹如古代的君主，地位最高，因此，主宰神明。

（5）肺者，相傅之官，治节出焉：比喻肺佐心以调气血、行营卫，即通过肺的协调功能，使脏腑治而有节。张介宾曰："肺主气，气调则营卫脏腑无所不治，故曰治节出焉。节，制也。"相，佐助。傅，同"辅"，辅佐之意。相傅：古代官名，辅助君主治国者，如相国、宰相、太傅、少傅等。治节，治指顺，节指有制、规律。

（6）将军之官：张介宾曰："肝属风木，性动而急，故为将军之官。"将军，刚武善战，主司护卫，有勇有谋，方可全功。

（7）胆者，中正之官，决断出焉：中正之官是掌管某一地区人物品行评定的负责人，比喻胆在人体脏腑中具有正直刚毅、不偏不倚的特性。王冰曰："刚正果决，故官为中正。直而不疑，故决断出焉。"

（8）膻中者，臣使之官，喜乐出焉：心包行君相之令，命为臣使。心包为心之外围，心之志为喜，故心气畅达，令人喜乐。膻中，历代注释有二，一指气海，一指心包络。此作为十二官之一，当指心包络。

（9）仓廪之官：比喻胃受纳水谷，脾运化精微物质的功能。仓廪，指贮藏粮食的仓库。《礼记·月令》云："谷藏曰仓，米藏曰廪。"

（10）传道：转送运输，此指大肠传化饮食糟粕。王冰曰："传道，谓传不洁之道。"

（11）小肠者，受盛之官，化物出焉：张介宾曰："小肠居胃之下，受盛胃中水谷而分清浊，水液由此而渗于前，糟粕由此而归于后，脾气化而上升，小肠化而下降，故曰化物出焉。"受盛，是接受、容纳之意。化物，指小肠将饮食物分清别浊、变化物质的功能。

（12）肾者，作强之官，伎巧出焉：肾主骨生髓，脑为髓海，髓充则骨强，智多生巧。

（13）决渎：疏通水道。决，疏通。亦作"决窦"，疏浚水道。

（14）州都之官：张介宾曰："膀胱位居最下，三焦水液所归，是同都会之地，故曰州都之官。"州都，水液聚集之处。

（15）气化则能出矣：张介宾曰："津液之入者为水，水之化者由气，有化而入，而后有出，是谓气化则能出矣。"

（16）相失：失散；离散，分散，彼此失去联络。

（17）殁（mò）世不殆：始终没有危险。殁，通"没"。殁世，终身之义。殆，危险，此指疾苦、疾患。

（18）使道：脏腑相使之道，即十二脏腑相互联系的通道。张介宾曰："心不明则神无所主，而脏腑相使之道闭塞不通。"又，王冰曰："谓神气行使之道也。"

（19）其宗大危：统治地位有倾覆之危。宗，指宗族、宗庙、社稷、国家，这里指国家的统治地位。

【按语】

1.十二脏腑的主要生理功能及联系　经文以古代官制作比喻，用国家机构比拟十二脏腑的方法，形象地论述了十二脏腑的主要生理功能特点及其"相使"和"贵贱"的关系，并强调了心为诸脏主宰的观点。"凡此十二官者，不得相失也"这一观点阐明了十二脏腑之间的功能活动不是孤立的，而是既有分工又密切联系配合的。这一理论体现了藏象学说的整体观，是藏象学说的基本内容。"十二官"是人体内十二个重要的脏器，它们在人的生命活动中发挥的作用和所处的地位虽不同，但它们的功能必须协调统一，即"不得相失"，强调了内环境的重要性及生命活动的整体性。"十二脏之相使"的整体观，对中医理论和临床治疗技术的提高，有着重要的指导作用。

2. 心在十二脏中的主宰作用 经文突出了心为五脏六腑之主宰的观点。心为"君主之官"，有"主明则下安""主不明则十二官危"之论。在对脏腑功能活动的调节、控制过程中，心作为一身之主起着主导或指挥作用；各个脏腑在心的统领下，生理功能正常而协调，人体才能抵御疾病，达到健康长寿的目的。心的功能失常则十二脏腑功能紊乱，造成形体受伤而得病。心作为君主作用的发挥主要体现在心主血脉、心主神明两个方面。"主明则下安"的论点，对认识生理、病理、防病保健，以至临床实践都具有指导意义。

二

【原文】

2102 帝曰：善。余聞氣合而有形，因變以正名。天地之運，陰陽之化，其於萬物孰少孰多，可得聞乎？

岐伯曰：悉哉問也，天至廣不可度，地至大不可量。大神靈問，請陳其方。草生五色，五色之變，不可勝視，草生五味，五味之美不可勝極，嗜欲不同，各有所通。天食人以五氣，地食人以五味[(1)]，五氣入鼻，藏於心肺，上使五色脩明，音聲能彰[(2)]；五味入口，藏於腸胃，味有所藏，以養五氣，氣和而生[(3)]，津液相成，神乃自生。

帝曰：藏象何如？

岐伯曰：心者，生之本，神之變[(4)]也；其華在面，其充在血脈，爲陽中之太陽，通於夏氣[(5)]。肺者，氣之本，魄之處也；其華在毛，其充在皮，爲陽中之太陰[(6)]，通於秋氣。腎者，主蟄，封藏之本[(7)]，精之處也；其華在髮，其充在骨，爲陰中之少陰[(8)]，通於冬氣。肝者，罷極之本[(9)]，魂之居也；其華在爪，其充在筋，以生血氣，其味酸，其色蒼[(10)]，此爲陽中之少陽[(11)]，通於春氣。脾、胃、大腸、小腸、三焦、膀胱者，倉廩之本，營之居也，名曰器，能化糟粕，轉味而入出者也[(12)]；其華在脣四白[(13)]，其充在肌，其味甘，其色黃，此至陰[(14)]之類，通於土氣。凡十一藏取決於膽[(15)]也。

（《素問·六節藏象論》）

【校注】

（1）天食人以五气，地食人以五味：食，同"饲"。五气，即寒、暑、燥、湿、风，此指自然界之清气，亦即供人体呼吸之大气。五味，即由地所生之酸、苦、甘、辛、咸，此指饮食。

（2）五色修明，音声能彰：张介宾曰："心气充则五色修明，肺气充则声音彰著。盖心主血，故华于面。肺主气，故发于声。"修明，明润的意思。彰，显著。

（3）气和而生：谓五脏气化和谐有序，则生命活动得以产生。

（4）神之变：《新校正》云："详'神之变'，全元起本并《太素》作'神之处'。"处，居处之意。律以下文"魄之处""精之处"，此当作"神之处"。

（5）阳中之太阳，通于夏气：马莳曰："心肺居于膈上，皆属阳，而心则为阳中之阳，当为阳中之太阳也。自时而言，夏主火，心亦属火，其通于夏气乎。"

（6）阳中之太阴：《新校正》云："按'太阴'，《甲乙经》并《太素》作'少阴'，当作'少阴'。"《灵枢·阴阳系日月》云："肺为阳中之少阴。"

（7）肾者，主蛰，封藏之本：肾应冬气主闭藏，是人体封闭潜藏功能之根本，以维护人体精气固守而不妄泄。蛰，指动物冬眠，以喻肾闭藏精气，以备生长化生。

（8）阴中之少阴：《新校正》云："按全元起本并《甲乙经》《太素》'少阴'，当作'太阴'。"《灵枢·阴阳系日月》云："肾为阴中之太阴。"

（9）罢极之本：一从生理解，以"罢"通熊罴之"罴"，罴即熊之雌者，耐劳而多勇力，用以喻肝脏任劳勇悍之性。一从病理解，吴崑曰："动作劳甚，谓之罢极。肝主筋，筋主运动，故为罢极之本。"罢，同"疲"。极，《说文》云："燕人谓劳曰极"。罢极，即劳困之意。并参。

（10）其味酸，其色苍：据《新校正》，此六字及下文"其味甘，其色黄"六字，属衍文，并删之。可参。

（11）阳中之少阳：《新校正》云："按全元起本并《甲乙经》《太素》作'阴中之少阳'，当作'阴中之少阳'。"《灵枢·阴阳系日月》云："肝为阴中之少阳。"

（12）转味而入出者也：指六腑受纳水谷，化生精微，排泄糟粕的功能活动。

（13）唇四白：唇口，四白指口。

（14）至阴：至于阴（脏），即由阳而达阴。至，到达。

（15）凡十一脏取决于胆：王冰注："胆者，中正刚断无偏私，故十一脏取决于胆。"

【按语】

1. 藏象的内涵 "藏象"一词在《内经》中仅出现在《素问·六节藏象论》之中，据经文所述，藏象的基本内容主要有以下三个方面：一是五脏的主要生理功能及与体表组织的通应关系；二是五脏的阴阳属性；三是五脏与四时的通应关系。

藏象学说，是研究脏腑、形体、官窍的结构、生理功能及其相互关系的理论，也是有关脏腑认识的核心理论。"藏"指藏于人体内的具有一定形态结构的脏腑组织器官；"象"是指内脏功能活动反映于外的征象及脏腑的实质形象。"藏"是"象"的内在本质；"象"是"藏"的外在反映。因而"藏象"是对人体生命本质与现象诸种联系的高度概括。藏象是在古代解剖学、实践观察、临床积累的基础上，逐步形成的系统、宏观概括，从"象"把握"藏"的本质方法，是藏象学说的特点。因此，临床上可以通过诊察患者的外部表现，来分析判断脏腑的功能变化，同样可以通过调和脏腑治疗肢体或官窍的病证。

2. 五脏阴阳属性及与四时通应关系 经文所论五脏阴阳属性的依据：一是五脏所在位置，膈上属阳，膈下属阴，故心肺为阳，肝脾肾为阴。二是五脏的五行属性及与四时相通关系。心属火，其气通于夏，故为太阳；肺属金，其气通于秋，故为少阴；肾属水，其气通于冬，故为太阴；肝属木，其气通于春，故为少阳；脾属土，应于长夏，故为至阴。经文所述五脏的阴阳，根据《新校正》引《甲乙经》《太素》勘校，又有《灵枢·阴阳系日月》佐证，多数学者倾向于校后之说，即心为阳中之太阳，肺为阳中之少阴，肾为阴中之太阴，肝为阴中之少阳，脾属至阴。

3. "脾、胃、大肠、小肠、三焦、膀胱者，仓廪之本，……通于土气"的解读 由于此句经文上下文例有所不同，所以后世医家还有其他解读法。如元·滑寿《读素问钞》改为"脾者，仓廪之本，营之居也；其华在唇四白，其充在肌，至此阴之类，通于土气。胃、大肠、小肠、三焦、膀胱者，名曰器，能化糟粕转味而入出者也。"而清·张志聪《黄帝内经素问集注》则顺承经文注云："足太阴独受水谷之浊，为转输之官，肠胃主受传水谷，三焦主决渎水道，膀胱为水精之腑，故皆为仓廪之本。脾藏营，故为营之居。器者，生化之宇，具升降出入之气，脾能运化糟粕，转味而入养五脏，输出腐秽于二阴，故名之曰器也。"实际上，此句经文提及的"至阴之类"是传化之腑加上脾脏的一类特殊脏腑群，既能化糟粕，又有脾之藏运，所以应是既有藏又有化，这里其实探讨了另外一种脏腑划分的方法，其将心、肝、肺、肾单列，而将脾、胃、大肠、小肠、三焦、膀胱归为一类，形成一个与众不同的脏腑群，即称为"仓廪之本""名曰器"，归为"至阴之类"。

4. "凡十一脏取决于胆"的理解　金·李杲《脾胃论》从"天人相应"的观点出发，认为"胆者，少阳春升之气，春气生则万化安，故胆气春升，则余脏从之。"明·张介宾曰："足少阳为半表半里之经，亦曰中正之官，又曰奇恒之腑，所以能通达阴阳，而十一脏皆取决乎此也。"今有学者从校勘学角度认为"十一"乃"土"字传抄之误，即本句应为"凡土脏取决于胆"，"决"，疏通之意。"土脏"，即通于土气的脾及胃、大肠、小肠、三焦、膀胱等主饮食物消化吸收的器官，胆气疏泄，通降于土脏，土脏则能运化调畅。可参。本句实际上是强调了胆的重要性，胆作为"中正之官"，有助于五脏藏神，又作为"中精之腑"，可以助六腑传化。同时，胆对应于少阳春生之气，对全身气机有很好的调控作用。

三

【原文】

2103　黄帝问曰：余闻方士[1]，或以脑髓为藏，或以肠胃为藏，或以为府。敢问更相反，皆自谓是。不知其道，愿闻其说。

岐伯对曰：脑、髓、骨、脉、胆、女子胞[2]，此六者，地气之所生也，皆藏于阴而象于地[3]，故藏而不写，名曰奇恒之府[4]。夫胃、大肠、小肠、三焦、膀胱，此五者，天气之所生也，其气象天[5]，故写而不藏。此受五藏浊气[6]，名曰传化之府[7]。此不能久留，输写者也。魄门亦为五藏使[8]，水谷不得久藏。

所谓五藏者，藏精气而不写也，故满而不能实[9]。六府者，传化物而不藏，故实而不能满[10]也。所以然者，水谷入口，则胃实而肠虚[11]；食下，则肠实而胃虚。故曰：实而不满，满而不实也。

（《素问·五藏别论》）

【校注】

（1）方士：巫、医分开后，从事医术的人称为方士，此指精通医理的人，即医生。

（2）女子胞：指胞宫，即子宫。

（3）皆藏于阴而象于地：指脑、髓、骨、脉、胆、女子胞属阴，因而取象于地，有静而藏纳的特点。

（4）奇恒之腑：是一类脏腑器官的总称，由于其包含的脏器不同于一般脏腑，故曰"奇恒"。高世栻曰："奇，异也。恒，常也。言异于常腑也。"

（5）其气象天：指胃、大肠、小肠、三焦、膀胱的功能属阳，因而取象于天，具有动而输泻的特点。

（6）此受五脏浊气：言腑接受五脏气化后的废物。浊气，此与精气相对而言，指五脏代谢后的产物。

（7）传化之腑：谓传导化物之腑。王冰曰："言水谷入已，糟粕变化而泄出，不能久久留住于中，但当化已输泻令去而已，传泻诸化，故曰传化之腑也。"

（8）魄门亦为五脏使：肛门的启闭功能依赖五脏之气的调节，而其启闭正常与否，又影响着脏腑气机的升降，故为五脏使。魄，通"粕"。魄门，即肛门。使，役使，支配、制约之意。

（9）满而不能实：指五脏藏精气，宜盈满，但不能壅实。王冰曰："精气为满，谷气为实，但藏精气，故满而不能实。"

（10）实而不能满：指六腑受水谷与糟粕，宜暂时充实，但不能滞满。王冰曰："以不藏精气，但受水谷故也。"

（11）胃实而肠虚：以胃肠虚实协调的道理说明脏腑精气输化代谢的规律。姚绍虞曰："此以食之所在为实，食之所不在为虚，单指肠胃而言也。"

【按语】

1. 脏腑分类　经文论脑、髓、骨、脉、胆、女子胞六者的功能属阴象地主藏精气，与五脏相似，但其形态大多中空与六腑相似，且没有脏与腑表里配属关系，因而异于一般的腑，称为"奇恒之腑"。其中胆较为特殊，后世将之既属六腑，又归于奇恒之腑。经文指出胃、大肠、小肠、三焦、膀胱的特性象天，泻而不藏，功能主传送和变化水谷，并接受、排泄五脏功能活动产生的浊气，故称为传化之腑。经文中虽未提五脏（肝、心、脾、肺、肾），但从奇恒之腑一段已明，即五脏属阴象地主藏精，经文明确了脏腑分类的基本规则。

2. 脏腑生理功能与特点　经文提出腑为"天气之所生"，具有泻而不藏的生理功能，以及"实而不满"的功能特点；脏与奇恒之腑为"地气之所生"，具有藏而不泻的生理功能，以及"满而不实"的功能特点。脏腑功能虽有藏泻不同，但两者相互依赖，相反相成。正如清·张琦曰："精气化于腑而藏于脏，非腑之化则精气竭，非脏之藏则精气泄。"清·姚绍虞曰："其藏其泻，真造化自然之妙乎也。"即五脏并非不泻，六腑并非不藏，六腑之藏是为五脏汲取精气、精微，五脏之泻即为六腑"受五脏浊气"，输泻代谢产物的过程。又，"此受五脏浊气"，有医家认为可以理解为传化之腑可以为五脏提供水谷精微物质。可参。

3. "魄门亦为五脏使"的理解　魄门是胃肠（六腑）的末端，应受胃肠支配，具有腑的功能，但又受五脏的制约。如魄门的启闭依赖于心神的主宰，肝气的条达，脾气的升提，肺气的宣降，肾气的固摄。所以，魄门启闭正常是脏腑功能协调的表现，通过魄门的异常也可以推测脏腑的病变。同样魄门功能正常，又对脏腑的气机升降有重要影响，所以可通过调治魄门以利脏腑气机的调节。

四

【原文】

2104　黃帝問曰：太陰陽明爲表裏，脾胃脈也，生病而異者，何也？

岐伯對曰：陰陽異位[1]，更虛更實，更逆更從[2]，或從內，或從外，所從不同，故病異名也。

帝曰：願聞其異狀也。

岐伯曰：陽者，天氣也，主外。陰者，地氣也，主內。故陽道實，陰道虛[3]。故犯賊風虛邪者，陽受之；食飲不節，起居不時者，陰受之。陽受之則入六府，陰受之則入五藏[4]。入六府則身熱，不時臥，上爲喘呼。入五藏則䐜滿閉塞，下爲飧泄，久爲腸澼。故喉主天氣，咽主地氣[5]，故陽受風氣，陰受濕氣。故陰氣從足上行至頭，而下行循臂至指端；陽氣從手上行至頭，而下行至足。故曰：陽病者，上行極而下；陰病者，下行極而上[6]。故傷於風者，上先受之；傷於濕者，下先受之。

帝曰：脾病而四支不用，何也？

岐伯曰：四支皆稟氣於胃，而不得至經[7]，必因於脾，乃得稟也。今脾病不能爲胃行其津液，四支不得稟水穀氣，氣日以衰，脈道不利，筋骨肌肉，皆無氣以生，故不用焉。

帝曰：脾不主時，何也？

岐伯曰：脾者土也，治中央，常以四時長四藏，各十八日寄治，不得獨主於時[8]也。脾藏者，常著胃土之精也[9]。土者，生萬物而法天地，故上下至頭足，不得主時也。

帝曰：脾與胃以膜相連耳，而能爲之行其津液何也？

岐伯曰：足太陰者，三陰也，其脈貫胃屬脾絡嗌，故太陰爲之行氣於三陰。陽明者，表也，五藏六府之海也，亦爲之行氣於三陽。藏府各因其經[10]而受氣於陽明，故爲胃行其津液。四支不得稟水穀氣，日以益衰，陰道不利，筋骨肌肉無氣以生，故不用焉。

（《素問·太陰陽明論》）

【校注】

（1）阴阳异位：阴，指足太阴脾经。阳，指足阳明胃经。两经循行部位及阴阳属性各不相同，故曰阴阳异位。

（2）更虚更实，更逆更从：指脾胃内外相应，在功能上虚实更替，气机相因。而《新校正》云："春夏为阳，阳明之气与之相应，故春夏季阳明实而太阴虚；秋冬为阴，太阴之气与之相应，故秋冬季太阴实而阳明虚。春夏为阳，阴盛为逆，阳盛为从；秋冬为阴，阳盛为逆，阴盛为从。"

（3）阳道实，阴道虚：属阳的六腑多病外感而为实证，属阴的五脏多病内伤而为虚证。张介宾曰："阳刚阴柔也，又外邪多有余，故阳道常实；内伤多不足，故阴道常虚。"道，规律，此指性质和特点。

（4）阳受之则入六腑，阴受之则入五脏：此指病邪从不同的途径伤人，造成的病变有差异。张介宾曰："贼风虚邪，外伤也，故阳受之而入腑；饮食起居，内伤也，故阴受之而入脏。"

（5）喉主天气，咽主地气：喉司呼吸，故主天气；咽纳水谷，故主地气。

（6）阳病者，上行极而下；阴病者，下行极而上：阳经的病邪先（顺阳经的运行方向）向上至极点（头），再向下行。阴经的病邪先（顺阴经的运行方向）向下行至极点（足），再向上行。这是阴阳经脉相互贯通，病理上相互影响的表现。

（7）至经：意为直接到达。《太素》作"径至"。

（8）各十八日寄治，不得独主于时：张志聪曰："春夏秋冬，肝心肺肾之所主也。土位中央，灌溉于四脏，是以四季月中，各王十八日，是四时之中皆有土气，而不独主于时也。五脏之气，各主七十二日以成一岁。"

（9）脾脏者，常著胃土之精也：脾脏使胃中水谷精气布达输布于全身。高世栻曰："著，昭著也，胃土水谷之精，昭著于外，由脾脏之气运行，故脾脏者，常著胃土之精也。"

（10）其经：指脾太阴经脉。

【按语】

1."阳道实，阴道虚"的理解　经文所云"阳道实，阴道虚"反映了阴阳的基本属性，即：凡属于阳的事物，皆有充实、满盛、向上、向外的特点；而属于阴的事物，则有柔弱、不足、向下、向内的特点。具体而言，可从以下几方面理解：第一，以感邪发病特点而言，虚邪贼风为外邪，性质属阳，易伤阳经，致病多为邪实证；饮食不节，起居不时为内因所伤，性质属阴，易伤阴经，致病多为正虚证。第二，以脏腑而言，五脏属阴，主化生、贮藏精气，藏而不泻，易于耗伤，故为病多不足而见虚证；六腑属阳，主传化水谷，泻而不藏，易于积滞，故为病多有余而见实证。第三，以脾胃而言，阳明之病，易伤津液，多从燥化、热化，故以热证、实证多见；太阴病多虚，寒湿不化，故以虚证、寒证多见。正因为脾病多虚，胃病多实，故中焦之病有"实则阳明，虚则太阴"之说。

2. 脾为后天之本　经文以"脾病而四肢不用"说明脾主运化为胃行其津液的重要性，人体的五脏六腑、四肢百骸都赖于脾胃运化的水谷精气以荣养，胃受纳、腐熟水谷，为脏腑气血之源，但其津液不能直接达于四肢，必须经过脾的运化才能将水谷精微之气布达四肢，肢体才能正常运动。若脾脏有病，不能为胃行其津液，脉道不利，筋脉失养，则四肢不用。总之，脾胃两者功能调和，协同共济，才能完成其长养四旁为后天之本作用。"脾病而四肢不用"的观点，从病理方面反证了脾"为胃行其津液"及脾主四肢的生理功能，实则强调了脾与胃的密切关系。这一观点为《素问·痿论》"治痿独取阳明"所用，并为后世"脾胃为后天之本"理论和临床治疗的源头。

3. 脾与时令的关系　关于脾与时令的关系，《内经》有两说，一是脾主长夏，二是脾不主时。两说从不同角度论述了脾为中宫、属土的时脏关系及其重要生理功能。

脾主长夏，以五脏五行分主五时五化之生、长、化、收、藏立论，土主化，长夏湿热互蒸，主万物之化，脾属土，主长夏化，突出了脾属土，土主化的特点，同时可以解释临床长夏多湿，易于困脾，故长夏多见脾病的现象，用药也多选健脾祛湿之品。脾不主时实为不独主一时，四时皆有脾气，是五脏应时的重要内容，源于"万物无土不生，五行无土不成"，而脾属土的理念，在农耕社会具有重要意义。在医学中，其说以脾不主时，指一年四时中各脏腑都离不开脾胃运化的水谷精微的滋养，犹如土之长养万物一样更为临床推崇。

脾与时令关系的两种观点均含有脾属土，土主中心的思想，共同强调了脾土之气在整体生命活动中的地位，也是"脾胃为后天之本"的理论依据。因此，临证时要正确处理脾胃与其他脏腑的关系。金·李杲也是在这个理论的基础上，结合自己临床实践而发展成为"补土派"，其学说大大丰富了中医学有关脾胃认知的理论，至今仍有重要的现实意义。

【原文】

2105　五藏六府，心爲之主[1]，耳爲之聽，目爲之候[2]，肺爲之相[3]，肝爲之將[4]，脾爲之衛[5]，腎爲之主外[6]。

（《靈樞·五癃津液別》）

【校注】

（1）心为之主：心犹如君主一般主宰着五脏六腑的活动。主，君主，此指心脏的功能而言。

（2）耳为之听，目为之候：张介宾曰："是以耳之听，目之视，无不由乎心也。"候，察辨，此指眼睛视觉。

（3）肺为之相：肺主治节，调节全身气机，犹如辅助君主治国的宰相一样。

（4）肝为之将：肝脏主疏泄，主谋虑，犹如将军一样。

（5）脾为之卫：脾主肌肉而保护机体。

（6）肾为之主外：肾藏精，濡养诸窍，以成五官之用，五官则是心之所以任物的途径。

【原文】

2106 肝生於左，肺藏於右⁽¹⁾，心部於表，腎治於裏⁽²⁾，脾爲之使，胃爲之市⁽³⁾。

（《素問·刺禁論》）

【校注】

（1）肝生于左，肺藏于右：以肝、肺脏气及运行而言，肝气从左而升，肺气从右而降，合天地之气东升西降之理。高世栻曰："人身面南，左东右西，肝主春生之气，位居东方，故肝生于左；肺主秋收之气，位居西方，故肺藏于右。"

（2）心部于表，肾治于里：张志聪曰："心为阳脏而主火，火性炎散，故心气分部于表；肾为阴脏而主水，水性寒凝，故肾气主治于里。"

（3）脾为之使，胃为之市：高世栻曰："脾主为胃行其津液，以灌四旁，故脾为之使。胃为水谷之海，众物所聚，故胃为之市。"趋走不息谓之使，百物聚集谓之市。市，聚集货物，进行买卖之处，这里用以比喻胃之受盛饮食物的功能。

【按语】

经文从五脏配属五行方位的角度认识五脏气机输布运行规律。古人对方位的表述是人体面南而立，则左东木春肝、右西金秋肺、上南火夏心、下北水冬肾，中央土长夏脾。肝主春，其气升，位居东方，所以"肝生于左"。肺主秋，其气降，位居西方，所以"肺藏于右"。心为阳中之太阳，布阳于表；肾为阴中之太阴，主阴于里，所以"心部于表，肾治于里"。脾土旺于四季，转输气机，且主运化水谷，以营四肢，所以"脾为之使"；胃受纳、腐熟水谷，饮食不能久藏，故"为之市"。后人从"脾为之使，胃为之市"一句阐发，认为脾胃为气机输布的"转枢"，有制约各脏气机的过度升降，维持其调和状态的作用。

【原文】

2107 肺合大腸，大腸者，傳道之府。心合小腸，小腸者，受盛之府。肝合膽，膽者，中精之府⁽¹⁾。脾合胃，胃者，五穀之府。腎合膀胱，膀胱者，津液之府也。少陽屬腎，腎上連肺，故將兩藏⁽²⁾。三焦者，中瀆之府⁽³⁾也，水道出焉，屬膀胱，是孤之府⁽⁴⁾也。是六府之所與合者。

（《靈樞·本輸》）

【校注】

（1）中精之腑：胆藏胆汁，精气所化，故为中精之腑。中，谓脏腑之中。《甲乙经》作"清净之腑"。

（2）将两脏：将，统率之意。两脏，一指膀胱，一指三焦。

（3）中渎之腑：三焦是一身气化和水谷出入的道路，功能如沟渠疏通行水一样，故称。渎，水道，沟渠。

（4）孤之腑：三焦是一个独立的器官，没有脏与之相配属。张介宾曰："十二脏之中，惟三焦独大，诸脏无与匹者，故名曰是孤之腑也。"孤有二义：一言孤独无偶；二为独特，不同于一般。

【按语】

1. 脏腑配属　《内经》脏腑配属主要是运用五行说、经脉络属及脏腑系统等理论，把某一脏某一腑进行一一配属，存在着几种不同的观点，主要有五脏配五腑、五脏配六腑、六脏配六腑等几种认识。

其一，五脏配五腑说。《灵枢·本输》提出了肺合大肠、心合小肠、肝合胆、脾合胃、肾合膀胱的五脏配五腑的模式，多出来的一腑即三焦命名为"孤之腑"。其二，五脏配六腑说。鉴于三焦和膀胱在水液代谢方面有功能相近之处，《内经》多有"三焦膀胱"的合称，也就出现了"肾合三焦膀胱"的观点，如《灵枢·本脏》云："肺合大肠，大肠者，皮其应；心合小肠，小肠者，脉其应；肝合胆，胆者，筋其应；脾合胃，胃者，肉其应；肾合三焦膀胱，三焦膀胱者，腠理毫毛其应。"其三，六脏配六腑说。《内经》有关脏腑认识的篇章中，有关于十二脏腑的记载，但并没有明确提出六脏配属六腑，此说是在介绍经脉的篇章中出现的。十二经脉表里相应，有各自络属脏腑，由此形成了六脏配六腑说，如《素问·血气形志》云："足太阳与少阴为表里，少阳与厥阴为表里，阳明与太阴为表里，是为足阴阳也。手太阳与少阴为表里，少阳与心主为表里，阳明与太阴为表里，是为手之阴阳也。"

另外，需要说明的是，关于脏腑之间的配合，《素问·六节藏象论》所述的"至阴之类"可以算是《内经》当时的一种配属观点，即把心、肝、肺、肾单列，把脾与传化之腑混合而称一个系统，用胆维系着各脏腑的功能。

2. "少阳属肾，肾上连肺，故将两脏"的理解　关于本句经文的理解，诸家见解不一。

唐·杨上善《太素》"少阳"作"少阴"，并曰："足少阴脉贯肝入肺中，故曰上连也。肾受肺气，肾便有二，将为两脏。《八十一难》曰：五脏亦有六者，谓肾有两脏也。"明·张介宾曰："少阳，三焦也。三焦之正脉指天，散于胸中，而肾脉亦上连于肺；三焦之下腧属于膀胱，而膀胱为肾之合，故三焦亦属乎肾也。然三焦为中渎之腑，膀胱为津液之腑，肾以水脏而领水腑，理之当然，故肾得兼将两脏。"清·张志聪曰："少阳，三焦也。《水热穴论》曰：'肾者，至阴也。至阴者，盛水也。肺者，太阴也。少阴者，冬脉也。故其本在肾，其脉在肺，皆积水也。'是一肾配少阳而主火，一肾上连肺而主水，故肾将两脏也。"

诸说各有所据，均是强调肾、肺、膀胱、三焦对于水液运化调节的重要作用和联系，为后世中医治疗水液代谢失常的疾病提供了理论基础。一般来说，脏腑的功能都是以五脏为主的，脏统帅腑。肾是水脏，统帅膀胱、三焦两个水腑，与这一理论是相符的。因五脏六腑都是相表里的，都属于内脏，所以通常把"将两脏"中的"两脏"释作"膀胱和三焦两腑"。

【原文】

2108　五藏常内阅於上七竅[(1)]也，故肺氣通於鼻，肺和則鼻能知臭香矣；心氣通於舌，心和則舌能知五味矣；肝氣通於目，肝和則目能辨五色矣；脾氣通於口，脾和則口能知五穀矣；腎氣通於耳，腎和則耳能聞五音矣。五藏不和則七竅不通，六府不合則留爲癰。

（《靈樞·脈度》）

【校注】

（1）五脏常内阅于上七窍：因五脏的精气，上达于七窍，因此，通过七窍的望诊，可以内察五脏精气的强弱盛衰。

【按语】

"五脏常内阅于上七窍"表明五脏精气与七窍相应的关系，以及五脏六腑病变可导致五官七窍表现出不同的症状。五脏精气的盛衰常常可以表现于人体头面七窍上，五脏功能失于调和，则对应的七窍不能正常发挥功能；六腑的功能失于调顺，邪气就会滞留结聚而生成内痈。

【原文】

2109   諸脈者皆屬於目，諸髓者皆屬於腦，諸筋者皆屬於節[1]，諸血者皆屬於心，諸氣者皆屬於肺，此四支八谿之朝夕也[2]。故人臥，血歸於肝[3]，肝[4]受血而能視，足受血而能步，掌受血而能握，指受血而能攝。

（《素問·五藏生成》）

【校注】

（1）诸筋者皆属于节：筋附于骨而利关节之作用，故属于节。节，骨节。

（2）此四肢八谿之朝夕也：张介宾曰："四肢者，两手两足也。八谿者，手有肘与腋，足有髀与腘也，此四肢之关节，故称为谿。朝夕者，言人之诸脉髓筋血气，无不由此出入，而朝夕运行不离也。"

（3）人卧，血归于肝：王冰曰："肝藏血，心行之，人动则血运于诸经，人静则血归于肝藏。何者？肝主血海故也。"

（4）肝：《脾胃论》引作"目"，与下文足、掌、指等文义相称，于义为顺。可参。

【按语】

经文论述诸脉、髓、筋、血、气、溪谷所属。"诸脉者皆属于目"，《灵枢·口问》云："目者，宗脉之所聚也。"这也是《灵枢·大惑论》所云"五脏六腑之精气，皆上注于目而为之精"的基础。《灵枢·海论》云："脑为髓之海。"《素问·脉要精微论》云："膝者筋之府。"以上说明脉与目、髓与脑、筋与关节的密切关系。另外，经文还强调了肝藏血的功能，提出气血是视听及肢体运动的物质基础。

【原文】

2110   五藏六府之精氣，皆上注於目而爲之精[1]。精之窠爲眼[2]，骨之精爲瞳子[3]，筋之精爲黑眼[4]，血之精爲絡[5]，其窠[6]氣之精爲白眼[7]，肌肉之精爲約束[8]，裹擷[9]筋骨血氣之精而與脈并爲系，上屬於腦，後出於項中。

（《靈樞·大惑論》）

【校注】

（1）为之精：五脏六腑精气充足可使眼睛精明而能视。张介宾曰："为之精，精明之用也。"精，此指眼睛的视物作用，目明能视矣。

（2）精之窠为眼：指五脏六腑之精气汇聚于目。窠，张介宾曰："窝穴之谓"，在此引申为汇聚。

（3）骨之精为瞳子：张介宾曰："骨之精，主于肾，肾属水，其色玄，故瞳子内明而色正黑。"瞳子，瞳孔，又称为瞳神。

（4）筋之精为黑眼：张介宾曰："筋之精，主于肝，肝色青，故其色浅于瞳子。"黑眼，指瞳孔外围的黑睛。

（5）血之精为络：张介宾曰："血脉之精，主于心，心色赤，故眦络之色皆赤。"络，指目眦内血络。

（6）其窠：《甲乙经》无此二字。疑衍。

（7）气之精为白眼：肺之精气上注于白眼，使白眼发挥正常的功能。白眼，指眼球的白色部分。

（8）肌肉之精为约束：脾之精气上注于眼睑，使眼具有开合的功能。约束，指上下眼睑，具有约束眼睛开合的作用。

（9）裹撷：包裹网罗。裹，包缠。撷，用衣襟兜物。

【按语】

经文论述了眼睛及其视觉的形成是五脏精气上注，阴阳协调的结果，突出了目与五脏的密切联系，为后世眼科"五轮说"奠定了基础。五轮说将瞳子称为水轮，黑眼称为风轮，血络称为血轮，白眼称为气轮，约束称为肉轮，分别与肾、肝、心、肺、脾相联系，是眼科疾病诊断和治疗的理论基础，而"五脏六腑之精气，皆上注于目而为之精"是眼与五脏相关的理论基础。

第二节　气血营卫

气血是人体生命活动的物质基础，《内经》认为气血营卫均来源于水谷精微，如《灵枢·决气》就有"六气"源于"一气"的论述。同时《内经》也强调营卫的生理功能，体现了人体阴阳气血之间互相为用、互相协调的关系，因而营卫失常可引起阴阳气血的逆乱，生命节律的失常，导致多种病变。如《灵枢·禁服》所云"审察卫气，为百病母"，就说明卫气失常可导致多种疾病的发生和发展变化。

一

【原文】

2201　食氣入胃，散精於肝，淫氣於筋[1]。食氣入胃，濁氣[2]歸心，淫精於脈。脈氣流經，經氣歸於肺，肺朝百脈[3]，輸精於皮毛。毛脈合精[4]，行氣於府[5]，府精神明[6]，留於四藏[7]，氣歸於權衡。權衡以平，氣口成寸[8]，以決死生。

飲入於胃，遊溢精氣，上輸於脾，脾氣散精，上歸於肺，通調水道，下輸膀胱。水精四布，五經并行[9]。合於四時五藏陰陽，揆度以爲常也。

（《素問·經脈別論》）

【校注】

（1）淫气于筋：指谷食之气散于肝，过剩的精化为气而滋养筋、脉。淫，浸淫，此处为滋养濡润之意。

（2）浊气：指谷食之气中富于营养而浓稠的部分。

（3）肺朝百脉：指经脉中的气血运行有赖于肺的调节，周身经脉皆聚会于肺。朝，朝向，朝会。百脉，指全身经脉。

（4）毛脉合精：即气血相合。张介宾曰："肺主毛，心主脉；肺藏气，心生血。一气一血，称为父母，二脏独居胸中，故曰毛脉合精。"

（5）行气于府：即精气运行于经脉之中。府，指经脉。

（6）府精神明：经脉中的精气有序运行。府精，经脉中的精气。神明，指运行有序不乱之意。

（7）四脏：即心、肝、脾、肾。

（8）权衡以平，气口成寸：肺朝百脉，诸脏气血平衡，变现于肺脉之气口，故切按气口可诊察脏腑气血的虚实。气口，又称寸口，因其长一寸九分，故名。

（9）水精四布，五经并行：指水液布散全身，上下内外，无处不到。水精，指水谷化生的津液。五经，五脏的经脉，此处泛指全身经脉。

【按语】

1. 食物的代谢过程　食物经脾胃消化吸收后，一方面将精微物质布散到肝，通过肝的疏泄作用，滋养周身筋脉；另一方面将水谷精微中较稠厚的部分转输到心，通过心肺的气化作用，化为气血，行于经脉中，并借助肺朝百脉的作用，外达于皮毛，内输于五脏六腑，起到营养全身的作用。

2. 水液的输布和调节　胃为水谷之海，脾主运化水液，津液的化生源于脾胃的运化过程。津液的运行与输布则需要多脏腑的共同作用，通过脾的布散，津液"上归于肺"，肺气的宣发和肃降推动津液运行，通过三焦水道濡润周身，即所谓"通调水道"。另外，津液也可通过肺气的宣发化为汗液排出体外，或经过肺气的肃降作用"下输膀胱"，在肾与膀胱的气化作用下或进一步蒸化而布散全身，或变为尿液排出体外。所以，津液的生成源自脾胃的运化，津液运行输布与代谢主要与脾、肺、膀胱（肾）、三焦等脏腑有关。在这一理论的启发之下，后世有关水液代谢失常产生的诸多病变主要从肺、脾、肾、膀胱、三焦等脏腑探讨其病机证治。

二

【原文】

2202　黃帝問於岐伯曰：人焉受氣？陰陽焉會？何氣爲營？何氣爲衞？營安從生？衞於焉會？老壯不同氣，陰陽異位，願聞其會。

岐伯答曰：人受氣於穀，穀入於胃，以傳與肺⁽¹⁾，五藏六府，皆以受氣，其清者爲營，濁者爲衞⁽²⁾，營在脈中，衞在脈外，營周不休，五十而復大會⁽³⁾，陰陽相貫⁽⁴⁾，如環無端。衞氣行於陰二十五度，行於陽二十五度，分爲晝夜，故氣至陽而起，至陰而止⁽⁵⁾。故曰：日中而陽隴爲重陽，夜半而陰隴爲重陰⁽⁶⁾。故太陰主內，太陽主外⁽⁷⁾，各行二十五度，分爲晝夜。夜半爲陰隴，夜半後而陰衰，平旦陰盡而陽受氣矣。日中爲陽隴，日西而陽衰，日入陽盡而陰受氣矣。夜半而大會，萬民皆臥，命曰合陰⁽⁸⁾。平旦陰盡而陽受氣，如是無已，與天地同紀。

（《靈樞·營衞生會》）

【校注】

（1）以传与肺：以，从《甲乙经》及王冰注《素问·平人气象论》引《灵枢》文作"气"。可从。指水谷精气经脾气升散而上归于肺。

（2）清者为营，浊者为卫：清、浊，此指气的性质刚柔而言。阴气柔和为清，阳气刚悍为浊。唐宗海曰："清浊以刚柔言，阴气柔和为清，阳气刚悍为浊。"

（3）五十而复大会：指营卫之气昼夜各在人身（经脉）循行五十周次后会合。

（4）阴阳相贯：阴阳，指阴经和阳经。张介宾曰："其十二经脉之次，则一阴一阳，一表一里，迭行相贯，终而复始。"

（5）气至阳而起，至阴而止：止谓睡眠，起谓醒寤，即醒来和入寐。张志聪曰："气至阳，则卧起而目张，至阴则休止而目瞑。"

（6）日中而阳陇为重阳，夜半而阴陇为重阴：昼为阳，日中阳气最盛，故曰重阳。夜为阴，夜半阴气最盛，故曰重阴。陇，通"隆"，满盛之意。

（7）太阴主内，太阳主外：营行脉中，始于手太阴而复会于手太阴，故曰太阴主内。卫行脉外，始于足太阳而复会于足太阳，故曰太阳主外。太阴，指手太阴肺经。内，指营气。太阳，指足太阳膀胱经。外，指卫气。

（8）合阴：夜半子时阴气最盛，营卫二气俱行于阴而大会，故曰合阴。

【按语】

营卫之气同出一源，皆化生于水谷精气。水谷精气中富有营养、性质比较精专和柔者为营气，水谷精气中性质比较滑利慓悍者为卫气。营气行于脉中，组成血液、营养全身；卫气行于脉外，温煦肌肤、抗御外邪，亦散于胸腹腔中，温养内脏。营卫二气各走其道而行于脉中和脉外，营气按十二经脉次序运行于脉中，起于手太阴而终于手太阴，昼夜运行五十周次；卫气则昼行于阳二十五度，夜行于阴二十五度（周次），昼夜五十周于身。在夜半时两者大会于手太阴肺经，是为营卫气在人身运行的一个昼夜周期。大会之后，又分别再按前述方式各自运行。

据《灵枢·五十营》《灵枢·卫气行》《灵枢·营气》，营卫的运行规律，如下图（图2、图3）所示。

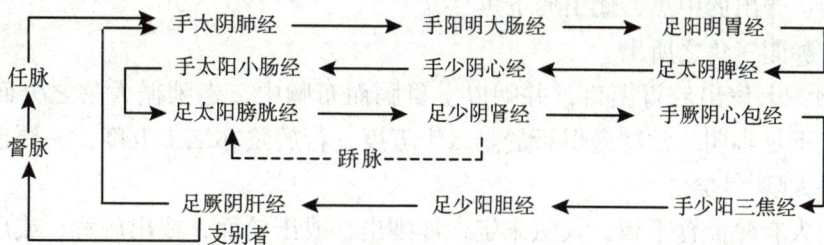

图2　营气运行图

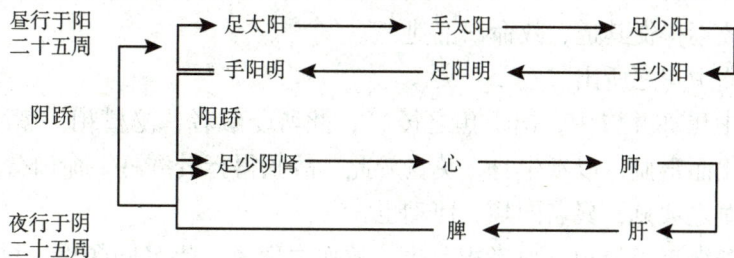

图3　卫气运行图

【原文】

2203　黄帝曰：老人之不夜瞑者，何气使然？少壮之人不昼瞑者，何气使然？

岐伯答曰：壮者之气血盛，其肌肉滑，气道通，荣卫之行，不失其常，故昼精⁽¹⁾而夜瞑。老者之氣血衰，其肌肉枯，氣道濇，五藏之氣相摶[2]，其營氣衰少而衛氣內伐[3]，故畫不精，夜不瞑。

（《靈樞·營衛生會》）

【校注】

（1）精：精神清爽。

（2）五脏之气相抟（tuán）：五脏的功能不相协调。张介宾注："五脏之气相抟聚不行。"

（3）营气衰少而卫气内伐：营气衰少，指营卫俱衰。卫气内伐，指卫气内扰克伐营气，而营卫运行紊乱。

【按语】

营卫之气在人体内部运行是否有序，特别是卫气的出表入里的运行，与睡眠的生理和病理密切相关。经文以少壮者"昼精而夜瞑"和老者"昼不精，夜不瞑"的原因说明卫气运行节律与寤寐的关系。昼精夜瞑是人体的正常生理现象，前提是营卫运行不失其常，特别是卫气的出阳入阴节律正常。因此，不论外感六淫，还是内伤七情等致病因素使营卫之行失常，营衰卫伐，都会出现睡眠功能紊乱。这一理论为临床治疗不寐提供了重要思路。《灵枢·邪客》提出用半夏汤，补不足，泻有余，立意就在于通过调畅脏腑气机，调和阴阳，为卫气正常出表入里运行创造条件。

【原文】

2204 黃帝曰：願聞營衛之所行，皆何道從來？

岐伯答曰：營出於中焦，衛出於下焦[1]。

黃帝曰：願聞三焦之所出。

岐伯答曰：上焦出於胃上口，并咽以上貫膈而布胸中，走腋循太陰之分而行，還至陽明，上至舌，下足陽明。常與營俱行於陽二十五度，行於陰亦二十五度，一周也。故五十度而復大會於手太陰[2]矣。

黃帝曰：人有熱飲食下胃，其氣未定，汗則出，或出於面，或出於背，或出於身半，其不循衛氣之道而出，何也？

岐伯曰：此外傷於風，內開腠理，毛蒸理泄[3]，衛氣走之，固不得循其道，此氣慓悍滑疾，見開而出，故不得從其道，故命曰漏泄[4]。

黃帝曰：願聞中焦之所出。

岐伯答曰：中焦亦并胃中，出上焦之後[5]，此所受氣者，泌糟粕，蒸津液，化其精微，上注於肺脈，乃化而爲血，以奉生身，莫貴於此，故獨得行於經隧，命曰營氣。

黃帝曰：夫血之與氣，異名同類，何謂也？

岐伯答曰：營衛者精氣也，血者神氣也，故血之與氣，異名同類焉。故奪血者無汗，奪汗者無血，故人生有兩死而無兩生[6]。

黃帝曰：願聞下焦之所出。

岐伯答曰：下焦者，別廻腸，注於膀胱而滲入焉；故水穀者，常并居於胃中，成糟粕而俱下於大腸，而成下焦，滲而俱下[7]，濟泌別汁[8]，循下焦而滲入膀胱焉。

黃帝曰：人飲酒，酒亦入胃，穀未熟而小便獨先下，何也？

岐伯答曰：酒者熟穀之液也。其氣悍以清[9]，故後穀而入，先穀而液出焉。

黄帝曰：善。余聞上焦如霧，中焦如漚，下焦如瀆，此之謂也。

（《靈樞·營衛生會》）

【校注】

（1）营出于中焦，卫出于下焦：《太素》《千金》并作"卫出上焦"，疑"下"字为"上"字之误。

（2）五十度而复大会于手太阴：张介宾曰："上焦者，肺之所居，宗气之所聚。营气者，随宗气以行于十四经脉之中。故上焦之气，常与营气俱行于阳二十五度，阴亦二十五度。阴阳者，言昼夜也。昼夜周行五十度，至次日寅时复会于手太阴肺经，是为一周。然则营气虽出于中焦，而施化则由于上焦也。"

（3）毛蒸理泄：皮毛被风热之邪熏蒸而腠理开泄汗出。

（4）漏泄：病名。外伤于风，内有热饮食入胃，外内合邪，致卫气不固，腠理开泄，汗出如漏的病证。

（5）中焦亦并胃中，出上焦之后：指中焦的部位并入胃中，在上焦的下面。胃中，指胃中脘。后，下也。

（6）人生有两死而无两生：有两死，谓既夺其血，又夺其汗，故为死证。无两生，谓夺血而不夺汗，夺汗而不夺血，尚有生还之机。两，指夺血、夺汗两者而言。

（7）而成下焦，渗而俱下：《病源》《千金》《外台》均无此八字，与《素问》王冰注合。可参。

（8）济泌别汁：水谷代谢后的物质进入下焦而分清别浊，浊者从大肠而出，清者渗入膀胱。济泌，过滤之意。别汁，分别清浊。

（9）其气悍以清：清，《甲乙经》《太素》《千金》等均作"滑"。可从。指酒性辛散、疾速滑利之性。

【按语】

1. 三焦的功能　经文在论及营卫后，接着讨论三焦功能及其与营卫的关系。"上焦如雾"指上焦具有宣发输布水谷精微所化生的营卫的作用，尤其强调布散卫气于周身，如雾露之溉；"中焦如沤"指中焦具有受纳腐熟水谷，化生精微的作用，尤其强调生成营气（血），营养五脏六腑；"下焦如渎"指下焦有排泄经消化吸收后所余下的糟粕水液的作用，尤其强调下焦的气化功能。

经文认为三焦是上、中、下三部分配合完成饮食水谷的消化、吸收、输布、排泄功能的特殊之"腑"，同时它又与其他脏腑（如上部的心肺，中部的脾胃，下部的大肠、小肠、膀胱和肾）相关联，由于三焦具有如此特点，故《灵枢·本输》称之为"孤之腑"，这种观点可与《素问·灵兰秘典论》对三焦功能的认识互参。《难经》在此基础上，提出"三焦为元气之别使""主持诸气"，进一步发展了中医学的三焦理论。

2. 夺血者无汗，夺汗者无血　一方面，营卫气血异名同源，一损俱损，一荣俱荣，尤其血与汗（津液）均属营气，所以"夺血者无汗，夺汗者无血"，后世所谓"血汗同源"，亦正如此。另一方面，夺血者因营卫、津液已亏，治疗时不可再发其汗，因发汗则耗损卫气、津液，进而影响营气而更使血液耗伤。同理，夺汗者，卫气与津液已亏，治疗时不可用放血、破血等方法再耗其血，否则（营卫）气、血、津液亦更严重耗伤。

"夺血者无汗、夺汗者无血"既说明了失血和脱汗病人的病理特点，又指出了临床上对失血和脱汗病人的治疗禁戒，这一禁戒为后世医家所遵奉。如《伤寒论·太阳病脉证并治篇》论麻黄汤证治时即有"衄血不可汗""疮家不可汗""亡血家不可汗"之禁戒。金·刘完素提出产后病三禁，其"不可汗"，就是产育时已经出血颇多的缘故。

三

【原文】

2205　黄帝曰：余聞人有精、氣、津、液、血、脈，余意以爲一氣耳，今乃辨爲六名，余不知其所以然。

岐伯曰：兩神相搏⁽¹⁾，合而成形，常先身生⁽²⁾，是謂精。

何謂氣？岐伯曰：上焦開發，宣五穀味⁽³⁾，熏膚，充身，澤毛，若霧露之溉，是謂氣。

何謂津？岐伯曰：腠理發泄，汗出溱溱⁽⁴⁾，是謂津。

何謂液？岐伯曰：穀入氣滿，淖澤⁽⁵⁾注於骨，骨屬⁽⁶⁾屈伸，洩澤⁽⁷⁾補益腦髓，皮膚潤澤，是謂液。

何謂血？岐伯曰：中焦受氣取汁⁽⁸⁾，變化而赤，是謂血。

何謂脈？岐伯曰：壅遏營氣，令無所避，是謂脈⁽⁹⁾。

（《靈樞·決氣》）

【校注】

（1）两神相搏：男女两性交媾。两神，指男女两性。

（2）常先身生：张介宾曰："凡阴阳合而万形成，无不先从精始，故曰常先身生是谓精。"

（3）五谷味：指水谷五味之精微。

（4）汗出溱（zhēn）溱：形容汗多状。

（5）淖（nào）泽：指水谷精微中滑腻而浓稠的部分。淖，本义指泥，在此引申为浓稠的精微物质。泽，濡润。

（6）骨属：骨所附属的组织，指关节及所附属的部分。

（7）泄泽：渗出的汁液具有润泽的作用。

（8）中焦受气取汁：受气，受纳水谷之气。取汁，即吸取水谷中的精华。汁，由饮食所化生的，能够生成血液的精微物质。

（9）壅遏营气，令无所避，是谓脉：脉具有约束营气行于脉中，运营全身的作用。壅遏，约束，控制。

【按语】

经文指出周身一气，皆化源于先天，并赖后天水谷精微不断充养。一气布于周身，依据其性质、分布部位及作用不同分为六气，即精、气、津、液、血、脉，六者同源异名，分之为六，合之为一。故清·张志聪曰："本于先天，总属一气；成于后天，辨为六名。"精，指先天之精，禀受于父母，来源于先天，长养于后天，能繁衍生命，是构成生命的原始物质。肾主蛰藏精气。气，指宗气、卫气等，由上焦宣发，敷布全身，以温煦肌肤，充养脏腑，润泽皮毛，维持生命活动。肺为气之主。津液：津是较为清稀的体液，主要分布于体表，滋润皮肤肌腠，可以化为汗液排出体外；液是较为稠浊的体液，渗注骨骼，滑利关节，补益脑髓，润泽皮肤。脾主运化水液，生成津液。血，源于水谷精微，经气化变赤，行于脉中，具有营养滋润作用，是维持生命活动的重要物质。肝为血之库府。脉，指无形之脉气和有形之脉道，能约束营血，使之畅行脉中而不得妄行于外。心主血脉。

【原文】

2206　黄帝曰：六氣者，有餘不足，氣之多少，腦髓之虛實，血脈之清濁，何以知之？

岐伯曰：精脫者，耳聾[1]；氣脫者，目不明；津脫者，腠理開，汗大泄；液脫者，骨屬屈伸不利，色夭，腦髓消，脛痠，耳數鳴；血脫者，色白，夭然不澤，其脈空虛[2]，此其候也。

黄帝曰：六氣者，貴賤[3]何如？

岐伯曰：六氣者，各有部主也[4]，其貴賤善惡[5]，可爲常主[6]，然五穀與胃爲大海也。

（《靈樞·決氣》）

【校注】

（1）精脫者，耳聾：脫，失去，此言虚之甚。肾精亏虚，故耳聾。

（2）其脉空虚：据《甲乙经》此文前应补"脉脱者"三字。丹波元简也注："本经脱'脉脱者'三字，当补。若不然则六脱之候不备。"

（3）贵贱：主要和次要之意。贵，是当令的意思。如春夏，肝木心火当令，为贵；秋冬，肺金肾水当令，为贵。反之，失时者，则为贱。

（4）六气者，各有部主也：指六气各有所主之脏腑。张介宾曰："部主，谓各部所主也，如肾主精，肺主气，脾主津液，肝主血，心主脉也。"

（5）善恶：善，是指六气相互资生的正常现象；恶，是指邪盛正虚、太过与不及。

（6）可为常主：谓六气各有所主的脏气和时令。

【按语】

1.六气虚衰不足病候　经文所言"精脱""气脱"等是指六气耗损而致虚衰不足。肾开窍于耳，赖精气充养，肾精不藏则耳窍失养而听觉不灵，故"精脱者，耳聋"。《灵枢·大惑论》云："五脏六腑之精气，皆上注于目，而为之精。"说明视觉功能靠五脏六腑精气上注充养而成，五脏之气虚衰则眼睛失养而视物不清，因而"气脱者，目不明"。

汗出太过必致津气耗损，即"津脱者，腠理开，汗大泄"，这是从过汗津伤的病理说明伤津的病证。液有充盈骨腔、补益脑髓、滑润关节的作用。如果液耗损不能充养骨髓，则骨失所养而"胫酸"；脑失充养则"脑髓消""耳数鸣"；关节失其润滑而见"骨属屈伸不利"；液不营养皮肤则色夭等。

血为心所主而其华在面，血虚不能充养于面则面色苍白无华，这是从血脱患者的面色变化来观察病情，故"血脱者，色白，夭然不泽，其脉空虚"。脉是血之府，血虚必然导致脉管空虚，故经文虽然没有说明"脉脱"的病候，但血虚则脉虚，"其脉空虚"为血脱和脉脱共有的病候。

"六气"不足病候既为临床诊断气血精津病变提供依据，如由面色苍白，夭然不泽诊断血虚，从出汗过多考虑病人津液亏损等，亦为从补益气血精津入手治疗"六气"病变提供思路。

2."六气"源于一气而各有部主　六气都是生命活动所必需的基本物质，均分别与脏腑有相应的主属关系，如肾藏精、主五液，心主血，脾统血，肺、胃关乎津液代谢等。由于六气所主属的脏腑之间存在互相资生、相互制约的关系，因而六气之间也可以互相化生，如精化气，津入脉为血的必要补充，津液、气血均同源等。这一理论对临床治疗六气病变有一定的指导意义，如精衰者补肾、血虚者补益心脾等，就是从调治其相关脏腑入手达到治疗目的。

"六气"源于"一气",即胃中水谷之气,这一观点体现了"脾胃为后天之本"的精神,同时也体现了中医学的整体观。因而临证时对于六气受损所致的病证不能孤立看待,亦应考虑脾胃与它们的关系,即"五谷与胃为大海"。

四

【原文】

2207　五穀入於胃也,其糟粕、津液、宗氣,分爲三隧⁽¹⁾。故宗氣積於胸中,出於喉嚨,以貫心脈,而行呼吸焉。營氣者,泌其津液,注之於脈,化以爲血,以榮四末,内注五藏六府,以應刻數⁽²⁾焉。衛氣者,出其悍氣之慓疾,而先行於四末分肉皮膚之間而不休者也。晝日行於陽,夜行於陰,常從足少陰之分⁽³⁾間,行於五藏六府。

(《靈樞·邪客》)

【校注】

(1)三隧:指上焦、中焦和下焦。张介宾曰:"隧,道也。糟粕之道出于下焦,津液之道出于中焦,宗气之道出于上焦,故分为三隧。"

(2)以应刻数:古代用铜壶滴漏法计时,一昼夜为一百刻。营气一昼夜运行人身五十周,每周用时两刻,共一百刻,故谓"以应刻数"。

(3)常从足少阴之分:指足少阴肾经和足太阳膀胱经的交接处。卫气昼行于阳二十五周,从足太阳膀胱经始;夜行于阴二十五周,自足少阴肾行,每周均交会足少阴肾经一次,故谓常从足少阴之分。

【按语】

宗气、营气、卫气虽然都是水谷化生的,但由于性质不同,它们的循行及作用就有一定的差别。宗气积于胸中,出于喉咙,贯心肺,能司呼吸,助心肺行气血;营气行于脉中,化生血液,营养周身。卫气白天行于阳,夜晚行于阴,具有抗御外邪的作用。这些理论对于临床治疗宗气下陷所致的气短懒言、声息低微,营卫虚损所致的自汗,卫气运行失常导致的睡眠障碍都有重要的指导意义。

【原文】

2208　黄帝曰:余聞腸胃受穀,上焦出氣⁽¹⁾,以溫分肉,而養骨節,通腠理,中焦出氣如露⁽²⁾,上注谿谷,而滲孫脈,津液和調,變化而赤爲血,血和則孫脈先滿溢,乃注於絡脈,皆盈⁽³⁾,乃注於經脈。陰陽已張,因息乃行⁽⁴⁾,行有經紀,周有道理,與天合同,不得休止。

(《靈樞·癰疽》)

【校注】

(1)上焦出气:上焦宣发布散卫气。气,指卫气。

(2)中焦出气如露:中焦化生营气滋润营养全身,如同雨露灌溉草木。气,指营气。

(3)皆盈:《甲乙经》作"络脉皆盈"四字。义畅。

(4)阴阳已张,因息乃行:阴阳诸经的血气充盛,随呼吸运动有规律地循行。阴阳,指阴经阳经,即全身经脉。张，充盈、旺盛。

【按语】

卫气营血来源于水谷精微。卫气由上焦宣发，布散全身，具有温煦肌肉腠理及关节的作用。营血化源于中焦，随呼吸运动有规律地循行于经脉之中。

【原文】

2209　水穀皆入於口，其味有五，各注其海⁽¹⁾，津液各走其道。故三焦出氣⁽²⁾，以溫肌肉，充皮膚，爲其津；其流⁽³⁾而不行者，爲液。天暑衣厚則腠理開，故汗出；寒留於分肉之間，聚沫⁽⁴⁾則爲痛。天寒則腠理閉，氣濕⁽⁵⁾不行，水下留⁽⁶⁾於膀胱，則爲溺與氣。

（《靈樞·五癃津液別》）

【校注】

（1）各注其海：水谷精微分别输注于人身的四海。

（2）三焦出气：水谷精微及其化生的气血营卫等均由三焦转输而布散于全身。如宗气出于上焦、营气出于中焦、卫气出于下焦等。三，《甲乙经》《太素》均作"上"。可参。

（3）流：《甲乙经》《太素》均作"留"。可参。

（4）聚沫：津液受寒凝聚而为水湿痰饮。沫，水湿痰饮。

（5）湿：《甲乙经》《太素》均作"涩"。可参。

（6）留：《甲乙经》《太素》均作"流"。可参。

【按语】

津液由水谷精微所化生，通过三焦气化运行全身。津清稀流动，能够温润肌肉，充养皮肤；液稠浊，留而不行，能濡润关节、孔窍。津液通过代谢，分别转化为汗、尿、唾、泣、髓，对人身体液、体温等进行整体调节，并起着滋润孔窍、滑利关节、补益脑髓的作用。

津液气化代谢不仅与脏腑功能有关，还受自然四时阴阳变化的影响和制约。如天气炎热或衣着过厚时，腠理疏松，汗孔开泄散热降温；天气寒冷时，腠理致密，尿多而汗少，保持体温恒定。通过津液代谢的调节作用，可以维持人体与外环境协调统一，体现了"人与天地相参"的整体观。

第三节　五脏藏神

神是生命活力的表现。《素问·阴阳应象大论》云："人有五脏化五气，以生喜怒悲忧恐。"《灵枢·本神》提出"血脉营气精神，此五脏之所藏也"。五脏藏精气，也藏神，精气是神活动的物质基础，神的活动又能调节五脏功能而化生精气，故五脏又称五神脏。精、气、神为人身三宝，精是本源，气为动力，神乃主宰，三者在脏腑功能的作用下，衍生出血与津液等维持生命活动的基本物质。所以《素问·移精变气论》强调"得神者昌，失神者亡"。

一

【原文】

2301 黄帝問於岐伯曰：凡刺之法，先必本於神。血脈營氣精神，此五藏之所藏也。至其淫泆⁽¹⁾離藏⁽²⁾則精失，魂魄飛揚，志意恍亂，智慮去身者，何因而然乎？天之罪與？人之過乎？何謂德、氣、生、精、神、魂、魄、心、意、志、思、智、慮？請問其故。

岐伯答曰：天之在我者德也，地之在我者氣也⁽³⁾，德流氣薄而生者也⁽⁴⁾。故生之來謂之精⁽⁵⁾，兩精相搏謂之神⁽⁶⁾。隨神往來謂之魂⁽⁷⁾，并精而出入者謂之魄⁽⁸⁾，所以任物者謂之心⁽⁹⁾，心有所憶謂之意⁽¹⁰⁾，意之所存謂之志⁽¹¹⁾，因志而存變謂之思⁽¹²⁾，因思而遠慕謂之慮⁽¹³⁾，因慮而處物謂之智⁽¹⁴⁾。故智者之養生也，必順四時而適寒暑，和喜怒而安居處，節陰陽而調剛柔。如是則僻邪不至，長生久視⁽¹⁵⁾。

（《靈樞·本神》）

【校注】

（1）淫泆：指七情太过，任意放恣之意。

（2）离脏：五脏所藏之精气神离散失守。

（3）天之在我者德也，地之在我者气也：天地自然具有孕育生命的法则与物质。德，自然规律。气，成形的物质。

（4）德流气薄而生者也：天德下流，地气上交，阴阳相错，升降相因，才有生化之机。流，流动。薄，相交。

（5）生之来谓之精：育成身形的最初物质叫作精。

（6）两精相搏谓之神：言父母精气相结合产生新的生命体。两精，父母精气。相搏，相交的意思，神，生命活力。张介宾注："两精者，阴阳之精也，搏，交结也。"

（7）魂：精神活动的一种表现形式，属狭义之神的一种，随神而往来。张介宾注："如神之与魂皆阳也，何谓魂随神而往来？盖神之为德，如光明爽朗、聪慧灵通之类皆是也。魂之为言，如梦寐恍惚、变幻游行之境皆是也。神藏于心，故心静则神清；魂随乎神，故神昏则魂荡。"

（8）魄：形体固有的感觉、运动及其他本能行为，附形并精而存在。张介宾注："精之与魄皆阴也，何谓魄并精而出入？盖精之为物，重浊有质，形体因之而成也。魄之为用，能动能作，痛痒由之而觉也。精生于气，故气聚则精盈；魄并于精，故形强则魄壮。"

（9）任物者谓之心：心接受外物的刺激，担任认识与分析外来刺激之职。任，担当。

（10）意：为心认识事物的第一步（记忆），由追忆而萌动一个意念。张介宾注："忆，思忆也。谓一念之生，心有所向而未定者，曰意。"

（11）志：意念确定，形成志向。杨上善注："志，亦神之用也，所忆之意，有所专存，谓之志也。"

（12）思：志向确定，反复计度联系。李中梓注："志虽定而反复计度者，思也。"

（13）虑：扩大思考范围，远近比较，多方分析，即深谋远虑之意。

（14）智：经全面分析综合，对事物做出最后判断并进行处理，称为智。这是思维的最后一步。杨上善注："因虑所知，处物是非，谓之智也。"

（15）长生久视：指寿命延长，不易衰老之意。《吕氏春秋·重己》注："视，活也。"

【按语】

1."凡刺之法，先必本于神"的含义　神是人身之根本，是生命活动的外在表现。经文提出"血脉营气精神，此五脏之所藏也"，说明神以气血等为物质基础，通过五脏所化生，是脏腑、气血盛衰的外在表现。神可以通过机体的形态、面部表情、眼睛神采、言语气息等各方面的信息表现出来。"凡刺之法，先必本于神"包括两层含义：一是针药须得神应方能起效，所以在针刺等治疗时必须观察神的盛衰得失；二是针刺效果会受到患者精神状态的影响，所以在针刺过程中医生需要了解患者的精神活动。

2.人的认知思维过程　生命之神由两精相搏而产生，精是物质基础，神是生命活力，形精相依而存在。魂是建立在神气活动基础上逐步发展完善的一种有意识的心理活动，包括感知觉、思维、意志及有意识的动作、睡眠等，魂若离开神的支配，可出现幻觉、梦魇等症状。魄是与生俱来的一种本能感觉及动作，包括一些非条件反射性动作和耳听、目视、冷热痛痒等感觉，魄必须依附于形体而存在。魂与魄均是精神活动中有关感觉及反应的一部分。

完整的生命必须具备思维与认知能力，人在后天生命活动中，逐渐形成了从感性到理性、由低级到高级、由表象到实质的认知思维过程。"所以任物者谓之心"，《灵枢·本神》将复杂的精神活动、思维过程定位于"心"，即心具有接受外界刺激、统领精神活动的作用。思维过程可以概括为："心有所忆谓之意"，接受外界刺激（记忆），产生意念；"意之所存谓之志"，意念积存，逐渐形成定见；"因志而存变谓之思"，围绕这一认识，反复酝酿思考；"因思而远慕谓之虑"，在反复思考的基础上进行由近及远、由浅入深的推想，并对未来和结果加以预测；"因虑而处物谓之智"，经过周密的思考，做出恰当的判断和处理。可见，意、志、思、虑、智是在心接受外界刺激的基础上，对外界事物做出判断分析，完成学习记忆的过程，是对人类认识、思维、意志等心理活动的概括。

【原文】

2302　是故怵惕⁽¹⁾思虑者则伤神，神伤则恐惧，流淫而不止⁽²⁾。因悲哀动中者，竭绝而失生⁽³⁾。喜乐者，神惮散⁽⁴⁾而不藏。愁忧者，气闭塞而不行。盛怒者，迷惑而不治。恐惧者，神荡惮而不收。

心怵惕思虑则伤神，神伤则恐惧自失。破䐃脱肉，毛悴色夭，死于冬。脾愁忧而不解则伤意，意伤则悗乱⁽⁵⁾，四肢不举，毛悴色夭，死于春。肝悲哀动中则伤魂，魂伤则狂忘不精，不精则不正⁽⁶⁾，当人阴缩而挛筋，两胁骨不举，毛悴色夭，死于秋。肺喜乐无极则伤魄，魄伤则狂，狂者意不存人⁽⁷⁾，皮革焦，毛悴色夭，死于夏。肾盛怒而不止则伤志，志伤则喜忘其前言，腰脊不可以俛仰屈伸，毛悴色夭，死于季夏。

恐惧而不解则伤精，精伤则骨痠痿厥，精时自下。是故五藏主藏精者也，不可伤，伤则失守而阴虚，阴虚则无气，无气则死矣。是故用针者，察观病人之态，以知精神魂魄之存亡，得失之意，五者以伤⁽⁸⁾，针不可以治之也。

（《灵枢·本神》）

【校注】

（1）怵惕：张介宾曰："怵，恐也。惕，惊也。"

（2）流淫而不止：张介宾曰："流淫，谓流泄淫溢，如下文所云恐惧而不解则伤精，精时自下者是也。"

（3）竭绝而失生：谓内脏之气竭绝而丧失生命。

（4）惮散：形容神气耗散。惮，惊畏。散，涣散。

（5）悗乱：悗，烦闷。乱，胸膈苦闷烦乱。

（6）魂伤则狂忘不精，不精则不正：张介宾曰："肝藏魂，悲哀过甚则伤魂，魂伤则为狂为妄而不精明，精明失则邪妄不正。"《脉经》《甲乙经》"忘"均作"妄"。可参。

（7）意不存人：张介宾曰："意不存人者，傍若无人也。"

（8）五者以伤：《太素》作"五脏已伤"。可参。

【按语】

1. 情志过激的致病特点　情志是神的重要表现形式，其活动以五脏精气为物质基础，但由心主管，与其他脏腑气机关系密切，因而情志致病有一定的特点。

情志过激，先伤心神，心藏神，主神明，所以，情志过激首先导致心神功能失调，而出现一系列神志异常的变化。如"怵惕思虑则伤神，神伤则恐惧，流淫而不止""喜乐者，神惮散而不藏""盛怒者，迷惑而不治""恐惧者，神荡惮而不收"，表明不仅喜乐太过伤心，而且思虑、盛怒、惊恐等情志太过亦先伤心神。既伤心神，亦伤他脏，如"恐惧而不解则伤精，精伤则骨酸痿厥，精时自下"，表明情志内伤首先导致心神受损，继而伤及形体及其他脏腑。其次，情志伤最容易导致气机紊乱，如《素问·举痛论》所论九气致病里情志就占了6个，说明情志与气机的关系十分密切，经文指出"愁忧者，气闭塞而不行"等，也都说明同样的道理。

2. 情志病的预后　五脏藏精气神，情志过激伤及五脏，可以导致精气神的损伤。如经文所言五脏神伤，出现"毛悴色夭"，表明精尽气耗神竭，病情危重，故经文进一步提出"五者已伤，针不可治"。在此提醒医家对于临床某些疾病的治疗，必须了解神的得失，并注重解除患者的精神致病因素，这是与"凡刺之法，先必本于神"的呼应，与《素问·汤液醪醴论》提出的"神不使"是同样道理。

【原文】

2303　肝藏血，血舍魂，肝氣虛則恐，實則怒。脾藏營，營舍意，脾氣虛則四肢不用，五藏不安，實則腹脹經溲不利⁽¹⁾。心藏脈，脈舍神，心氣虛則悲，實則笑不休。肺藏氣，氣舍魄，肺氣虛則鼻塞不利，少氣，實則喘喝胸盈仰息⁽²⁾。腎藏精，精舍志，腎氣虛則厥，實則脹，五藏不安。必審五藏之病形，以知其氣之虛實，謹而調之也。

（《靈樞·本神》）

【校注】

（1）經溲不利：二便不利。經，即"泾"，指小便。前溲指小便，后溲指大便。

（2）胸盈仰息：即喘促有声，胸部胀满，仰面呼吸。

【按语】

五神以五脏所藏的血、营、脉、气、精为物质基础，所以五脏功能有别，虚实证候也各有特点。五脏虚实既是精气的病变，也会影响精神情志；同理，精神情志的失常，也会影响精气运行失常从而导致脏腑病变。

心为神明之主，肝主条达情志，故凡五脏虚实病变，尤以心肝两脏病变最易伤神。如"肝气虚则恐，实则怒""心气虚则悲，实则笑不休"。脾肾两脏分别为先后天之本，故脾肾之病均可直接影响诸脏，出现"五脏不安"，从而彰显了脾肾二脏的重要性。肺主气，司呼吸，所以，肺的虚实证也更多反映在呼吸异常方面。

二

【原文】

2304　人之血氣精神者，所以奉生而周於性命⁽¹⁾者也。經脈者，所以行血氣而營陰陽⁽²⁾，濡筋骨，利關節者也；衛氣者，所以溫分肉，充皮膚，肥腠理，司開闔者也；志意者，所以御精神，收魂魄，適寒溫，和喜怒者也。是故血和則經脈流行，營覆陰陽，筋骨勁強，關節清利矣；衛氣和則分肉解利，皮膚調柔，腠理緻密矣；志意和則精神專直，魂魄不散，悔怒不起，五藏不受邪矣；寒溫和則六府化穀，風痺不作⁽³⁾，經脈通利，肢節得安矣。此人之常平也。

（《靈樞·本藏》）

【校注】

（1）奉生而周于性命：奉，养也。周，周全、保全。张介宾注："人身以血气为本，精神为用，合是四者以奉生，而性命周全矣。"

（2）营阴阳：营运气血于三阴三阳之经。营，营运。

（3）风痺不作：人体外不受风邪之犯，内不生气血闭阻。《灵枢·寿夭刚柔》云："病在阳者命曰风，病在阴者名曰痺，阴阳俱病命曰风痺。"风，风邪。痺，气血闭阻不通。

【按语】

血气精神能够滋养身体，保全性命；经脉是运行气血的通道；卫气既能温煦肌肤腠理，也可温养脏腑组织。志意是后天形成的一种自我调控能力，具有统摄精神、适应寒温变化、调节情志的作用，既是精神活动的一部分，又对精神活动，特别是情志思维活动具有调控作用。

经文强调血气和使人气血调畅、脏腑安和、经脉通利，保持内环境的和谐；志意和使人情志调畅、精神安定，达到心理状态的平衡；寒温和内可使脏腑各守其职，外可使人与自然协调，达到内外环境的统一，不受邪气侵犯。可见只有脏腑、经络、气血津液各方面都保持协调才能维持"阴平阳秘"的正常生理状态，后世医家在此基础上提出阴阳气血"得和则为正，失和则为邪"的论点，对诊断和辨证都有重要的指导意义。

【原文】

2305　平人則不然，胃滿則腸虛，腸滿則胃虛，更虛更滿，故氣得上下，五藏安定，血脈和利，精神乃居，故神者，水穀之精氣也。

（《靈樞·平人絕穀》）

【按语】

正常人胃肠协调配合，水谷得以化生为精微物质以充养五脏，则五脏功能正常，气血运行通畅，形体健康，精神聪慧，即神也由水谷精微所化，如《素问·八正神明论》云："血气者，人之神，不可不谨养也。"

第三章

经络

经络是人体运行气血的通道，由经脉和络脉以及经别、经筋、皮部构成。其中主要的干线称为经脉，包括十二经脉、奇经八脉；由经脉分出分支称为络脉，以十五络脉为主。经络纵横交贯，遍布全身，将人体内外、脏腑、肢节联系成一个有机的整体。其生理功能主要表现在以下几方面：沟通表里上下，联系脏腑器官；通行气血，濡养机体组织；传导感应；调节脏腑器官功能；抗御病邪，保卫机体。由于经络在人体生理上的重要性及其为病的广泛性，而为历代医家所重视，明·李梴在《医学入门·内集》中指出："医而不知经络，犹人夜行无烛。业者不可不熟。"

第一节　十二经脉

十二经脉，是经络系统中的主干部分，分别联系内脏及肢体，为人体气血运行的主要通道。十二经脉有一定的循行路线、交接次序及走向规律，同时与脏腑有特定的络属关系。十二经脉首尾相贯，如环无端，气血周流，无有休止，从而维持着人体正常的生命活动。其为病，既可表现在经脉，又可表现在脏腑，因而对诊断、治疗疾病有指导意义。

【原文】

3101　雷公問於黃帝曰:《禁脈》(1)之言，凡刺之理，經脈爲始。營其所行，制其度量(2)，內次五藏，外別六府(3)，願盡聞其道。

黃帝曰：人始生，先成精，精成而腦髓生，骨爲幹，脈爲營，筋爲剛，肉爲牆(4)，皮膚堅而毛髮長，穀入於胃，脈道以通，血氣乃行。

雷公曰：願卒聞經脈之始生。

黃帝曰：經脈者，所以能決死生、處百病、調虛實，不可不通。

（《靈樞·經脈》）

【校注】

（1）禁脉：脉，当作"服"。

（2）营其所行，制其度量：《灵枢·禁服》"制"作"知"。可参。杨上善曰："刺之理者，必须经营循十二经诸络脉等所行之气，并知脉之长短度量也。"营，度也，测量。

（3）内次五脏，外别六腑：张介宾曰："五脏属里，故言内次；六腑属表，故言外别。"次，排列。别，区分。

（4）骨为干，脉为营，筋为刚，肉为墙：指骨、脉、筋、肉的功能。骨支撑人体如干，脉运行气血如营，筋约束骨骼如纲，肉保护内脏如墙。刚，假借为纲。

【原文】

3102　肺手太陰之脈，起於中焦⁽¹⁾，下絡⁽²⁾大腸，還⁽³⁾循胃口⁽⁴⁾，上膈⁽⁵⁾屬⁽⁶⁾肺，從肺系⁽⁷⁾橫出腋下，下循臑⁽⁸⁾內，行少陰、心主⁽⁹⁾之前，下肘中，循臂內上骨下廉⁽¹⁰⁾，入寸口，上魚⁽¹¹⁾，循魚際，出大指之端；其支者，從腕後直出次指內廉，出其端。

是動則病⁽¹²⁾肺脹滿，膨膨而喘欬，缺盆中痛，甚則交兩手而瞀⁽¹³⁾，此爲臂厥⁽¹⁴⁾。

是主肺所生病⁽¹⁵⁾者，欬，上氣喘渴，煩心，胸滿，臑臂內前廉痛厥⁽¹⁶⁾，掌中熱。氣盛有餘，則肩背痛風寒，汗出中風，小便數而欠⁽¹⁷⁾。氣虛則肩背痛寒，少氣不足以息，溺色變。

（《靈樞·經脈》）

【校注】

（1）中焦：指胃中脘。

（2）络：凡经脉与其为表里之脏腑相连曰络。

（3）还：经脉去而复返曰还。

（4）胃口：指胃的上、下口，即贲门、幽门。

（5）膈：指胸腹腔之间的横膈膜。

（6）属：凡经脉与本脏腑相连曰属。张介宾曰："十二经相通，各有表里，凡在本经者皆曰属，以此通彼者皆曰络，故在手太阴则曰属肺络大肠，在手阳明则曰属大肠络肺，彼此互更，皆以本经为主也。下文十二经皆仿此。"

（7）肺系：与肺相连通的气管、喉咙等组织。

（8）臑（nào）：上臂肩至肘的部位。

（9）少阴、心主：指手少阴心经和手厥阴心包经。

（10）廉：边，侧。

（11）鱼：张介宾曰："手腕之前，大指本节之间，其肥肉隆起，形如鱼者，统谓之鱼。"

（12）是动则病：指本经变动所发生的病证。是，此。动，变动，病变。以下各经同。

（13）瞀（mào）：烦乱，郁闷。

（14）臂厥：病名。指经脉之气由臂厥逆而导致喘咳、缺盆中痛、心胸烦乱等病证。

（15）是主肺所生病：是指本经腧穴可主治肺脏所生病证。主，主管、主治。以下各经同。

（16）厥：《脉经》《千金》《十四经发挥》引文并无此字。可参。

（17）小便数而欠：指小便频数而量少。

【原文】

3103　大腸手陽明之脈，起於大指次指之端⁽¹⁾，循指上廉，出合谷⁽²⁾兩骨之間，上入兩筋之中⁽³⁾，循臂上廉，入肘外廉，上臑外前廉，上肩，出髃骨⁽⁴⁾之前廉，上出於柱骨之會上⁽⁵⁾，下入缺盆，絡肺，下膈屬大腸；其支者，從缺盆上頸貫⁽⁶⁾頰，入下齒中，還出挾⁽⁷⁾口，交⁽⁸⁾人中，左之右，右之左，上挾鼻孔。

是動則病齒痛頸腫。

是主津液所生病⁽⁹⁾者，目黄，口乾，鼽衄⁽¹⁰⁾，喉痹⁽¹¹⁾，肩前臑痛，大指次指痛不用。氣⁽¹²⁾有餘則當脈所過者熱腫，虛則寒慄不復⁽¹³⁾。

（《靈樞·經脈》）

【校注】

（1）大指次指之端：指食指尖端内侧。

（2）合谷：穴名，位于手大指次指歧骨间陷中。

（3）两筋之中：指手腕部前外侧两筋陷中的阳溪穴处，即腕部桡侧拇短伸肌腱与拇长伸肌腱的过腕关节处。

（4）髃骨：指肩胛骨与锁骨相连接处，即肩髃穴。

（5）柱骨之会上：柱骨，指颈椎骨。会上，即大椎穴处，诸阳经脉均会于大椎，故曰"会上"。

（6）贯：经脉从中间穿过曰贯。

（7）挟：并行于两侧曰挟。

（8）交：经脉彼此交叉曰交。

（9）主津液所生病：手阳明经主治津液所生病证。张介宾曰："大肠与肺为表里，肺主气，而津液由于气化，故凡大肠之或泄或秘，皆津液所生之病，而主在大肠也。"

（10）鼽衄（qiúnǜ）：鼻出血。鼻塞曰鼽，《内经》多以"鼽"代"鼻"。出血曰衄。

（11）喉痹：指喉闭塞不通的病证。痹，闭塞。

（12）气：《甲乙经》《太素》此后有"盛"字。依文例，为是。

（13）寒栗不复：寒栗，寒战。不复，难得温暖之义。

【原文】

3104　胃足陽明之脈，起於鼻之交頞中⁽¹⁾，旁納太陽之脈⁽²⁾，下循鼻外，入上齒中，還出挟口環⁽³⁾唇，下交承漿，却⁽⁴⁾循頤⁽⁵⁾後下廉，出大迎⁽⁶⁾，循頰車⁽⁷⁾，上耳前，過客主人⁽⁸⁾，循髮際，至額顱⁽⁹⁾；其支者，從大迎前下人迎⁽¹⁰⁾，循喉嚨，入缺盆，下膈屬胃絡脾；其直者，從缺盆下乳內廉，下挟臍，入氣街⁽¹¹⁾中；其支者，起於胃口，下⁽¹²⁾循腹裏，下至氣街中而合，以下髀關⁽¹³⁾，抵伏兔⁽¹⁴⁾，下膝臏中，下循脛外廉，下足跗，入中指內間；其支者，下廉⁽¹⁵⁾三寸而別，下入中指外間；其支者，別跗上，入大指間出其端。

是動則病洒洒振寒，善呻數欠，顏黑⁽¹⁶⁾，病至則惡人與火⁽¹⁷⁾，聞木聲則惕然而驚，心欲動，獨閉戶塞牖⁽¹⁸⁾而處，甚則欲上高而歌，棄衣而走⁽¹⁹⁾，賁響⁽²⁰⁾腹脹，是爲骭厥⁽²¹⁾。

是主血所生病者⁽²²⁾，狂瘧⁽²³⁾溫淫⁽²⁴⁾汗出，鼽衄，口喎⁽²⁵⁾唇胗⁽²⁶⁾，頸腫喉痹，大腹水腫，膝臏腫痛，循膺⁽²⁷⁾、乳、氣街、股、伏兔、骭外廉、足跗上皆痛，中指不用。氣盛則身以前皆熱。其有餘於胃，則消穀善饑，溺色黃。氣不足則身以前皆寒慄，胃中寒則脹滿。

（《靈樞·經脈》）

【校注】

（1）起于鼻之交頞（è）中：《甲乙经》《铜人》《十四经发挥》并无"之"字。可参。也或"之"后有脱文。滑寿曰："足阳明起于鼻两旁迎香穴，由是而上，左右相交于頞中。"頞，鼻根部，又称山根。

（2）旁纳太阳之脉：纳，《甲乙经》作"约"，有缠束之意。可参。谓在鼻根两旁与足太阳经相会。

（3）环：经脉围绕其周围曰环。

（4）却：经脉进而退转曰却。

（5）颐：口角后，腮的下方。

（6）大迎：本穴名，位于颊车前，在下颌部咬肌止端的前缘处。

（7）颊车：本穴名，位于耳垂下八分。

（8）客主人：耳前足少阳胆经上关穴。

（9）额颅：前额骨部发下眉上处。

（10）人迎：本穴名，位于结喉旁一寸五分动脉处。

（11）气街：又名气冲，本穴名。位于腹正中线脐下五寸，旁开三寸处。

（12）胃口，下：《脉经》《千金》作"胃下口"。可参。张介宾曰："胃之下口，当下脘之分，《难经》谓之幽门是也。"

（13）髀关：髀，大腿。髀关，在大腿前上方的横纹处，又为穴名。

（14）伏兔：大腿前外侧隆起处之肌肉，其形有如兔伏，故名。

（15）廉：《脉经》《甲乙经》作"膝"字。为是。

（16）善呻数欠，颜黑：呻，《甲乙经》《太素》作"伸"字。可参。善伸，好伸腰展肢。数欠，频频呵欠。阳上阴下，阴阳上下相引，为善伸数欠。颜，指额部。阳明为病，水气上侮，故见颜黑。

（17）病至则恶人与火：张介宾曰："阳明厥逆则喘而惋，惋则恶人也。恶火者，邪客阳明则热甚也。"

（18）心欲动，独闭户塞牖：欲，《脉经》《千金》《素问·脉解篇》在"动"字后"独"字前。可参。张介宾曰："欲闭户而处者，阴阳相薄而阴胜阳也。"牖，窗。

（19）上高而歌，弃衣而走：阳盛四肢实，则登高而歌；热盛于身，故弃衣而走。

（20）贲响：即肠涌动作响。张介宾曰："肠胃雷鸣也。"贲，奔走。

（21）骭（gàn）厥：指循行于足胫部的胃经气血逆乱。骭，小腿胫骨。

（22）是主血所生病者：张介宾曰："中焦受谷，变化而赤为血，故阳明为多气多血之经，而主血所生病者。"

（23）狂疟：张介宾曰："阳明热胜则狂，风胜则疟。"

（24）温淫：指温热之邪太甚。淫，太过。

（25）口喎：即口角歪斜。

（26）唇胗（zhěn）：指口唇部疡肿。胗，同"疹"。

（27）膺：胸部两侧肌肉隆起处。

【原文】

3105　脾足太陰之脈，起於大指之端，循指內側白肉際⁽¹⁾，過核骨⁽²⁾後，上內踝前廉，上踹內⁽³⁾，循脛骨後，交出厥陰之前，上膝股內前廉，入腹屬脾絡胃，上膈挾咽，連舌本⁽⁴⁾，散舌下；其支者，復從胃別上膈，注心中。

是動則病舌本強，食則嘔，胃脘痛，腹脹，善噫，得後與氣⁽⁵⁾，則快然如衰，身體皆重。

是主脾所生病者，舌本痛，體不能動搖，食不下，煩心，心下急痛，溏，瘕泄，水閉，黃疸，不能臥，強立⁽⁶⁾，股膝內腫厥，足大指不用。

（《靈樞·經脈》）

【校注】

（1）白肉际：又称赤白肉际，指手足掌背两面的交界处。交界处的背面曰赤肉，掌面曰白肉。

（2）核骨：足大趾本节后内侧凸起的圆骨。其形如果之核，故名。

（3）上内踝前廉，上踹内：踝，胫骨下端两侧隆起之高骨。足内侧高骨曰内踝。踹，《甲乙经》《太素》及《素问·阴阳离合论》王冰注引文均作"腨"。可参。下同。腨（shuàn），《说文》云："腓肠也。"即腓肠肌，俗曰小腿肚。

（4）舌本：舌根。

（5）后与气：谓大便及矢气。

（6）溏，瘕泄，水闭，黄疸，不能卧，强立：溏，水泄。瘕泄，此指痢疾。水闭，指小便不通之证。不能卧，即失眠。强立，勉强站立。

【原文】

3106　心手少陰之脈，起於心中，出屬心系[1]，下膈絡小腸；其支者，從心系上挾咽，繫目系；其直者，復從心系却上肺，下[2]出腋下，下循臑内後廉，行太陰、心主[3]之後，下肘内，循臂内後廉，抵掌後銳骨[4]之端，入掌内後廉，循小指之内出其端。

是動則病嗌乾，心痛，渴而欲飲，是爲臂厥。

是主心所生病者，目黄，脅痛，臑臂内後廉痛厥，掌中熱痛。

（《靈樞·經脈》）

【校注】

（1）心系：指心与其他脏器联系的脉络组织。张介宾曰："心当五椎之下，其系有五：上系连肺，肺下系心，心下三系连脾肝肾，故心通五脏之气而为之主也。"

（2）下：《甲乙经》《太素》均作"上"字。可从。

（3）太阴、心主：指手太阴肺经、手厥阴心包经。

（4）掌后锐骨：掌后小指侧的高骨，其凹陷处为神门穴。

【原文】

3107　小腸手太陽之脈，起於小指之端，循手外側上腕，出踝[1]中，直上循臂骨[2]下廉，出肘内側兩筋之間[3]，上循臑外後廉，出肩解[4]，繞肩胛，交肩上，入缺盆絡心，循咽下膈，抵胃屬小腸；其支者，從缺盆循頸上頰，至目銳眥，却入耳中；其支者，別頰上𩑣[5]，抵鼻，至目内眥，斜絡於顴。

是動則病嗌痛頷[6]腫，不可以顧，肩似拔，臑似折。

是主液所生病[7]者，耳聾目黄，頰腫，頸頷肩臑肘臂外後廉痛。

（《靈樞·經脈》）

【校注】

（1）踝：掌后小指侧的高骨。

（2）骨：《太素》此前有"下"字。杨上善曰："臂有二骨，垂手之时，内箱前骨名为上骨，外箱后骨名为下骨。"

（3）出肘内侧两筋之间：筋，《甲乙经》《太素》作"骨"字。张介宾曰："出肘内侧两骨尖陷中，小海穴也。"

（4）肩解：肩臂两骨相连接之处。

（5）頄（zhuō）：眼眶的下方，包括颧骨内连及上牙床的部位。

（6）颔（hàn）：腮下结喉上方的软肉处。

（7）是主液所生病：手太阳小肠经腧穴，主治水液代谢障碍所产生的病证。张介宾曰："小肠主泌别清浊，病则水谷不分而流衍无制，是主液所生病也。"

【原文】

3108　膀胱足太陽之脈，起於目內眥，上額交巔⁽¹⁾；其支者，從巔至耳上循⁽²⁾。其直者，從巔入絡腦，還出別下項，循肩髆⁽³⁾內，挾脊抵腰中，入循膂⁽⁴⁾，絡腎屬膀胱；其支者，從腰中下挾脊，貫臀入膕中；其支者，從髆內左右別下貫胛⁽⁵⁾，挾脊內⁽⁶⁾過髀樞⁽⁷⁾，循髀外從⁽⁸⁾後廉下合膕中，以下貫踹內，出外踝之後，循京骨⁽⁹⁾，至小指外側。

是動則病衝頭痛⁽¹⁰⁾，目似脫，項如拔，脊痛，腰似折，髀不可以曲，膕如結，踹如裂，是爲踝厥⁽¹¹⁾。

是主筋所生病⁽¹²⁾者，痔，瘧，狂癲疾，頭囟項痛，目黃淚出，鼽衄，項、背、腰、尻、膕、踹、脚皆痛，小指不用。

（《靈樞·經脈》）

【校注】

（1）巔：头顶部，当百会处。

（2）循：《甲乙经》《太素》作"角"。可参。

（3）肩髆（bó）：肩胛骨。

（4）膂（lǚ）：张介宾曰："挟脊两旁之肉曰膂。"

（5）胛：《太素》《千金》作"胂"。可参。胂，义同"膂"，杨上善曰："夹脊肉也。"

（6）挟脊内：此三字，《太素》《千金》无。可参。

（7）髀枢：股骨大转子处，相当于环跳穴处。

（8）从：《甲乙经》《太素》无。可参。

（9）京骨：足小趾本节后大骨，又为穴名。

（10）冲头痛：邪气上逆冲脑之头痛。

（11）踝厥：经气变动从外踝部上逆所致的病证。

（12）主筋所生病：张介宾曰："周身筋脉，惟足太阳为多为巨。其下者结于踵，结于腨，结于膕，结于臀；其上者，挟腰脊，络肩项，上头为目上网，下结于頄。故凡为挛、为弛、为反张、戴眼之类，皆足太阳之水亏，而主筋所生病者。"

【原文】

3109　腎足少陰之脈，起於小指之下，邪⁽¹⁾走足心，出於然谷⁽²⁾之下，循內踝之後，別入跟中⁽³⁾，以上踹內，出膕內廉，上股內後廉，貫脊，屬腎絡膀胱；其直者從腎上貫肝膈，入肺中，循喉嚨，挾舌本；其支者，從肺出絡心，注胸中。

是動則病饑不欲食，面如漆柴⁽⁴⁾，欬唾則有血，喝喝而喘，坐而欲起⁽⁵⁾，目𥉂𥉂⁽⁶⁾如無所見，心如懸，若饑狀⁽⁷⁾，氣不足則善恐，心惕惕如人將捕之⁽⁸⁾，是爲骨厥⁽⁹⁾。

是主腎所生病者，口熱舌乾，咽腫，上氣，嗌乾及痛，煩心，心痛，黃疸，腸澼，脊股內後廉痛，痿厥，嗜臥⁽¹⁰⁾，足下熱而痛。

（《靈樞·經脈》）

【校注】

（1）邪：通"斜"。

（2）然谷：穴名，别名龙渊、然骨。位于内踝前大骨下陷中。

（3）别入跟中：承澹安《校注十四经发挥》云："是别而下行入于足跟中。连上下文合解，即是指其经由足底斜出，向内踝而上，转向踝后，复别而向足跟部下行，绕过内踝下面再向上，由腓肠部的前侧上达膝弯内侧边。"

（4）面如漆柴：形容面黑而干枯。张介宾曰："水色黑，阴邪色见于面，故如漆。肾藏精，精衰则枯，故如柴。"

（5）坐而欲起：形容坐卧不安。张介宾曰："阴虚不能静也。"

（6）䀮（huāng）䀮：视物不清貌。

（7）心如悬，若饥状：心如悬，即心慌。张介宾曰："心肾不交则精神离散，故心如悬。阴虚则内馁，故常若饥状。"

（8）善恐，心惕惕如人将捕之：张介宾曰："肾在志为恐，肾气怯，故惕惕如人将捕之。"

（9）骨厥：肾主骨，因本经经气变动而上逆出现的证候，称为骨厥。

（10）嗜卧：张介宾曰："多阴少阳，精神匮也。《逆调论》曰：'肾者水脏，主津液，主卧与喘也'。"

【原文】

3110　心主手厥陰心包絡之脈⁽¹⁾，起於胸中，出屬心包絡，下膈，曆絡三焦⁽²⁾；其支者，循胸出脅，下腋三寸，上抵腋下，循臑內，行太陰少陰之間，入肘中，下臂行兩筋之間，入掌中，循中指出其端；其支者，別掌中，循小指次指出其端。

是動則病手心熱，臂肘攣急，腋腫，甚則胸脅支滿，心中憺憺火動⁽³⁾，面赤目黃，喜笑不休。

是主脈所生病⁽⁴⁾者，煩心心痛，掌中熱。

（《靈樞·經脈》）

【校注】

（1）心主手厥阴心包络之脉：《十四经发挥》云："手厥阴代君火行事，以用而言，故曰手心主；以经而言，则曰心包络。一经而二名，实相火也。"

（2）历络三焦：谓自胸至腹，依次联络上中下三焦。历，顺次经过。

（3）心中憺（dàn）憺火动：憺憺火，《脉经》《太素》作"澹澹大"。为是。心中澹澹大动，即心动过甚而悸动不安。

（4）主脉所生病：张志聪曰："心主血而包络代君行令，故主脉，是主脉之包络所生病者。"

【原文】

3111　三焦手少陽之脈，起於小指次指之端，上出兩指之間，循手表腕⁽¹⁾，出臂外兩骨之间，上貫肘，循臑外上肩而交出足少陽之後，入缺盆，布膻中⁽²⁾，散落⁽³⁾心包，下膈，循屬三焦。其支者，從膻中上出缺盆，上項系⁽⁴⁾耳後，直上出耳上角，以屈下頰至䪼；其支者，從耳後入耳中，出走耳前，過客主人前，交頰，至目銳眥。

是動則病耳聾渾渾焞焞⁽⁵⁾，嗌腫喉痺。

是主氣所生病⁽⁶⁾者，汗出，目銳眥痛，頰痛，耳後肩臑肘臂外皆痛，小指次指不用。

（《靈樞·經脈》）

【校注】

（1）手表腕：手背腕部关节处。手表，指手背。

（2）膻中：即胸中。

（3）落：《甲乙经》《太素》作"络"字。为是。

（4）系：《脉经》《甲乙经》作"侠"字。可参。侠，同"挟"。

（5）浑浑焞（tūn）焞：形容听觉模糊不清。

（6）主气所生病：《难经·三十八难》云三焦为"原气之别焉，主持诸气"。故三焦经可主治气之病证。又，张介宾曰："三焦为水渎之腑，水病必由于气也。"

【原文】

3112 膽足少陽之脈，起於目銳眥，上抵頭角，下耳後，循頸行手少陽之前，至肩上，却交出手少陽之後，入缺盆。其支者，從耳後入耳中，出走耳前，至目銳眥後；其支者，別銳眥，下大迎，合於手少陽，抵於䪼下，加頰車，下頸合缺盆，以下胸中，貫膈絡肝屬膽，循脅裏，出氣街，繞毛際，橫入髀厭⁽¹⁾中；其直者，從缺盆下腋，循胸過季脅⁽²⁾，下合髀厭中，以下循髀陽⁽³⁾，出膝外廉，下外輔骨⁽⁴⁾之前，直下抵絕骨⁽⁵⁾之端，下出外踝之前，循足跗上，入小指次指之間；其支者，別跗上，入大指之間，循大指歧骨⁽⁶⁾內，出其端，還貫爪甲，出三毛⁽⁷⁾。

是動則病口苦，善太息⁽⁸⁾，心脅痛不能轉側，甚則面微有塵，體無膏澤⁽⁹⁾，足外反熱，是爲陽厥⁽¹⁰⁾。

是主骨所生病⁽¹¹⁾者，頭痛、頷痛，目銳眥痛，缺盆中腫痛，腋下腫，馬刀俠癭⁽¹²⁾，汗出振寒，瘧，胸脅肋髀膝外至脛絕骨外踝前及諸節皆痛，小指次指不用。

（《靈樞·經脈》）

【校注】

（1）髀厌：即髀枢，环跳穴处。

（2）季胁：腋下为胁，胁下第十一肋骨处为季胁。

（3）髀阳：大腿的外侧。

（4）外辅骨：即腓骨。

（5）绝骨：在外踝上三寸，腓骨的凹陷处。

（6）歧骨：足大趾和次趾本节后的骨缝。

（7）三毛：足大趾爪甲后丛毛处。

（8）口苦，善太息：张介宾曰："胆病则液泄，故口苦。胆郁则不舒，故善太息。"

（9）面微有尘，体无膏泽：面色灰暗像蒙上灰尘一样，肌肤枯槁失去润泽。

（10）阳厥：言足少阳之气厥逆为病。

（11）主骨所生病：张介宾曰："胆味苦，苦走骨，故胆主骨所生病。又，骨为干，其质刚，胆为中正之官，其气亦刚，胆病则失其刚，故病及于骨。凡惊伤胆者骨必软，即其明证。"

（12）马刀侠瘿：指瘰疬病。生于颈旁，结核连续如贯珠者，名"侠瘿"；生于腋下者，形长质坚，似马刀，故名"马刀"。

【原文】

3113　肝足厥陰之脈，起於大指叢毛之際，上循足跗上廉，去內踝一寸，上踝八寸，交出太陰之後，上膕內廉，循股陰⁽¹⁾入毛中，過陰器⁽²⁾，抵小腹，挾胃屬肝絡膽，上貫膈，布脅肋，循喉嚨之後，上入頏顙⁽³⁾，連目系，上出額，與督脈會於巔；其支者，從目系下頰裏，環脣內；其支者，復從肝別貫膈，上注肺。

是動則病腰痛不可以俛仰，丈夫㿉疝⁽⁴⁾，婦人少腹腫，甚則嗌乾，面塵脫色。

是肝⁽⁵⁾所生病者，胸滿，嘔逆，飧泄，狐疝⁽⁶⁾，遺溺，閉癃。

（《靈樞·經脈》）

【校注】

（1）股阴：大腿内侧。

（2）过阴器：过，《甲乙经》《太素》作"环"。可参。环阴器，环绕外生殖器一周。

（3）颃颡（hángsǎng）：杨上善曰："喉咙上孔名颃颡。"

（4）㿉（tuí）疝：疝气之一，发病时阴囊肿痛下坠。

（5）肝：《甲乙经》《太素》此前有"主"字。可参。

（6）狐疝：疝气之一，发作时腹股沟肿块时上时下，时大时小，像狐之出入无常。

【按语】

1. 经络的重要性　经络是中医学对人体组织功能的独特发现和认识，是人体重要的组成部分，对于人体的生理、病理以及疾病的诊断、治疗等均有十分重要的意义，故经文强调："经脉者，所以能决死生，处百病，调虚实，不可不通。"

2. "是动病""所生病"的理解　"是动病""所生病"，是《灵枢·经脉》在叙述完每条经脉的循行起止后，对与本经有关的疾病、证候的记载。后代医家对其有不同见解，主要观点如下。

第一，气血先后说。《难经·二十二难》云："经言是动者，气也；所生病者，血也。邪在气，气为是动；邪在血，血为所生病。气主呴（xǔ）之，血主濡之。气留而不行者，为气先病也；血壅而不濡者，为血后病也。故先为是动，后所生病也。"即每一条经脉都分为气病和血病，气病在先、血病在后，新病在气，久病在血。可知，"是动病"是气分病，"所生病"为血分病。

第二，经络脏腑说。《校注十四经发挥》认为："是动病"为经络病，"所生病"为脏腑病。唐·王冰也直接将"是动"解释为"脉动"，表示此经脉异常变动，则可以在本经循行所过之处出现相应病证。因为"是动"病直接来源于脉诊病候，只言"动"而不言具体脉象，后人多将"是动病"直接解释为经络病。相对而言，"所生病"则为脏腑病。

第三，内因外因说。《灵枢集注》云："夫是动者，病因于外；所生者，病因于内。"即经脉因受外邪侵犯所发生的病证称"是动病"，本脏腑发生疾病影响本经的称"所生病"。

第四，本经他经说。《难经经释》云："《经脉篇》是动诸病，乃本经之病；所生之病，则以类推而旁及他经者。"即本经之病称"是动病"，影响他经之病称"所生病"。

第五，穴动诊病说。《灵枢注证发微》认为"此篇'是动'之义，正言各经之穴动则知其病耳"，即根据各经腧穴的脉动变化诊断疾病。"主……所生病者"属上读，是"是动"后所列病证的结语，归类表示病证所属的脏腑或气血津液筋骨等范围。而"主……所生病者"之后所列病证，是对"是动"病证的补充，"或出本经，或由合经"。

第六，病证主治说。上海中医学院主编《针灸学》（1974年版）认为："是动病"说明经脉的病理现象，而"所生病"是说明该经经穴的主治证候。可以认为，"是动"是由于本经脉变动而出现的各种病候，其病候彼此之间在病理上必然相互关联。"是主……所生病者"是指本经腧穴可主治之病证，可以是本经之病，亦可以旁及他经，病证范围较"是动"广，病候间不一定有病理上的联系。

以上几种观点，从不同角度解释了"是动病""所生病"的含义。其中，"病证主治说"更符合经文原义。考"主"有主持、掌管之义，在医书中常引申为"主治"的意思。如《灵枢·九针论》有"五曰铍针，……主大痈脓"等。而马王堆出土的《阴阳十一脉灸经》"是……脉主治其所产病"的记载，是这一训释的有力佐证。因而，"病证主治说"把"是动病"释为该经发生异常变动所产生的病证，视"所生病"为该经脉腧穴所能主治某脏（或津、血等）所产生的病证，既能阐明这两组病证的区别所在，也能够解释它们之间的某些重复，义胜而确切。

【原文】

3114　黃帝曰：脈行之逆順奈何？

岐伯曰：手之三陰，從藏走手[1]；手之三陽，從手走頭[2]；足之三陽，從頭走足[3]；足之三陰，從足走腹[4]。

（《靈樞·逆順肥瘦》）

【校注】

（1）手之三阴，从脏走手：张介宾曰："手之三阴从脏走手者，太阴肺经，从脏出中府，而走大指之少商；少阴心经，从脏出极泉，而走小指之少冲；厥阴心主经，从脏出天池，而走中指之中冲也。"

（2）手之三阳，从手走头：张介宾曰："手之三阳从手走头者，阳明大肠经，从次指商阳而走头之迎香；太阳小肠经，从小指少泽而走头之听宫；少阳三焦经，从名指关冲而走头之丝竹空也。"

（3）足之三阳，从头走足：张介宾曰："足之三阳从头走足者，太阳膀胱经，从头之睛明而走足小指之至阴；阳明胃经，从头之承泣而走足次指之厉兑；少阳胆经，从头之瞳子髎而走足四指之窍阴也。"

（4）足之三阴，从足走腹：张介宾曰："足之三阴从足走腹者，太阴脾经，从大指隐白走腹而上于大包；少阴肾经，从足心涌泉走腹而上于俞府；厥阴肝经，从足大指大敦而走腹之期门也。"

【原文】

3115　夫人之常數[1]，太陽常多血少氣，少陽常少血多氣，陽明常多氣多血，少陰常少血多氣，厥陰常多血少氣，太陰常多氣少血，此天[2]之常數。

足太陽與少陰爲表裏，少陽與厥陰爲表裏，陽明與太陰爲表裏，是爲足陰陽也。手太陽與少陰爲表裏，少陽與心主爲表裏，陽明與太陰爲表裏，是爲手之陰陽也。

（《素問·血氣形志》）

【校注】

（1）人之常数：人体气血在十二经中分布的通常数量。

（2）天：指先天自然禀赋。

【按语】

1. 十二经的循行规律和脏腑络属 十二经的循行路线有一定的规律性。在走向上，"手之三阴，从脏走手；手之三阳，从手走头；足之三阳，从头走足；足之三阴，从足走腹"。在分布上，"三阳经行于头，三阴经行于胸腹，三阳经行于腰背；三阴经行于四肢内侧，三阳经行于四肢外侧"。在经脉交接上，阴阳表里经脉交接于四肢部，同名手足三阳经脉交接于头面部，手足三阴经交接于胸部。在流注次序上，始于手太阴肺经，依次流注于手阳明大肠经、足阳明胃经、足太阴脾经、手少阴心经、手太阳小肠经、足太阳膀胱经、足少阴肾经、手厥阴心包经、手少阳三焦经、足少阳胆经，终于足厥阴肝经，复注于手太阴肺经为一周。首尾相贯，如环无端，终而复始，循环无已。并且，十二经脉的每一经都分别属络于互为表里的一脏和一腑，即阴经属脏络腑、阳经属腑络脏，如手太阴经属肺络大肠、手阳明经属大肠络肺等。某些经脉除属络表里脏腑外，还联系多个脏腑。如足少阴经，属肾络膀胱，贯肝，入肺，络心，注胸中接心包；足厥阴经，属肝络胆，挟胃，注肺中等。

2. 六经气血多少的不同记述 关于六经气血多少之说，在《内经》中凡三见：除《素问·血气形志》外，又见于《灵枢·五音五味》所云："夫人之常数，太阳常多血少气，少阳常多气少血，阳明常多血多气，厥阴常多气少血，少阴常多血少气，太阴常多血少气。"还见于《灵枢·九针论》所云："阳明多血多气，太阳多血少气，少阳多气少血，太阴多血少气，厥阴多血少气，少阴多气少血。"《太素·卷十·任脉》又有不同的记载："太阳常多血少气，少阳常多气少血，阳明常多血气，厥阴常多气少血，少阴常多血少气，太阴常多血气。"

说法的不同或来自汉前不同学派的不同认识，更可能因于文字的错乱。这种差异早在晋代就造成了学术上的混乱和困惑，今本《甲乙经·十二经水》采用的《灵枢·经水》原文，不见于今本《灵枢》，所载与《灵枢·九针论》基本相同，但有太阳"多血气"、少阳"少血气"的差别。今本《甲乙经·阴阳二十五人形性血气不同》还完全抄录了《灵枢·五音五味》，说明皇甫氏莫衷一是。北宋·林亿《新校正》却指出《甲乙经·阴阳二十五人形性血气不同》所引"与《素问》同"，则又提示了《甲乙经》在北宋时就有不同版本或在宋以后又有改动。

经过金元时期针灸学的蓬勃发展，明代以降，各医家的认识，统一于《素问·血气形志》。要之，六经气血的多少来自对人体生理，特别是病证表现、治疗反应的观察。各脏腑经络发生病变时，多表现在血分还是气分，伤血、伤气何者为主，针灸或药物治疗后的血气变化和转归，是判断脏腑经络气血盈亏的归结点。清·吴谦的《医宗金鉴·外科心法要诀》从疮痈类病证所作的注释是经验之谈，可资参考："人之十二经，有气血多少之分，多则易愈，少则难痊，疡医明此，临证可豫知痈疽、疮疡之始终难易，而用药消补之法始当也。如手阳明大肠、足阳明胃，此二经常多气多血；手太阳小肠、足太阳膀胱、手厥阴包络、足厥阴肝，此四经常多血少气；手少阳三焦、足少阳胆、手少阴心、足少阴肾、手太阴肺、足太阴脾，此六经常多气少血。大法血多者则破其血；气多者则行其气。气少者难于起发，宜托补之；血少者难于收敛，宜滋养之；气血两充，则易于起发，易于收敛。"

【原文】

3116 經脈十二者，伏行分肉之間，深而不見；其常見者，足太陰過於外踝之上，無所隱故也⁽¹⁾。諸脈之浮而常見者，皆絡脈也。六經絡⁽²⁾手陽明少陽之大絡，起於五指間，上合肘中⁽³⁾。飲酒者，衛氣先行皮膚，先充絡脈，絡脈先盛，故衛氣已平，營氣乃滿⁽⁴⁾，而經脈大盛。脈之卒然動者，皆邪氣居之，留於本末⁽⁵⁾；不動則熱⁽⁶⁾，不堅則陷且空⁽⁷⁾，不與衆同，是以知其何脈之動⁽⁸⁾也。

雷公曰：何以知經脈之與絡脈異也？

黃帝曰：經脈者常不可見也，其虛實也以氣口知之。脈之見者，皆絡脈也。

雷公曰：細子無以明其然也。

黃帝曰：諸絡脈皆不能經大節⁽⁹⁾之間，必行絕道而出入⁽¹⁰⁾，復合於皮中，其會皆見於外⁽¹¹⁾。

（《靈樞·經脈》）

【校注】

（1）足太阴过于外踝之上，无所隐故也：外踝，《太素》作"内踝"，阴脉行于足内侧，阳脉行于足外侧，足太阴为阴脉，故似应以"内踝"为是。另，"足太阴"，张介宾认为应改为"手太阴"："经脉深而直行，故手足十二经脉，皆伏行分肉之间，不可得见。其有见者，惟手太阴一经，过于手外踝之上，因其骨露皮浅，故不能隐。下文云'经脉者，常不可见也，其虚实也以气口知之'。正谓此耳。"

（2）六经络：指手足六经的络脉。

（3）手阳明少阳之大络，起于五指间，上合肘中：张介宾曰："手足各有六经，而手六经之络，则惟阳明、少阳之络为最大。手阳明之络名偏历，在腕后三寸上侧间，别走太阴；手少阳之络名外关，在臂表腕后二寸两筋间，邪行向内，历阳明、太阴别走厥阴。二络之下行者，阳明出合谷之次，分络于大食二指，少阳出阳池之次，散络于中名小三指，故起于五指间。其上行者，总合于肘中内廉厥阴曲泽之次。"

（4）卫气已平，营气乃满：谓卫气先充实于皮肤络脉处，营气则随之而充满。平，张介宾曰："犹潮平也，即盛满之谓。"

（5）脉之卒然动者，皆邪气居之，留于本末：杨上善曰："卫气将邪入于此脉本末之中，留而不出，故为动也。酒即邪也。"本末，指本条经脉之上下。

（6）不动则热：不动，指邪气不移动。邪客于经脉之中，久居不移，则郁而化热，而有发热的表现。

（7）不坚则陷且空：此承前句邪郁化热，当见脉形胀满而言。如果属寒邪，且尚未化热，则脉形不见胀满而是空陷，或有发冷症状。杨上善曰："当邪居处，热邪盛也，必为坚硬。若寒邪盛多，脉陷肉空，与平人不同。"

（8）动：《太素》作"病"。可参。

（9）大节：指大关节。

（10）必行绝道而出入：络脉为经脉的分支，多主横向联系，出入于经脉所不到的部位。张介宾曰："凡经脉所行，必由溪谷大节之间。络脉所行，乃不经大节，而于经脉不到之处，出入联络以为流通之用。"绝，横也。

（11）其会皆见于外：张介宾曰："然络有大小，大者曰大络，小者曰孙络。大络犹木之干，行有出入。孙络犹木之枝，散于肤腠，故其会皆见于外。"见，通现。

【按语】

1.络脉的特性及与经脉的区别 络脉是经脉循行的延伸和补充，包括三大部分：一是别络，又称大络，它是从经脉直接别出的络脉干线部分，主要有十五别络、脏腑大络等；二是络脉，是从别络分出的络脉分支，其数目较多，但均无具体命名；三是孙络，是从络脉分出的更细小的分支，数目众多，网络全身，无处不到。其浮现于体表的部分，又称为浮络、阳络，其深藏在里的又称为阴络。

络脉以其特殊的组织结构，而具有渗灌血气津液、贯通营卫和保障经气周流等独特功能。经文指出了络脉"先充络脉，络脉先盛""卫气已平，营气乃满""皆不能经大节之间，必行绝道而出入，复合于皮中，其会皆见于外"的生理特性，提示了其与经脉的功能差异，并从人体分布上指出了"经脉十二者，伏行分肉之间，深而不见，……诸脉之浮而常见者，皆络脉也"的区别。

2.临床运用 清·叶天士秉承《内经》之说，在东汉·张仲景辨治疟母的启发下，倡导久病入络说，即某些慢性疾患迁延日久，病邪深入，血络受病。其曰："其初在经在气，其久入络入血。"疾病传变的一般规律是由气及血，由经至络，邪气久病入络，就形成络脉瘀阻，且久病入络有其特殊的证候表现，即癥积有形、着而不移。络病的另一个特征就是久痛。血络瘀阻不通，故作痛。络病之痛又有虚实之分，瘀实则痛而拒按，络虚则痛而喜按。叶氏根据自己的临床经验确定了络病的治疗大法："通血脉，攻坚垒，佐以辛香，是络病大旨。"其用药与平常的活血化瘀药有所不同，须借助于虫蚁走窜之品，如水蛭、虻虫、土鳖虫、穿山甲、露蜂房、鳖甲、地龙、全蝎、蜣螂等。此外，叶氏认为辛香行气药也应是治疗络病必备之品，具有将诸药领入络中的作用，药如小茴香、青陈皮、薤白汁、金铃子、延胡索等。这些治疗络病的思路和方法值得借鉴。

第二节　奇经八脉

奇经八脉，包括督脉、任脉、冲脉、带脉、阴跷脉、阳跷脉、阴维脉、阳维脉八脉。因十二正经中未包含此八脉，且八脉又与脏腑无直接络属，无表里相配关系，故名奇经。奇经八脉是经络系统的重要组成部分之一，有加强十二经脉之间的联系，调节十二经气血，并参与肝、肾、女子胞、脑、髓生理功能活动等作用。其中督、任、冲三脉的功能更为重要，督脉有"阳脉之海"、任脉有"阴脉之海"、冲脉有"十二经之海"及"血海"之称。其为病亦各有特点，如"任脉为病，男子内结七疝，女子带下瘕聚。冲脉为病，逆气里急。督脉为病，脊强反折"等。

【原文】

3201　任脈者，起於中極之下[(1)]，以上毛際，循腹裏上關元，至咽喉，上頤，循面入目。

衝脈者，起於氣街[(2)]，并少陰之經[(3)]，俠臍上行，至胸中而散。任脈爲病，男子內結七疝[(4)]，女子帶下[(5)]瘕聚。衝脈爲病，逆氣裏急[(6)]。督脈爲病，脊强反折[(7)]。

（《素問·骨空論》）

【校注】

（1）中极之下：张介宾曰："中极，任脉穴名，在曲骨上一寸。中极之下，即胞宫之所。任冲督三脉皆起于胞宫，而出于会阴之间。"

（2）起于气街：冲脉浮浅而外行的部分从气街起始。张介宾曰："起，言外脉之所起，非发源之谓也。下仿此。气街即气冲，足阳明经穴，在毛际两旁。"

（3）并少阴之经：与足少阴肾经相并而行。

（4）七疝：七种不同类型的疝气。张寿颐《难经汇注笺正》注《二十九难》云："疝之有七，隋唐以前，谓有厥疝、癥疝、寒疝、气疝、盘疝、胕疝、狼疝之名。元以后，则曰寒疝、筋疝、水疝、气疝、血疝、癫疝、狐疝，要之疝以气言，皆气滞不行为病。"

（5）带下：泛指妇女月经方面的疾病。丹波元简曰："古所谓带下，乃腰带以下之义。疾系于月经者，总称带下。"

（6）逆气里急：逆气，气上逆。里急，胸腹拘急。张介宾曰："冲脉侠脐上行，至于胸中，故其气不顺则隔塞逆气，血不和则胸腹里急也。"

（7）脊强反折：脊柱强直而向后弯曲。

【原文】

3202　督脈者，起於少腹以下骨中央(1)，女子入繫廷孔，其孔，溺孔之端也(2)。其絡循陰器，合篡(3)間，繞篡後。別繞臀，至少陰，與巨陽中絡者合少陰，上股內後廉，貫脊屬腎(4)。與太陽起於目內眥，上額，交巔上，入絡腦，還出。別下項，循肩髆內，俠脊，抵腰中，入循膂，絡腎。其男子循莖下至篡，與女子等(5)。其少腹直上者，貫臍中央，上貫心，入喉，上頤，環唇，上繫兩目之下中央。此生病，從少腹上衝心而痛，不得前後，爲衝疝(6)。其女子不孕，癃，痔，遺溺，嗌乾。

（《素問・骨空論》）

【校注】

（1）少腹以下骨中央：指小腹部骨盆中央的胞宫。

（2）廷孔，其孔，溺孔之端也：廷孔，即阴道口。"其孔，溺孔之端也"，依文例，似衍，疑为古注语。

（3）篡（cuàn）：《甲乙经》《太素》作"纂"。可参。下同。篡（zuàn），指前后阴之间的会阴部位。丹波元简曰："盖两阴之间，有一道缝处，其状如纂组，故谓之纂。"

（4）至少阴，与巨阳中络者合少阴，上股内后廉，贯脊属肾：张介宾曰："足少阴之脉，上股内后廉。足太阳之脉，外行者过髀枢，中行者挟脊贯臀。故此督脉之别络，自篡后绕臀，至股内后廉少阴之分，与巨阳中络者合少阴之脉并行，而贯脊、属肾也。"

（5）与女子等：指督脉会阴部后的循行路线与女子相同。

（6）冲疝：疝病之一。其症见气从少腹上冲心而痛，不能大小便。

【原文】

3203　黄帝曰：少陰之脈獨下行，何也？

岐伯曰：不然，夫衝脈者，五藏六府之海也，五藏六府皆稟(1)焉。其上者，出於頏顙，滲諸陽，灌諸精(2)；其下者，注少陰之大絡(3)，出於氣街，循陰股內廉，入膕中，伏行骭骨內，下至內踝之後，屬而別；其下者，并於少陰之經，滲三陰；其前者，伏行出跗屬(4)下，循跗入大指間，滲諸絡而溫肌肉。故別絡結(5)，則跗上不動(6)，不動則厥，厥則寒(7)矣。

黄帝曰：何以明之？

岐伯曰：以言導之，切而驗之，其非必動，然後乃可明逆順之行也。

黃帝曰：窘乎哉！聖人之爲道也。明於日月，微於毫釐，其非夫子，孰能道之也。

（《靈樞·逆順肥瘦》）

【校注】

（1）五脏六腑皆禀：张介宾曰："冲脉起于胞中，为十二经精血之海，故五脏六腑皆禀焉。"

（2）渗诸阳，灌诸精：谓冲脉渗灌精气于头面。头面为诸阳之会，故"诸阳"，指头面部。

（3）少阴之大络：此指从肾脏发出深行于体内的大络脉，非十五别络之谓。

（4）跗属：足背与胫骨相连属的关节处。跗，足背。

（5）别络结：指少阴和冲脉下行别出的络脉结滞不通。

（6）跗上不动：谓足背上的动脉无搏动。

（7）不动则厥，厥则寒：张介宾曰："冲脉为十二经之海，故能温肌肉，温足胫，皆冲脉之气也。若冲脉之络因邪而结，则跗上之经不动而为厥为寒者，亦冲脉之所致也。"

【按语】

1. 冲、督、任三脉的循行及生理　冲、任、督脉是奇经八脉的主体部分，三脉均起于"胞"中，出于会阴，上行腹正中、两侧及背正中，因而唐·王冰有"一源三歧"之说。此"胞"非但指女性器官，而是如《类经·藏象类》所云为"男女藏精之所"，即在女子指胞宫，在男子则指精室。冲、任、督与众多脏腑经脉有着密切联系，从而形成了各自的生理特点。由于胞宫和精室是男女藏精之处，又是构成新生命原始物质的发源地，其气均通于肾，故冲、任、督三脉起于此处有其重要生理意义。而任督二脉与肝肾的关系密切，且督脉为"阳脉之海"，总督诸阳；任脉为"阴脉之海""任主胞胎"；冲脉分布联系更为广泛，与胃、肝、肾等关系密切，以其能调节十二经气血，故又有"十二经脉之海""血海"及"五脏六腑之海"之称。在十二经脉中，冲脉与足少阴、阳明的关系更为密切，因为冲脉既"与少阴之大络起于肾下""并少阴之经"，又隶属于阳明，而兼有先后天之气。

经文中所载督脉的循行，从少腹直上的部分实际上是重合任脉路线，故唐·王冰注云："然任脉、冲脉、督脉者，一源而三歧也。故经或谓冲脉为督脉，何以明之？今《甲乙》及《古经脉流注图经》以任脉循背者谓之督脉，自少腹直上者谓之任脉，亦谓之督脉，是则以背腹阴阳别为名目尔。"由于督脉的前行支实即任脉，所以督脉为病的病证亦有与任脉相同的地方。明·马莳对督脉、任脉的循行及病证相同的地方作了对比说明，注云："督脉任脉名色虽异，而气脉不殊，其督脉所行者，一如任脉之行，故自少腹直上者，贯脐中央，上贯心入喉，上颐环唇，上系两目之中央。其督脉为病者，又如任脉之病，从少腹上冲心而痛，不得前后，为冲疝；其女子所生之病，一如任冲之病，为不孕，为癃、为痔，为遗溺，为嗌干也。"

2. 临床运用　奇经八脉理论，为临床辨治内、妇各科疑难杂证提供了理论依据及重要指导，尤其在妇科的经带胎产病及男科的遗精、阳痿、不育等治疗中显得更为重要。故清·沈金鳌在《杂病源流犀烛·凡例》中云："奇经八脉所以总持十二经，不明乎此，并不知十二经之纲维，十二经之出入。如肝藏血，其人本血病，治其肝而勿愈，必求源于冲，冲为血海也。肺主气，其人本气病，治其肺而勿愈，必求其源于督，督为气海也。其任带跷维六经，可以类推。"

运用奇经八脉理论治病当首推清·叶天士，叶氏在长期的临床实践中，应用奇经八脉的理论辨治某些杂病病证，形成了独到的奇经辨治学术经验体系。他认为奇经八脉病证辨治可分为虚实两端。虚证方面，首先与肝肾的关系最为密切，肝肾损伤，下元亏虚，导致奇经八脉空乏，可表现为精血耗竭，应属虚损病证范畴。其次，八脉中的冲任二脉又与阳明关系密切，所谓"冲任血海皆属阳明主司""冲脉隶于阳明，阳明久虚，脉不固摄，有开无合矣"。虚证虚在精血亏损，治宜补之；实证实在气血痹阻，络脉不通，诸如男子疝气、女子带下瘕聚等证，多与奇经不通、气血失调相关。治宜通之。

民国时期，张锡纯《医学衷中参西录》对女性月经不调、赤白带下或不孕等病证的治疗多从冲脉入手，其依据冲脉理论创制的"四冲汤"，疗效显著：理冲汤治妇女经闭不行或产后恶露不尽；安冲汤治妇女行经时量多且久，过期不止或不时漏下；固冲汤治妇女血崩；温冲汤治血海虚寒不育。

第四章

病因病机

扫一扫，查阅本章数字资源，含PPT、音视频、图片等

关于疾病的发生，《内经》以"邪正相争"阐明其机理，以六淫疫疠邪气侵袭，饮食、劳伤与七情失调概括其致病方式，从致病因素与机体抗病能力相互作用的结果，审求其病理意义的病因学、发病学理论，即"审证求因"。关于疾病变化的机理，《内经》着眼于宏观、动态地分析其整体功能失调的方式、状态和过程，提出了以脏腑、经络、气血津液病变为基础的表里出入、寒热进退、邪正虚实、气血运行紊乱和疾病传变等理论，成为临床诊病论治的理论基础。

第一节　病因与发病

病因，是导致疾病发生的原因。《内经》在阴阳学说的指导下，把病因分成阴阳两类，一类为自然界气候异常产生的六淫疫疠等邪气，因其从外而入，属于阳邪；一类为人类自身饮食、起居、情志、劳倦失调等因素，因其从内而生，属于阴邪。《内经》对病因的分类及分析方法，为后世中医病因学说的建立奠定了坚实的基础。《内经》认为，疾病的发生是病邪作用于机体而导致阴阳气血失衡的结果，其中正气不足是内因和主导，邪气外袭是外因和条件，邪正交争、正不胜邪则发病。同时还认为，邪气的产生，与天时、地理、社会等因素有关；而正气的强弱同人的体质、年龄、居处环境、生活习惯等关系密切。基于这种认识，《内经》提出了"两虚相得，乃客其形""勇者气行则已，怯者则着而为病""藏于精者，春不病温"等著名的发病学观点，将发病机理与个体体质差异、病邪性质、受邪轻重、病邪所中部位等因素有机联系起来，并在发病方式上，提出感邪即发、伏邪后发、因加而发等不同情况，对于临证分析、诊治疾病均有重要的理论价值。

一

【原文】

4101　夫邪之生也，或生於陰，或生於陽[1]。其生於陽者，得之風雨寒暑；其生於陰者，得之飲食居處，陰陽喜怒[2]。

（《素問·調經論》）

【校注】

（1）或生于阴，或生于阳：阴为内，阳为外，故生于阴即内伤，生于阳即外感。

（2）阴阳喜怒：阴阳，指男女房室。喜怒，代指七情。

【按语】

经文从阴阳两个方面来讨论病因问题。"生于阳"，即自然界寒暑燥湿风之气的太过不和，则变为六淫侵犯人体肌表形体，此为外部病因；"生于阴"，即饮食起居的不慎和七情五志的太过不和，影响脏腑气机出入升降，甚至损耗五脏精气，此为内部病因。对病因内外的认识，体现了《内经》从天人相应的整体角度，把人置身于大自然之中，来讨论疾病发生的原因，从宏观上把握了认识病因的基本思路与方法。病因阴阳两分法对于区分疾病的外感内伤、辨别疾病的阴阳虚实表里属性，以及分析判断具体病邪的属性都有指导价值。

【原文】

4102　黄帝問於岐伯曰：夫百病之始生也，皆生於風雨寒暑，清濕⁽¹⁾喜怒，喜怒不節則傷藏，風雨則傷上，清濕則傷下。三部之氣，所傷異類⁽²⁾，願聞其會⁽³⁾。

岐伯曰：三部之氣各不同，或起於陰，或起於陽，請言其方，喜怒不節則傷藏，藏傷則病起於陰也，清濕襲虛⁽⁴⁾，則病起於下，風雨襲虛，則病起於上，是謂三部，至於其淫泆⁽⁵⁾，不可勝數。

黃帝曰：余固不能數，故問先師。願卒聞其道。

岐伯曰：風雨寒熱⁽⁶⁾不得虛⁽⁷⁾，邪不能獨傷人。卒然逢疾風暴雨而不病者，蓋無虛，故邪不能獨傷人。此必因虛邪之風⁽⁸⁾，與其身形，兩虛相得，乃客其形⁽⁹⁾。兩實相逢，眾人肉堅⁽¹⁰⁾，其中於虛邪也，因於天時，與其身形，參以虛實⁽¹¹⁾，大病乃成，氣有定舍，因處爲名⁽¹²⁾，上下中外⁽¹³⁾，分爲三員。

（《靈樞·百病始生》）

【校注】

（1）清湿：指寒湿之邪。清，通"清"，冷、凉之意。

（2）三部之气，所伤异类：伤于上部的风雨、伤于下部的清湿与伤于内脏的喜怒这三类邪气，所侵害人体的部位各不相同。

（3）会：要领、要点。

（4）袭虚：外邪乘正气虚而侵袭人体。

（5）淫泆：蔓延扩散。杨上善曰："是谓三部之气，生病不同，更随所居，变而生病，漫衍过多，不可量度也。"淫，浸泡。泆，通"溢"，水满溢出。

（6）风雨寒热：泛指外感六淫病邪。

（7）虚：指人体正气虚弱。

（8）虚邪之风：即指气候异常，又称虚邪贼风，为一切外来致病因素的统称。虚风，《灵枢·九宫八风》云："风从其所居之乡来为实风，主生，长养万物。从其冲后来为虚风，伤人者也，主杀主害者。"

（9）两虚相得，乃客其形：两虚，即人体的正虚和自然界的虚邪。得，合之意。客，此作侵入解。

（10）两实相逢，众人肉坚：两实，指人体的正气充足和自然界的正常气候。肉坚，肌肉壮实，此指健康无病。

（11）参以虚实：杨上善曰："参，合也。虚者，形虚也；实者，邪气盛实也。两者相合，故大病成也。"

（12）气有定舍，因处为名：邪气伤人有一定部位，疾病命名则根据其侵害的不同部位来定。气，此指邪气。舍，邪气侵害的部位。

（13）上下中外，分为三员：上下属外为两员，加中之一员，共三员。三员，即前述三部。

【按语】

1.“三部之气”的病因分类 根据邪气的来源、损伤部位不同，经文将病因分为“三部之气”：源于天之风雨寒暑等六淫邪气，始伤人体的上部；源于地之寒湿之邪，始伤人体的下部；源于人体自身的喜怒不节等情志因素，则直接伤人脏腑。将外邪及其所致疾病上下分列，在临床中有实际意义。虽同属外邪，清湿却与伤上的风雨所致疾病不同，风雨引发外感热病，清湿袭人既可发为肢体关节病，如《素问·阴阳应象大论》所言“地之湿气，感则害人皮肉筋脉”，为“足悗”“著痹”等，也可伤及体内脏腑，为“胀”、为“积”等。后世医家亦重视上下两部邪气的区别，金·张从正《儒门事亲》将邪分而为三，曰天邪、地邪、人邪，指出所致疾病各有特点，祛邪途径亦不同。

2.“两虚相得”的发病观 发病是机体正气不足以抗拒病邪侵害而导致疾病发生的过程，《内经》认为其机理主要取决于正气与邪气斗争的胜负结果。“两实相逢，众人肉坚”，为正气充足，邪气不犯，故机体不发病；若“两虚相得，乃客其形”，则为正气不足以抗拒病邪侵袭而发病。《内经》在正邪双方的分析中，又特别强调正气在发病中的作用。“风雨寒热，不得虚，邪不能独伤人”以及“卒然逢疾风暴雨而不病者，盖无虚，故邪不能独伤人”均说明邪气在发病过程中只是一个条件，而正气不足则是发病与否的决定因素。一般情况下，外在的病邪必须通过内在的正虚而致病。这一观点与《素问·评热病论》的“邪之所凑，其气必虚”、《素问遗篇·刺法论》的“正气存内，邪不可干”的观点相同，均突出了正气在发病中的主导作用，这种以内因为主的发病观，为临床确立扶正祛邪治疗原则奠定了理论基础。

需要注意的是，对于“盖无虚，故邪不能独伤人”的理解也不可拘泥，不可认为只要“正气存内”，就能“邪不可干”。《内经》在重视正气的同时，也十分强调《素问·上古天真论》提出的“虚邪贼风，避之有时”及《素问遗篇·刺法论》所提倡的“避其毒气”，因此，要正确认识《内经》发病观，全面把握正气与邪气在发病中的意义，切不可断章取义。

二

【原文】

4103 黃帝曰：陰之與陽也，異名同類[1]，上下相會，經絡之相貫，如環无端。邪之中人，或中於陰，或中於陽，上下左右，無有恆常，其故何也？

岐伯曰：諸陽之會[2]，皆在於面。中人也，方乘虛時，及新用力，若[3]飲食汗出，腠理開而中於邪。中於面則下陽明，中於項則下太陽，中於頰則下少陽，其中於膺、背、兩脇，亦中其經[4]。

黃帝曰：其中於陰奈何？

岐伯答曰：中於陰者，常從臂腨始。夫臂與腨[5]，其陰皮薄，其肉淖澤[6]，故俱受於風，獨傷其陰[7]。

（《靈樞·邪氣藏府病形》）

【校注】

（1）阴之与阳也，异名同类：张介宾曰："经脉相贯合一，本同类也；然上下左右部位各有所属，则阴阳之名异矣。"

（2）诸阳之会：即手足阳经会合的意思。

（3）若：《甲乙经》《太素》"若"字后有"热"字。可参。

（4）其中于膺、背、两胁，亦中其经：承接上句邪中面下阳明、邪中项下太阳、邪中颊下少阳之意，指邪中胸膺传至阳明，邪中背脊传至太阳，邪中两胁传至少阳。

（5）䯒（héng）：指足胫部。

（6）淖泽：柔和润泽之意。

（7）故俱受于风，独伤其阴：手足三阴经行于臂䯒，若臂䯒皮肉柔弱不固，则邪易入侵，伤其阴经。

【原文】

4104 黄帝曰：邪之中人藏奈何？

岐伯曰：愁忧恐惧则伤心⁽¹⁾，形寒寒饮则伤肺⁽²⁾，以其两寒相感，中外皆伤，故气逆而上行。有所堕坠，恶血留内，若有所大怒，气上而不下，积于胁下则伤肝⁽³⁾。有所击仆，若醉入房，汗出当风，则伤脾⁽⁴⁾。有所用力举重，若入房过度，汗出浴水，则伤肾⁽⁵⁾。

（《灵枢·邪气藏府病形》）

【校注】

（1）愁忧恐惧则伤心：愁忧恐惧内起伤神，而神总统于心，故言愁忧恐惧则伤心。又，《难经》"恐惧"作"思虑"。可参。

（2）伤肺：肺合皮毛，故外寒经皮毛而伤肺；肺经起于中焦，故寒饮食入胃，经肺脉上循而伤肺。

（3）伤肝：因原有瘀血在内，阻滞气血运行，加之大怒，导致肝气上逆，肝经气机不畅，气血郁积肝经所过胁下，故曰伤肝。

（4）伤脾：张介宾曰："脾主肌肉，饮食击仆者，伤其肌肉。醉后入房，汗出当风者，因于酒食，故所伤皆在脾。"

（5）伤肾：张介宾曰："肾主精与骨，用力举重则伤肾，入房过度则伤精，汗出浴水，则水邪犯其本脏，故所伤在肾。"

【按语】

1. 邪循经脉 因邪气性质和入侵部位的不同，侵犯人体部位有上下左右之分，有经脉阴阳之别。经文讨论了邪气入侵的具体路径，提出外邪循经脉而行的规律，这对于根据经脉循行部位的证候进行"经脉辨证"具有一定的指导价值。

2. 内外合邪伤脏 邪气入脏，为病情较重阶段，其病因不单纯为外感邪气或内伤饮食情志，往往是外感内伤两方面病因共同作用的结果。经文论及易伤五脏的病因组合，如形寒、饮冷易伤肺，醉后入房、汗出当风伤脾，说明内外合邪易伤及五脏，病起于阴。导致五脏疾病的原因各有其特点，如心肝多见情志所伤，肺多伤于外内寒邪，脾多伤于饮食不节，肾多伤于劳倦、房劳等，为后世脏腑辨证提供了依据。

三

【原文】

4105　黄帝曰：夫自古通天⁽¹⁾者，生之本，本於陰陽。天地之間，六合之内，其氣九州九竅、五藏、十二節，皆通乎天氣。其生五⁽²⁾，其氣三⁽³⁾，數犯此者，則邪氣傷人，此壽命之本也。蒼天之氣，清淨則志意治，順之則陽氣固，雖有賊邪，弗能害也，此因時之序⁽⁴⁾。故聖人傳精神⁽⁵⁾，服天氣，而通神明⁽⁶⁾。失之則内閉九竅，外壅肌肉，衛氣散解，此謂自傷，氣之削也。

陽氣者若天與日⁽⁷⁾，失其所⁽⁸⁾則折壽而不彰⁽⁹⁾，故天運⁽¹⁰⁾當以日光明。是故陽因而上，衛外者也⁽¹¹⁾。因於寒，欲如運樞⁽¹²⁾，起居如驚⁽¹³⁾，神氣乃浮⁽¹⁴⁾。因於暑，汗，煩則喘喝⁽¹⁵⁾，靜則多言⁽¹⁶⁾，體若燔炭，汗出而散⁽¹⁷⁾。因於濕，首如裹⁽¹⁸⁾，濕熱不攘⁽¹⁹⁾，大筋緛短，小筋弛長⁽²⁰⁾，緛短爲拘，弛長爲痿。因於氣⁽²¹⁾，爲腫，四維相代⁽²²⁾，陽氣乃竭。

（《素問·生氣通天論》）

【校注】

（1）通天：谓人与天地自然息息相通。

（2）其生五：指阴阳之气衍生木、火、土、金、水五行。

（3）其气三：指三阴三阳六气。又，张琦曰："其气三，天气、地气、人气也。"可参。

（4）因时之序：顺应四时阴阳二气的变化节律。因，依据、随顺。

（5）传精神：抟聚精气与神志。俞樾曰："传，读为抟（抟），聚也。"

（6）通神明：使人体之阴阳二气与自然界阴阳二气消长变化贯通感应，协调一致。

（7）阳气者若天与日：阳气对于人的重要性，如同大自然之中太阳的重要作用一样。

（8）失其所：指阳气运行失常，失去其应居之处所。所，《太素》作"行"。可参。

（9）折寿而不彰：指人的生命夭折而不彰著于世。

（10）天运：自然万物的运动。

（11）阳因而上，卫外者也：此言人体的阳气，犹如天上的太阳向上向外布散，起着护卫肌表、抵抗外邪的作用。因，顺应、依顺之意。

（12）运枢：转动的门轴。比喻人体阳气有如户枢那样主司肌表腠理开阖的作用。

（13）起居如惊：言生活作息没有正常的规律。起居，泛指生活作息。惊，卒暴之意。

（14）神气乃浮：指阳气开阖失序而浮散损伤。吴崑将"欲如运枢，起居如惊，神气乃浮"三句移至上文"阳因而上，卫外者也"句下，并将"体若燔炭，汗出而散"二句移至"因于寒"句后。如此，则文通理顺。可参。

（15）烦则喘喝：指暑热内盛导致烦躁，喘声喝喝。喝，拟声词。

（16）静则多言：指暑热伤及心神所致的神昏、多言。静，相对于烦躁而言，指神昏。

（17）体若燔炭，汗出而散：身体热甚如燃烧之炭火，若有汗出，则热随汗而外散。

（18）首如裹：指头部沉重不爽，如物裹缠。

（19）攘（rǎng）：消除，去除。

（20）大筋缛（ruǎn）短，小筋弛长：此为互文，意为大筋、小筋或短缩，或弛长。缛，收缩。弛，松弛，弛缓。

（21）气：指风气。高世栻曰："气，犹风也。《阴阳应象》云：'阳之气以天地之疾风名之。'故不言风而言气。"

（22）四维相代：意为寒、暑、湿、气（风）四种邪气更替伤人。四维，即四隅，指上文风、寒、暑、湿四时邪气。代，更代。

【按语】

1. 人体的阴阳与自然界的阴阳的关系　经文指出"生之本，本于阴阳"，人作为自然界之生命体，起源于自然、演化于自然和生存于自然，与天地存在着同源、同律和同构的整体关系，故人与自然和则生、逆则死，顺应自然是保障生命之根本。

2. 强调阳气对于人体生命活动的重要性　经文根据"天人合一"的思想，应用取象比类的方法从生理、病理两个方面，论述人身阳气的重要作用。人身阳气就像自然界中的太阳一样，运转不息，向上布散，温养人体，护卫肌表，抵抗外邪。倘若人身阳气运行失常，功能衰退，失去护卫肌表、抵抗外邪的作用，便会经常受到外邪侵袭，轻者折损寿命，重者造成死亡。这些认识为后世重阳学派的创立与发展，提供了理论依据。

3. 外邪致病的特点　阳失卫外，外邪侵犯，寒、暑、湿、气（风）四种邪气，有各自的致病特点，发生不同的病证。寒主收引，故寒邪外束，阳气被郁，症见发热体若燔炭，并伴恶寒、无汗、脉浮紧等。此邪在表，若有汗出，则热随汗泄。暑为阳邪，其性炎热，暑邪外袭，易迫津外出，扰动心肺，故汗多心烦、喘喝有声；暑热内扰神明，神识昏乱，则见神昏、多言。湿为阴邪，其性重浊，易困遏清阳，阻滞气机。感受湿邪，清阳之气受阻，不能上达头面，则见头重而胀，甚至昏蒙，如以物包裹之状。湿邪中人，郁而化热，湿热交并，阻滞筋脉，气血不能通达濡润，致使筋失所养，或为短缩而拘急，或为松弛而萎缓不用，从而表现为肢体运动障碍之类病证。风邪外袭，肺肾功能失调，行水、主水功能失司，出现头面甚或全身水肿，《素问·水热穴论》称之为风水。

【原文】

4106　陽氣者，煩勞則張⁽¹⁾，精絕，辟積⁽²⁾於夏，使人煎厥⁽³⁾。目盲不可以視，耳閉不可以聽，潰潰乎若壞都⁽⁴⁾，汩汩乎不可止⁽⁵⁾。陽氣者，大怒則形氣絕，而血菀於上，使人薄厥⁽⁶⁾。有傷於筋，縱，其若不容⁽⁷⁾，汗出偏沮⁽⁸⁾，使人偏枯。汗出見濕，乃生痤疿⁽⁹⁾。高粱之變，足生大丁⁽¹⁰⁾，受如持虛。勞汗當風，寒薄爲皶⁽¹¹⁾，鬱乃痤。陽氣者，精則養神，柔則養筋⁽¹²⁾。開闔不得，寒氣從之，乃生大僂⁽¹³⁾。陷脈爲瘻⁽¹⁴⁾，留連肉腠。俞氣化薄，傳爲善畏，及爲驚駭。營氣不從，逆於肉理，乃生癰腫。魄汗未盡，形弱而氣爍，穴俞以閉，發爲風瘧。故風者，百病之始也，清靜則肉腠閉拒，雖有大風苛毒，弗之能害，此因時之序也。故病久則傳化，上下不并，良醫弗爲。故陽畜積病死⁽¹⁵⁾，而陽氣當隔⁽¹⁶⁾，隔者當寫，不亟正治，粗乃敗之。

（《素問·生氣通天論》）

【校注】

（1）烦劳则张：指阳气因过劳而亢盛于外。烦，通"繁"，多的意思。张，亢盛之意。

（2）辟积：积累重复，反复发生。辟，通"襞"，即衣裙褶。

（3）煎厥：古病名。指阳气亢盛，煎熬阴精，虚火上炎，阴精竭绝而致气逆昏厥的一种病证。

（4）溃溃乎若坏都（zhǔ）：形容煎厥证来势凶猛，如同洪水泛滥，堤坝溃坏。溃溃：形容洪水泛滥的样子。都，通"渚"，即蓄水之处，此处引申为堤坝。

（5）汩（gǔ）汩乎不可止：形容煎厥证发展迅速，如同水流急速，不可遏止。汩汩，水急流之声。

（6）薄厥：古病名。指因大怒而迫使气血上逆所致的昏厥证。

（7）其若不容：指肢体不能随意运动。容，通"用"。

（8）汗出偏沮（jǔ）：意为应汗出而半身无汗。沮，阻止。

（9）痤疿（cuófèi）：痤，疖子。疿，汗疹，俗称痱子。

（10）高粱之变，足生大丁：过食肥甘厚味之品，会使人产生疔疮病变。高，通"膏"，脂肪类食物。粱，通"粱"，指细粮。足，胡澍曰："当作'是'字之误也。……'是'犹'则'也。"丁，通"疔"，疔疮。

（11）皶（zhā）：粉刺。

（12）精则养神，柔则养筋：当作"养神则精，养筋则柔"理解。即阳气养神则人精明聪慧；养筋则筋脉柔和，屈伸自如。

（13）大偻（lǚ）：指屈背弯腰、不能直立的病证。

（14）瘘（lòu）：指漏下脓水的瘘管。

（15）阳畜积病死：指阳气蓄积不行，闭阻致死。畜，同"蓄"。

（16）阳气当隔：指阳气蓄积阻塞不通。当，通"挡"。

【按语】

1. 阳气功能失常的病机变化　经文论述了各种原因导致阳气的运行失常所产生的病变。影响阳气正常运行的因素则有六淫侵袭（寒、暑、湿、风）、七情过激（大怒）、烦劳过度（烦劳）、饮食不节（膏粱之变）等，所致病变既有外感，亦有内伤，更有痤、疿、疔、皶等皮肤疾病，说明了阳气失常致病的广泛性，以及病机变化的多样性，如煎厥的阳亢阴竭、薄厥的阳气逆乱、偏枯的阳气偏阻、疔疮的阳热蓄积、痤疿的阳气郁遏等。

2. 阳虚邪恋导致各种变证　若阳气开阖失司，外邪入侵，久留不去，损伤阳气，则易致阳虚邪恋的诸种病证。如阳虚寒邪入侵，筋失温养而拘急，则可致背曲不能直立的大偻病；寒邪凝滞，使营卫失调，凝阻于肌肉之间，则可发为痈肿；若寒邪深陷经脉，气血凝滞，久则经脉败漏，积久发为溃疡，形成瘘管，脓水时漏，久不收口；寒邪留连肉腠，由腧穴内传五脏，脏病神失所主，则可见种种情志症状；若阳气素虚，卫表不固，汗出不止，风寒乘虚而入，正虚邪陷，不能外达，则可发为风疟之病等。

3. 阳气病变的预后及治疗　阳气失常的各种病证，若治不及时，或治不得法，则可进一步发生传变，或令阳气蓄积不行，上下不相交通，阴阳阻隔不通，预后不佳。对此，经文对阳气蓄积阻塞不通的阳热实证提出了"隔者当泻"的治疗原则，并指出，如果对当泻之证迟疑不决，未能及时采取正确的治疗措施，则属于粗工所造成的治疗失误。"隔者当泻"，须急以通泻之法，消散邪气，使人体上下通利，阳气恢复正常。如东汉·张仲景治疗邪入阳明、燥屎内结之阳明腑实证采用大承气汤急下，引热邪从大肠而出，使津液不致尽劫，深得《内经》之精髓，且补《内经》有法无方之缺漏。

4. 阳气温养作用的临床意义　"阳气者，精则养神，柔则养筋"说明保护阳气的功能，对人的健康非常重要。因为阳气充足，运行流通，不仅能温养形体，柔软筋脉，而且能温养精神，使人精神活动旺盛。这具有重要临床意义，提示若阳气不足或者不能运行流通，则形体和精神都有可能发病而无法"形神合一"。如阳气失常一方面会出现筋脉拘挛等躯体病证，另一方面也可能出现精神萎靡，甚至抑郁等神志病证。所以要求医生在治疗四肢关节病方面要温通阳气，对于抑郁症等神志病也可以考虑从温补阳气来治疗。

【原文】

4107　故陽氣者，一日而主外⁽¹⁾，平旦人氣生，日中而陽氣隆，日西而陽氣已虛，氣門⁽²⁾乃閉。是故暮而收拒，無擾筋骨，無見霧露，反此三時⁽³⁾，形乃困薄⁽⁴⁾。

岐伯曰：陰者，藏精而起亟也⁽⁵⁾；陽者，衛外而爲固也⁽⁶⁾。陰不勝其陽，則脈流薄疾⁽⁷⁾，并乃狂⁽⁸⁾。陽不勝其陰，則五藏氣爭⁽⁹⁾，九竅不通。是以聖人陳陰陽⁽¹⁰⁾，筋脈和同⁽¹¹⁾，骨髓堅固，氣血皆從。如是則内外調和，邪不能害，耳目聰明，氣立如故⁽¹²⁾。風客淫氣，精乃亡，邪傷肝也。因而飽食，筋脈橫解⁽¹³⁾，腸澼爲痔⁽¹⁴⁾。因而大飲，則氣逆。因而強力⁽¹⁵⁾，腎氣乃傷，高骨⁽¹⁶⁾乃壞。

凡陰陽之要，陽密乃固⁽¹⁷⁾。兩者不和，若春無秋，若冬無夏，因而和之，是謂聖度⁽¹⁸⁾。故陽強不能密，陰氣乃絕⁽¹⁹⁾，陰平陽秘，精神乃治⁽²⁰⁾，陰陽離決，精氣乃絕。

因於露風⁽²¹⁾，乃生寒熱。是以春傷於風，邪氣留連，乃爲洞泄⁽²²⁾。夏傷於暑，秋爲痎瘧。秋傷於濕，上逆而欬，發爲痿厥。冬傷於寒，春必溫病。四時之氣，更傷五藏⁽²³⁾。

（《素問·生氣通天論》）

【校注】

（1）一日而主外：张介宾曰："昼则阳气在外也。"一日，指白天。

（2）气门：此指汗孔。

（3）三时：指平旦、日中、日西三个时段。

（4）形乃困薄：形体困顿而衰薄。

（5）阴者藏精而起亟（qì）也：五脏所藏蓄的阴精，不断地起而与阳气相应，以供养阳气。亟，频数。

（6）阳者卫外而为固也：阳主卫外，阳气为阴精固密于外，使阴精能固守于内而不外泄。

（7）脉流薄疾：指经脉中的气血流动急迫快速。薄，通"迫"。

（8）并乃狂：指阳邪入于阳分，阳热内盛，扰乱神明而发为狂病。并，交并、合并，引申为聚合。

（9）五脏气争：五脏功能失调。高世栻曰："争，彼此不和也。"

（10）陈阴阳：即调和阴阳。陈，陈列，引申为调和。

（11）筋脉和同：指筋脉的功能协调。和同，即和谐、调和。

（12）气立如故：意为脏腑经络之气运行如常。一说气立，谓人必依靠天地四时阴阳之气而有此生命。吴崑曰："气立者，人受天地之气以立命，故有生谓之气立"。

（13）筋脉横解：谓筋脉弛纵不收。横，放纵。解，同"懈"，松弛。

（14）肠澼为痔：指便下脓血和痔疮。

（15）强力：自恃身强而房劳无度。王冰曰："强力，谓强力入房也。"

（16）高骨：腰间脊柱棘突。

（17）阳密乃固：阳气致密于外，阴精才能固守于内。

（18）圣度：即最高的养生及治疗法度。张志聪曰："谓圣人调养之法度。"

（19）阳强不能密，阴气乃绝：指阳气过亢，浮散失密，不能发挥其正常的卫外、固护阴精的作用，使阴精外泄或者耗伤，以至尽竭。张介宾曰："强，亢也。孤阳独用，不能固密，则阴气耗而竭绝矣。"

（20）阴平阳秘，精神乃治：人身阴阳平和协调，是精与神化生的基础，也是健康的保证，否则阳气烦劳则张，阴气躁则消亡。张介宾曰："人生所赖，惟精与神。精以阴生，神从阳化，故阴平阳秘，则精神治矣。"

（21）露风：调摄不慎，露体受风，而成外感寒热之病。风，此泛指外邪而言，即下文之风、暑、湿、寒之气。

（22）洞泄：指水谷不化，下利无度的重度泄泻。

【23】四时之气，更伤五脏：四时之气失调，更替伤害五脏。

【按语】

1. 顺应昼夜阳气消长以防病　经文阐述了阳气的昼夜消长规律，把一天分为三时，即朝升昼盛暮降，人与天地相应，其阳气皆随自然阴阳的升降而消长。顺应昼夜阳气生发、隆盛、虚衰的变化规律，调节起居活动，保护人体阳气，免受外邪侵袭，防止疾病发生。这是《内经》"天人相应"学术观念在养生防病方面的具体体现。

2. 阳气与阴精的关系　经文阐述了阴阳互根互用的关系、阳气的主导作用以及阴阳失调的危害性，从而强调阴阳协调的重要意义。"阴者藏精而起亟也，阳者卫外而为固也"说明阴阳之间不仅有对立制约关系，同时也存在互根互用关系，即阴为阳之基、阳为阴之用。彼此都以对方的存在作为自己存在的条件，没有阴，就无所谓阳，没有阳，也就无所谓阴。正所谓"孤阴不生，独阳不长"。这种既对立又互根互用的关系，构成了《内经》阴阳学说的基本思想。虽然生命健康的保证取决于阴阳对立统一的协调平衡，但经文还是强调在这种关系中阳气是起主导作用的，认为"阴阳之要，阳密乃固"，只有阳气致密于外，阴精才能固守于内，否则"阳强不能密，阴气乃绝"。阴阳相对来说，阳主动，阴主静，阳气原于天，阴精本于地。阳气温煦机体，卫外御邪且固护阴精；阴精内藏于五脏，并响应阳气之需求，为阳气之化源。但总体上阴阳又必须保持清静宁谧的状态，才能维持"阴平阳秘，精神乃治"的生理活动。所以《素问·痹论》云："阴气者，静则神藏，躁则消亡。"经文强调阴阳协调宁静，才能健康不病。如果这种协调关系被打破，若"两者不和"，或"阴不胜其阳"，或"阳不胜其阴"，即为病理；严重时会出现"阴阳离决，精气乃绝"的危候。因此，调和阴阳就成为防病治病的重要法则。

3. "四时之气，更伤五脏"的发病观　天人阴阳相应，人以五脏阴阳通应天之四时阴阳。四时阴阳失调而为邪气，人感之则伤及五脏。邪气入侵可即时发病，也可伏而后发，由于邪气侵犯人体，正气被束，不能托邪外出，使邪气得以伏匿，至下一季节因某种病因诱发而病。如春季感受风邪，春气不生，则夏气不长，至夏而发为"洞泄"之病；……冬季感寒，寒伏郁久化热，至春阳气生发，再感新邪，则易发春温之病。

【原文】

4108　陰之所生，本在五味^{（1）}，陰之五宮^{（2）}，傷在五味。是故味過於酸，肝氣以津^{（3）}，脾氣乃絶。味過於鹹，大骨^{（4）}氣勞，短肌^{（5）}，心氣抑。味過於甘^{（6）}，心氣喘滿^{（7）}，色黑，腎氣不衡。味過於苦^{（8）}，脾氣不濡^{（9）}，胃氣乃厚^{（10）}。味過於辛，筋脈沮弛^{（11）}，精神乃央^{（12）}。是故謹和五味，骨正筋柔，氣血以流，腠理以密，如是則骨氣以精，謹道如法，長有天命。

（《素問·生氣通天論》）

【校注】

（1）阴之所生，本在五味：谓人体阴精的化生，本原于饮食五味。

（2）五宫：即贮藏阴精的五脏。

（3）以津：以，犹乃。津，溢，有过盛之意。

（4）大骨：腰间脊骨。

（5）短肌：肌肉短缩。

（6）甘：《太素》作"苦"。可从。

（7）喘满：喘，此指心跳急促。满，通"懑"，烦闷。

（8）苦：《太素》作"甘"。可从。

（9）脾气不濡：即脾气湿滞不运。《太素》无"不"字。可参。濡，湿滞。

（10）厚：即胀满。

（11）沮（jǔ）弛：筋脉弛缓败坏。沮，衰败，败坏。

（12）央：通"殃"，损伤。

【按语】

1. 饮食五味的双重作用　经文指出"阴之所生，本在五味；阴之五宫，伤在五味"，阐发五味的双重作用，强调药食五味调和的重要性及五味偏嗜的危害性，并反映了五脏相关的整体观，不仅对养生及分析病机有一定价值，而且对临床用药也有启发作用。药食五味对人体具有"养"和"伤"的双重作用：一方面生命活动依赖药食五味化生精微以滋养五脏；另一方面，药食五味太过，又可伤及五脏，破坏脏腑之间的平衡协调，导致疾病。如《素问·至真要大论》云："久而增气，物化之常也；气增而久，夭之由也。"这也是"水能载舟，亦能覆舟"的道理。

2. 饮食致病的特点　饮食不节是内伤主要病因之一。若饮食五味偏嗜，可因其阴阳偏性而破坏人体阴阳平和协调，使五脏受损而发病。经文根据五行理论，阐述了五味偏嗜伤人的病理变化。其中，酸入肝，过食酸则肝气偏盛，肝旺乘脾，使脾气衰弱。咸入肾，过食咸则肾气受损，不能生髓充骨而生骨病；肾气不足，水湿内生，水气凌心则心气抑郁；火不暖土，脾运失职，气血化生不足，肌肉失养而消瘦短缩。苦入心，过食苦则心气不足，鼓动无力，而见心胸喘满；心火不足，肾水乘之，寒凝血瘀，而见面黑无泽。甘入脾，过食甘则脾气湿滞，运化失常，并致胃气壅滞。辛入肺，过食辛则发散过度，津液耗伤，不能润养筋脉，发为挛急或弛纵，久则气耗神疲。所以，养生要注意谨和五味，方能保持阴阳和平而长有天命。

四

【原文】

4109　凡治消瘅⁽¹⁾、仆击⁽²⁾、偏枯、痿厥⁽³⁾、气满发逆⁽⁴⁾，肥贵人⁽⁵⁾，则高粱之疾⁽⁶⁾也。隔塞闭绝，上下不通，则暴忧之病也。暴厥而聋，偏塞闭不通⁽⁷⁾，内气暴薄⁽⁸⁾也。不从内，外中风之病，故瘦留著也⁽⁹⁾。蹠跛⁽¹⁰⁾，寒风湿之病也。

黄帝曰：黄疸、暴痛、癫疾、厥狂⁽¹¹⁾，久逆之所生也。五藏不平，六府闭塞之所生也。头痛耳鸣、九窍不利，肠胃之所生也。

（《素问·通评虚实论》）

【校注】

（1）消瘅：病名。吴崑曰："消瘅，消中而热，善饮善食也。"瘅，热也。

（2）仆击：猝然仆倒之中风。

（3）痿厥：痿，手足痿弱。厥，四肢逆冷。

（4）气满发逆：指气机壅满所致的气逆喘息。

（5）肥贵人：据《素问·腹中论》王冰注及守山阁校本"肥"前有"甘"字。可参。这里指常吃甘味多脂美食的富贵之人。

（6）高梁之疾：指因过食膏粱厚味所引起的疾病。

（7）暴厥而聋，偏塞闭不通：张志聪曰："暴厥而聋，厥气上逆，上窍不通也。偏塞闭结，厥气下逆，下窍不通也。"

（8）薄：急迫。

（9）外中风之病，故瘦留著也：王冰曰："外风中人，伏藏不去，则阳气内受，为热外燔，肌肉消烁，故留薄肉分消瘦，而皮肤著于筋骨也。"瘦留著，《甲乙经》作"留瘦著"。可参。

（10）蹠（zhí）跛：行路不正之病。高世栻曰："蹠，践履也。跛，不正也。"

（11）厥狂：气逆而致的狂病。

【按语】

经文从病证角度出发，讨论不同病证相同或相似的病因。消瘅、仆击、偏枯、痿厥、气满发逆诸病，病虽不同，但饮食肥甘是它们共同的病因。黄疸、暴痛、癫疾、厥狂诸证，证虽有异，脏腑之气因外感内伤而致久逆是其共同病因。其价值在于阐述了病因和病证之间的关系存在一定的倾向性，这对临床有针对性地防治疾病有重要指导价值。

需要说明的是，认识病因的共性是不够的，病因其个性的一面亦需加以重视，否则在"审因"时容易被引入歧途。如消瘦属内伤病常见之症，然临床亦有"不从内，外中风之病"的情况。再如头痛耳鸣，风寒外袭或内伤导致肾虚肝旺为常见病因，然临床亦有"肠胃之所生"的病例。因此掌握疾病的病因，需要从其共性和个性两个方面进行把握，方不至于在辨证论治时束手无策。

五

【原文】

4110　黃帝問曰：人之居處動靜勇怯，脈亦爲之變乎？

岐伯對曰：凡人之驚恐恚⁽¹⁾勞動靜，皆爲變也。是以夜行則喘出於腎⁽²⁾，淫氣病肺⁽³⁾。有所墮恐，喘出於肝⁽⁴⁾，淫氣害脾⁽⁵⁾。有所驚恐，喘出於肺，淫氣傷心⁽⁶⁾。度水跌仆，喘出於腎與骨⁽⁷⁾，當是之時，勇者氣行則已，怯者則着而爲病也。故曰：診病之道，觀人勇怯骨肉皮膚，能知其情，以爲診法也。故飲食飽甚，汗出於胃⁽⁸⁾。驚而奪精，汗出於心⁽⁹⁾。持重遠行，汗出於腎⁽¹⁰⁾。疾走恐懼，汗出於肝⁽¹¹⁾。搖體勞苦，汗出於脾⁽¹²⁾。故春秋冬夏，四時陰陽，生病起於過用，此爲常也。

（《素問·經脈別論》）

【校注】

（1）恚（huì）：恨也、怒也。

（2）夜行则喘出于肾：张志聪曰："肾属亥子，而气主闭藏，夜行则肾气外泄，故喘出于肾。"

（3）淫气病肺：淫气即气之妄行为逆者。张介宾曰："肺肾为母子之脏，而少阴之脉上入肺中。故喘出于肾，则病苦于肺。"

（4）有所堕恐，喘出于肝：张介宾曰："有所堕坠而恐者，伤筋损血，故喘出于肝。"

（5）淫气害脾：王冰曰："肝木妄淫，害脾土也。"

（6）有所惊恐，喘出于肺，淫气伤心：张介宾曰："惊恐则神气散乱，肺藏气，故喘出于肺，心藏神，故淫气伤之。"

（7）度水跌仆，喘出于肾与骨：张介宾曰："水气通于肾，跌仆伤于骨，故喘出焉。"

（8）饮食饱甚，汗出于胃：张介宾曰："饮食饱甚，则胃气满而液泄，故汗出于胃。"

（9）惊而夺精，汗出于心：张志聪曰："血乃心之精，汗乃心之液，惊伤心气，汗伤于心，故曰夺精。"

（10）持重远行，汗出于肾：王冰曰："骨劳气越，肾复过疲，故持重远行，汗出于肾也。"

（11）疾走恐惧，汗出于肝：吴崑曰："肝主筋而藏魂，疾走而伤筋，恐惧则伤魂。肝受其伤，故汗出于肝。"

（12）摇体劳苦，汗出于脾：张介宾曰："摇体劳苦，则肌肉四肢皆动，脾所主也，故汗出于脾。"

【原文】

4111　五勞所傷[1]：久視傷血，久臥傷氣，久坐傷肉[2]，久立傷骨，久行傷筋[3]，是謂五勞所傷。

（《素問·宣明五氣》）

【校注】

（1）五劳所伤：泛指各种过度劳作对五脏精气的损害。

（2）久卧伤气，久坐伤肉：张介宾曰："久卧则阳气不伸，故伤气。久坐则血脉滞于四体，故伤肉。"

（3）久立伤骨，久行伤筋：张志聪曰："久立则伤腰肾膝胫，故伤骨。行走罢极，则伤筋。"

【原文】

4112　黄帝曰：一時遇風，同時得病，其病各異，願聞其故。

少俞曰：善乎哉問！請論以比匠人。匠人磨斧斤[1]，礪刀削[2]，斵[3]材木。木之陰陽[4]，尚有堅脆，堅者不入，脆者皮弛[5]，至其交節，而缺斤斧焉。夫一木之中，堅脆不同，堅者則剛，脆者易傷，況其材木之不同，皮之厚薄，汁之多少，而各異耶。夫木之蚤花[6]先生葉者，遇春霜烈風，則花落而葉萎；久曝大旱，則脆木薄皮者，枝條汁少而葉萎；久陰淫雨[7]，則薄皮多汁者，皮潰而漉[8]；卒風暴起，則剛脆之木，枝折杌傷[9]。秋霜疾風，則剛脆之木，根搖而葉落。凡此五者，各有所傷，況於人乎？

黄帝曰：以人應木奈何？

少俞答曰：木之所傷也，皆傷其枝，枝之剛脆而堅，未成傷[10]也。人之有常病也，亦因其骨節皮膚腠理之不堅固者，邪之所舍也，故常爲病也。

（《靈樞·五變》）

【校注】

（1）斧斤：即斧子。

（2）砺刀削：磨刀。砺，磨治。削，刀之别名。

（3）斫（zhuó）：大锄，引申为用刀、斧砍削。

（4）木之阴阳：树木向日为阳，背日为阴。

（5）皮弛：树皮松弛而裂开。

（6）蚤花：即开花早。蚤，通"早"。

（7）淫雨：即久雨。

（8）皮溃而漉：久经水湿，树皮溃烂，树汁外渗，淋漓不止的现象。漉，水流徐徐下渗。

（9）枝折杌（wù）伤：即树枝折断，木干损伤。杌，张介宾曰："木之无枝者也。"

（10）未成伤：未必受到伤害。

【按语】

1. 惊恐恚劳等因素对气血的影响　"凡人之惊恐恚劳动静，（脉）皆为变也"说明情志、饮食、劳倦等过度能够导致喘和汗等生理反应，喘和汗虽为生理现象，但如果体质不够强壮，喘、汗超过一定限度，则气血、经气被扰，五脏功能失调，日久即成为发病的重要原因。喘为肺气上逆的表现，但五脏气机失和均能通过经脉影响肺而致喘，《难经》受此观点影响，有"呼出心与肺，吸入肾与肝"之说。"阳加于阴谓之汗"，汗虽为心液，但脏腑阳气内动均能蒸腾津液而出汗。这些例证既说明情志、饮食、劳倦等各种因素能够影响经脉气血的正常运行，导致所属脏腑的功能失常，也提示我们必须从脏腑经络间互相联系、互相影响的观点去认识疾病的机理，对后世医家以五脏为中心的辨证方法很有启发，是同病异治的理论依据。

2. 体质与发病的关系　《内经》发病观特别强调正气的主导作用，而正气强弱则以体质为基础。体质壮实者，正气旺盛而不易受邪发病，或病发轻浅；而体质衰弱者，正气虚损易被邪气侵犯，或病发较重，如经文所言："勇者气行则已，怯者则着而为病也。"所谓勇与怯，是体质强弱的两种不同状态。对于体质强壮的勇者而言，因其经脉和调，气血通畅，虽遭遇夜行、堕坠、惊恐、渡水、跌仆等刺激，也只是出现一时性的生理反应，通过脏腑气血的自身调节，机体很快就能重新恢复平衡协调，从而不发生疾病。但若体质虚弱之怯者，因其脏腑经脉失调，气血不和，当受到以上诸种不良刺激时，脏腑功能难以进行自身调节，无法恢复阴阳平衡状态，机体即可发病。可见，致病因素作用于人体后是否发病，与人的体质因素有重要关系。

另外，经文以树木质地的坚脆差异会影响其抗御灾害能力不同为喻，说明体质差异对各种邪气的易感性不同，导致发病也有种种区别。文中提出了"一时遇风，同时得病，其病各异"的体质差异化命题，将人体体质比喻为自然界树木的不同质地，因其有质脆皮弛、脆木薄皮、薄皮多汁，以及刚脆早花等不同表现，相类似于人体体质各异，其所引发的疾病情况也就大不一样，说明机体"同时得病，或病此，或病彼"乃由于体质差异所致。同时，也通过对树木受伤缘于枝叶枯落的分析，推测人体之发病多是病邪通过伤害骨节、皮肤、腠理等形体所致，说明《内经》体质理论偏重于形质差异的特点。

3. 生病起于过用　六气和七情本为天人之常理，其成为病因的一个重要的条件就是经文中提到的"过用"。"过用"即过度作用。自然界气候变化、人体的正常生活行为，无论饮食起居，还是劳作、情志等，通常情况下对人体没有伤害，但如果没有节制，超过了机体自我协调和适应的能力，就会损伤阴阳气血，影响脏腑功能，成为疾病发生的常见病因，这种病因观与古代"过犹不及""过则为灾"的哲理一脉相承。所以"生病起于过用"体现了《内经》病因理论的学术特点，对指导疾病防治和养生有重要意义。

六

【原文】

4113　黃帝曰：夫子言賊風邪氣之傷人也，令人病焉，今有其不離屏蔽，不出空穴之中⁽¹⁾，卒然病者，非不離⁽²⁾賊風邪氣，其故何也？

岐伯曰：此皆嘗有所傷於濕氣，藏於血脈之中，分肉之間，久留而不去。若有所墮墜⁽³⁾，惡血⁽⁴⁾在內而不去，卒然喜怒不節，飲食不適，寒溫不時⁽⁵⁾，腠理閉而不通⁽⁶⁾。其開而遇風寒，則血氣凝結，與故邪相襲⁽⁷⁾，則爲寒痺⁽⁸⁾。其有熱則汗出，汗出則受風，雖不遇賊風邪氣，必有因加而發⁽⁹⁾焉。

黃帝曰：今夫子之所言者，皆病人之所自知也。其毋所遇邪氣，又毋怵惕之所志⁽¹⁰⁾，卒然而病者，其故何也？唯有因鬼神之事乎？

岐伯曰：此亦有故邪留而未發，因而志有所惡，及有所慕，血氣內亂，兩氣相搏。其所從來者微，視之不見，聽而不聞，故似鬼神。

黃帝曰：其祝而已者，其故何也⁽¹¹⁾？

岐伯曰：先巫者，因知百病之勝，先知其病之所從生者⁽¹²⁾，可祝而已也。

（《靈樞·賊風》）

【校注】

（1）不离屏蔽，不出空穴之中：指没有失去对邪气的防护，也没有走出户外。屏蔽，指防御风寒侵袭的设施。空，《甲乙经》《太素》作"室"。张介宾曰："空穴者，古人多穴居也。"指上古之人居住的洞穴。

（2）离：避开之意。

（3）墮墜：即从高处跌下，此处泛指跌打闪挫。

（4）恶血：即后世所谓"瘀血"。

（5）寒温不时：指不能按时调节人体的寒温以适应环境的变化。

（6）腠理闭而不通：指腠理开阖功能失常。

（7）与故邪相袭：即风寒之气与体内的湿气、恶血等故邪相结合而侵害人体。马莳曰："或遇风寒，则血气凝结，与湿气恶血等之故邪相袭。"

（8）寒痹：病证名。马莳曰："即《痹论》之所谓寒气胜者为痛痹也。"

（9）因加而发：张介宾曰："谓因于故而加以新也，新故合邪，故病发矣。"

（10）怵惕之所志：受惊吓、害怕等情志变化。

（11）其祝而已者，其故何也：此问系承接上文，说明若非鬼神所为，何以祝由能愈其病。

（12）因知百病之胜，先知其病之所从生者：张介宾曰："胜者，凡百病五行之道，必有所以胜之者，然必先知其病所从生之由，而后以胜法胜之，则可移精变气，祛其邪矣。"

【按语】

"因加而发"即指在故邪（如湿气、恶血）久留不去，伏藏于体内血脉分肉之间的基础上，再加以情绪变化、饮食失调，或者外感风寒等病因的诱导，内外邪气相互引动而发病。其中，故邪之所以能在体内潜伏，主要是因为其时病邪未亢盛到可以立即发病的程度，而正气也未强盛到足以祛除病邪外出，二者之间处于某种水平上的暂时抗衡状态，一旦某种条件或诱因使病邪作用增强或使正气削弱，即可能出现正不胜邪而发病。所以，"因加而发"主要包括两种情况：一是新邪作为直接诱因，引动、激发了伏邪的致病作用而发病；二是新邪作为间接诱因，损伤了人体的正气，改变了正邪力量的对比局势，为伏邪致病创造了有利条件。

【原文】

4114 黄帝曰：余闻五疫之至，皆相染易，无问大小，病状相似，不施救疗，如何可得不相移易者？

岐伯曰：不相染者，正氣存內，邪不可乾，避其毒氣，天牝⁽¹⁾從來，復得其往，氣出於腦，即不邪乾。

（《素問遺篇·刺法論》）

【校注】

（1）天牝：指鼻部，张介宾曰："天牝，鼻也，鼻受天之气，故曰天牝。"

【按语】

"疫"，即疫邪，是一类具有强烈传染性的致病邪气，"五疫"则是根据五行分类，是多种疫病的总称，其发病急、病情危重，如《素问·六元正纪大论》云："疫大至，民暴死。"经文指出，一旦感染某种疫病，无论患者年龄大小，症状均十分相似。鉴于疫邪具有强烈的传染性和流行性，不同于一般的病邪致病，故《内经》对疫邪与外感六淫邪气有所区分，为后世中医病因学对于疫病的认识和防治奠定了基础。经文明确提出"正气存内，邪不可干，避其毒气"的观点，指出邪正关系在疫病发生中的重要性：一方面，正气充足与否对于疫病的防治有重要的影响；另一方面，如果邪气太盛，超出人体的抗病能力，也要注意"避其毒气"，而"避其毒气"的方式有多种，如病员隔离、口罩佩戴、保持社交距离等。

第二节 病机与传变

《内经》认为疾病发生后，其发展变化虽有一定规律可循，但因病邪性质、发病部位、禀赋体质、气质性格、治疗经过、环境气候等诸多因素的不同，则会出现复杂多变的局面。只有准确地辨识病机，从纷繁复杂的临床表现中迅速抓住要领，去繁从简，采取针对性的治疗，才能取得良好的疗效。传变，指病邪或病变的转移、演变，又称传化。人体脏腑组织之间存在着广泛的联系，因而一旦有病邪侵入或体内发生病变，即可随经络气血发生传移与演变。《内经》论述疾病传变的一般规律，主要有表里传变、经络传变及五脏六腑传变等，并提出用"五实死，五虚死""旦慧，昼安，夕加，夜甚"等观点来分析疾病发展的机理、趋向与转归，为临床"治未病"及开展辨证论治提供了理论基础。

一

【原文】

4201　帝曰：善。夫百病之生也，皆生於風寒暑濕燥火，以之化之變⁽¹⁾也。經言盛者寫之，虛者補之，余錫⁽²⁾以方士，而方士用之，尚未能十全，余欲令要道必行，桴鼓相應⁽³⁾，猶拔刺雪汙⁽⁴⁾，工巧神聖⁽⁵⁾，可得聞乎？

岐伯曰：審察病機，無失氣宜⁽⁶⁾，此之謂也。帝曰：願聞病機何如？岐伯曰：諸風掉眩，皆屬於肝⁽⁷⁾。諸寒收引⁽⁸⁾，皆屬於腎。諸氣膹鬱⁽⁹⁾，皆屬於肺。諸濕腫滿⁽¹⁰⁾，皆屬於脾。諸熱瞀瘛⁽¹¹⁾，皆屬於火。諸痛痒瘡，皆屬於心⁽¹²⁾。諸厥固泄⁽¹³⁾，皆屬於下。諸痿喘嘔，皆屬於上。諸禁鼓慄⁽¹⁴⁾，如喪神守⁽¹⁵⁾，皆屬於火。諸痙項強，皆屬於濕⁽¹⁶⁾。諸逆衝上⁽¹⁷⁾，皆屬於火。諸脹腹大⁽¹⁸⁾，皆屬於熱。諸躁狂越⁽¹⁹⁾，皆屬於火。諸暴強直⁽²⁰⁾，皆屬於風。諸病有聲，鼓之如鼓⁽²¹⁾，皆屬於熱。諸病胕腫⁽²²⁾，疼酸驚駭，皆屬於火。諸轉反戾⁽²³⁾，水液⁽²⁴⁾渾濁，皆屬於熱。諸病水液，澄澈清冷⁽²⁵⁾，皆屬於寒。諸嘔吐酸，暴注下迫⁽²⁶⁾，皆屬於熱。

故《大要》⁽²⁷⁾曰：謹守病機，各司其屬⁽²⁸⁾，有者求之，無者求之⁽²⁹⁾，盛者責之，虛者責之⁽³⁰⁾，必先五勝⁽³¹⁾，疎其血氣，令其調達，而致和平，此之謂也。

（《素問·至眞要大論》）

【校注】

（1）之化之变：指六气的异常变化。

（2）锡：通"赐"，即给的意思。

（3）桴（fú）鼓相应：意思是以槌击鼓，槌到鼓响。比喻治疗效果快捷，药到病除。桴，击鼓之槌。

（4）拔刺雪汙：治疗疾病好像拔去肉中刺、洗去污浊一样。雪，洗。汙，同"污"。

（5）工巧神圣：此指医疗技术水平很高明。《难经·六十一难》云："望而知之谓之神，闻而知之谓之圣，问而知之谓之工，切脉而知之谓之巧。"

（6）气宜：六气各有主时所宜。

（7）诸风掉眩，皆属于肝：谓众多肢体搐动震摇、头目眩晕之风类病证，其病机多属于肝。诸，众也，不定的多数。掉，摇也，此指肢体动摇，如肌肉痉挛、震颤之类症状。皆，作"大多"解。

（8）收引：指肢体蜷缩、屈曲不伸的症状。收，收缩。引，牵引、拘急。

（9）膹（fèn）郁：此指气逆喘急，胸部胀闷的症状。张介宾曰："膹，喘急也。郁，痞闷也。"

（10）肿满：即肌肤肿胀，腹部胀满。

（11）瞀瘛（màochì）：瞀，昏糊也。瘛，抽搐也，《素问·玉机真脏论》云："筋脉相引而急，病名曰瘛。"

（12）诸痛痒疮，皆属于心：大凡痛痒、疮疡，病位多在心。痒，《说文》云："疡也。"可参。又，高世栻曰："火，旧本讹心，今改。诸痛痒疮，皆属于手少阳三焦之火。"可参。

（13）厥固泄：厥，指手足逆冷或手足心发热的厥证。固，指二便固闭不通。泄，指二便泻利不禁。

（14）禁鼓栗：禁，通"噤"，口噤不开。鼓栗，鼓颔战栗，形容恶寒之甚。

（15）如丧神守：犹如失去神明之主持，不能控制自身的动作。吴崑曰："神能御形，谓之神守。禁鼓栗则神不能御形，如丧其神守矣，乃烈焰鼓风之象，其属于火也明矣。"

（16）诸痉项强，皆属于湿：痉，《说文》云："强急也"，病名，症见筋脉拘急，身体强直，牙关紧闭等。项强，颈项强直，转动不灵。湿热损伤筋脉，故见此证。

（17）逆冲上：气机急促上逆的症状，如急性呕吐、吐血、呃逆等。

（18）胀腹大：指腹部膨满胀大之症。

（19）躁狂越：躁，手足躁扰，坐卧不宁。狂，神志狂乱。越，言行举止，乖乱失常。

（20）暴强直：暴，猝然。强直，筋脉拘挛，身体强直不能屈伸。

（21）病有声，鼓之如鼓：病有声，指肠鸣、嗳气之类发出声响的病证。鼓之如鼓，腹胀敲之如鼓响。

（22）胕肿：皮肉肿胀溃烂。胕，同"腐"。

（23）转反戾：指筋脉拘挛所致的多种症状。转，身体左右扭转。反，角弓反张。戾，身曲不直，如犬出户下。

（24）水液：指由体内排出的各种液体。

（25）澄澈清冷：形容水液清稀透明而寒凉。

（26）暴注下迫：暴注，急剧的腹泻。下迫，下利窘迫，即里急后重。

（27）《大要》：古代医学文献名。

（28）各司其属：掌握各种病象的病机归属。司，掌握。属，归属、隶属、主属，即病机。

（29）有者求之，无者求之：有此症当探求其机理，无彼症亦应探其因，务求与病机相契合。有者、无者，指与病机相应之症的有无。求之，探求、辨别。

（30）盛者责之，虚者责之：盛实者，当责究其邪气致病情况；虚弱者，当责究其正气不足的情况。盛者，邪气实；虚者，正气不足。责之，追究、分析。

（31）必先五胜：先要掌握天之五气和人之五脏之气的偏盛偏衰。五胜，五行之气更替相胜，而人五脏之气与之相应，故常将两者联系起来分析。

【按语】

1. 病机的概念及其意义　病机，明·张介宾曰："机者，要也，变也，病变所由出也。"病机的内容包括疾病发生的原因、部位、性质及其发展演变。经文指出一般医生虽然掌握了六气致病的特点，并了解"盛者泻之，虚者补之"的治疗大法，却不能取得满意的临床疗效，其根本原因在于未能全面掌握疾病的病机，充分说明准确审察病机是提高临床疗效的关键。

2. 病机十九条为病机辨析提供了范例　病机十九条通过归纳五脏病机五条、上下病机两条以及六气病机十二条，为临床病机分析建立了一个执简驭繁的模式。首先辨别疾病的病位所在，病机十九条首先提出了五脏的病机，提示定位应以五脏为中心，然后亦可进行上下、六经、营卫气血等的辨别。其次根据疾病表现出的症状特点探求疾病的致病之因，主要是六淫之邪的性质。如"诸痉项强""诸暴强直""诸转反戾""诸热瞀瘛""诸寒收引"皆可出现肢体筋脉拘挛、抽搐的病证，但引起这些病证的病机却分别是"湿""风""热""火""寒"，说明不同的病机可以出现相似的病证。再次相同的病机又可引起多种不同的病证，如同样属"火"可见到五条、属"热"可见到四条，故临床需要仔细加以辨析。最后是辨别疾病的寒热虚实。如"诸病水液，澄澈清冷，皆属于寒"，其中水液包括涕、泪、汗、尿，咳嗽、呕吐、大便等排泄的液体。因寒为阴邪，最易伤阳。无论是外感寒邪，还是内在脏腑阳气不足，不能温化水液，皆可出现排出的水液"澄澈清冷"，如风寒外感致鼻流清涕、胃寒则呕吐清水、肾寒则小便清长、子宫感寒则白带清稀等。

3. 病机十九条对后世的影响　病机十九条对后世病机理论的发展影响较大。如金·刘完素将十九条病机的内容加以扩大，将经文中的三十六种病证，扩大为九十一种，并提出"诸涩枯涸，干劲皴揭，皆属于燥"的病机，补充了《内经》燥邪病机，完善了六气病机理论。另外，刘氏还从五运六气理论出发，对火热与风、湿、燥、寒之间的关系加以发挥，形成六气皆从火化的学术观点。明·张介宾则对"有者求之，无者求之，盛者责之，虚者责之"多有阐述，认为病机十九条的精神实质，在于探讨疾病病机的"有无盛虚"，即从邪正两个方面、阴阳两个方面去分析病机，才能正确理解病机的具体内容，对于临床灵活运用十九条病机理论颇有启发。清·喻昌在金·刘完素补充的燥邪病机基础之上，提出"秋燥论"，创制清燥救肺汤，使燥证理论更臻完备。

4. 临床运用　病机十九条提供了临床运用的方法：第一，定位，即辨别疾病的病位所在；第二，求因，即根据疾病表现出的症状特点探求疾病的致病之因；第三，辨性，即辨别疾病的寒热虚实；第四，同中求异、异中求同、病机十九条许多条文的证机之间存在着复杂的交叉关系，提示证机之间的关系存在多向性，因此要善于同中求异、异中求同。

二

【原文】

4202　氣血以并，陰陽相傾(1)，氣亂於衛，血逆於經(2)，血氣離居(3)，一實一虛(4)。

（《素問·調經論》）

【校注】

（1）气血以并，阴阳相倾：指人体内气血阴阳的偏盛与偏衰。张介宾曰："并，偏胜也。倾，倾陷也。"

（2）气乱于卫，血逆于经：卫属气，气乱于卫，是两者合并而为气实；经行血，血逆于经，是两者相并而为血实。

（3）血气离居：气血相随而行，气血偏聚而不能相随，故称"血气离居"。

（4）一实一虚：张志聪曰："血离其居，则血虚而气实；气离其居，则气虚而血实。"

【按语】

《内经》从不同角度论虚实之病理机制。一是从邪正盛衰的角度而论，实乃邪气亢盛居于主导地位的病理变化，虚则是正气不足居于主导地位的病理变化，如《素问·通评虚实论》云："邪气盛则实，精气夺则虚。"二是从经脉气血输布失调而论，凡有偏聚，便有偏倾，则偏聚为实，偏倾为虚，即经文所谓"血气离居，一实一虚"。它与邪正盛衰之虚实在概念上有所不同，在解释经脉气血运行紊乱病证的病机以及针灸、推拿等治病原理、原则、方法等方面，有着重要的学术价值。

【原文】

4203　黃帝曰：四海之逆順奈何？

岐伯曰：氣海(1)有餘者，氣滿胸中，悗息(2)面赤；氣海不足，則氣少不足以言。血海(3)有餘，則常想其身大，怫然(4)不知其所病；血海不足，亦常想其身小，狹然(5)不知其所病。水穀之海(6)有餘，則腹滿；水穀之海不足，則饑不受穀食。髓海(7)有餘，則輕勁多力，自過其度(8)；髓海不足，則腦轉(9)耳鳴，脛酸眩冒，目無所見，懈怠安臥。

（《靈樞·海論》）

【校注】

（1）气海：指宗气所聚之膻中。宗气上走息道以行呼吸，下贯血脉以行气血，对于人体生命攸关而积于胸中，故称膻中为气之海。

（2）悗（mèn）息：胸闷喘息。

（3）血海：指冲脉。冲脉分布面广，藏血最盛，可以渗灌五脏六腑和阴阳诸经，故冲脉为十二经之海，又称为血海。

（4）佛（fú）然：张介宾曰："佛，佛郁也，重滞不舒之貌。"

（5）狭然：张介宾曰："狭，隘狭也，索然不广之貌。"

（6）水谷之海：指胃。因胃受纳水谷，为气血生化之源，五脏六腑皆赖水谷精微的滋养才能维持各自的生理活动，故称胃为水谷之海。

（7）髓海：指脑。因脑为精髓汇聚之处，故称髓海。

（8）轻劲多力，自过其度：马莳曰："此言髓海之偏胜而病者，见其所以为逆。"从其余三海之有余皆为病态分析，此处"轻劲多力，自过其度"当指病态，故马注为宜。

（9）脑转：头目眩晕旋转。

【按语】

四海是人体精气汇聚之处，有余为邪气壅滞，不足则是精气虚弱，其临床表现常与相关脏腑密切联系。

气海有余，见胸中胀闷，气喘，面色发红，表现为心肺的实热证；气海不足，见少气，语言不能接续，属心肺两虚证。明·喻昌据此创"大气论"，以阐明胸中大气的重要性。民国医家张锡纯以此理论为指导，自制升陷汤，治疗胸中大气下陷，气短不足以息者。

血海有余，自觉周身胀大，又不能明确指出其病痛位置，同时可能伴有恐惧、失眠、头晕不能行的症状，当用凉血、行血之法，并联系足少阴肾、足阳明胃、足厥阴肝等经调理。血海不足，则由冲脉不足、气血亏虚所致，病人常表现为血虚之证，可联系肝、脾、肾三脏调治。病人"常想其身大"与"常想其身小"常是由于体内气血充盛或气血不足产生的躯体感觉，带有某些不确定性，多属幻觉或错觉，临床可见于感知觉综合障碍。血海有余之病，也可采用攻下逐瘀血方法治疗，方选抵当汤，亦可采用放血疗法。血海不足之病，可采用补气生血方法治疗，方选归脾汤、十全大补汤等。

水谷之海有余，乃邪入阳明，腑气不通，故腹部胀满；水谷之海不足，乃胃气虚弱，故虽然饥饿却不欲饮食。二者皆表现为胃消化功能的紊乱，当根据不同的病因采用相应的治法。

髓海有余，狂躁妄动，举止失常，力大倍增，远超正常；髓海不足，精气亏损，脑髓失养，头晕耳鸣，小腿发软，目眩，神疲嗜卧。脑为髓之海，所以髓海有余与髓海不足之证，当指脑部的疾病，说明《内经》对脑功能的认识达到了一定水平。从《灵枢·海论》所记载的症状分析，髓海有余之病当属于狂证的范畴，类似于西医学所指精神分裂症；髓海不足之病当属于眩晕、脑鸣等范畴，类似于西医学所指痴呆、脑萎缩、腔隙性脑梗死等疾病引起的症状。

【原文】

4204　帝曰：经⁽¹⁾言阳虚则外寒，阴虚则内热，阳盛则外热，阴盛则内寒，余已闻之矣，不知其所由然也。

岐伯曰：陽受氣於上焦[2]，以溫皮膚分肉之間。今寒氣在外，則上焦不通，上焦不通，則寒氣獨留於外，故寒慄。

帝曰：陰虛生內熱奈何？

岐伯曰：有所勞倦，形氣衰少，穀氣不盛，上焦不行，下脘不通，胃氣熱，熱氣熏胸中，故熱。

帝曰：陽盛生外熱奈何？

岐伯曰：上焦不通利，則皮膚緻密，腠理閉塞，玄府[3]不通，衛氣不得泄越，故外熱。

帝曰：陰盛生內寒奈何？

岐伯曰：厥氣[4]上逆，寒氣積於胸中而不寫，不寫則溫氣去[5]，寒獨留，則血凝泣，凝則脈不通，其脈盛大以濇[6]，故中寒。

（《素問·調經論》）

【校注】

（1）经：指《内经》之前的古代医经。

（2）阳受气于上焦：指卫气从上焦输布而来。阳，卫阳之气。

（3）玄府：汗孔。

（4）厥气：下焦阴寒厥逆之气。

（5）温气去：阳气耗衰。

（6）其脉盛大以涩：阴寒偏盛，脉象紧而有力。

【按语】

1. 内外寒热的虚实病机分析　经文以阴阳为总纲，论述内外寒热的虚实病机，给后世以极大的启发，为中医学"八纲辨证"奠定了基础。但由于医学理论的发展，古今含义不尽相同，当予以注意。

"阳虚则外寒"是指寒邪侵袭，阻遏卫阳，肌表失煦的表实寒证，其主症是恶寒，治疗当辛温解表。后世是指阳气不足，肌体失养的里虚寒证，其主症是畏寒，治疗当以温补阳气。

"阴虚则内热"是指劳倦伤脾，而脾为牝脏属阴，脾运失健，谷气留滞，郁而化热，金·李杲则将之发展成为"气虚发热"理论，治疗则用甘温除热法，可予补中益气汤之类。后世指阴精亏虚，虚火内生的阴精亏虚证，其主症是午后发热、盗汗、口干、舌红少苔、脉细数，治疗当滋补阴精，可予六味地黄丸之类。

"阳盛则外热"是指邪束肌表，卫阳郁遏表实证，其症以发热、恶风（寒）为主，治疗当解表散邪。后世是指阳热亢盛表热、里热或表里俱热证，其症状以发热为主，治疗当根据具体病情而定。表热可予银翘散或桑菊饮解表清热，里热可选白虎汤清阳明经热，并可根据热邪所在脏腑的不同加味治疗。

"阴盛则内寒"是指阴寒上逆，积于胸中，损伤胸阳之内寒证，病位在胸，部位局限。后世则是指一切脏腑寒证，部位更为广泛。

2. 临床运用　"阴虚生内热"即"脾胃气虚发热"，近年来有人提出其病机应包括脾胃气虚导致全身气血虚弱，以及脾胃升降功能失调，清浊混乱等内容，其证候主要表现在两个方面：一是脾气虚及其下陷所致之面色萎黄不华、倦怠无力、形寒肢冷、气短懒言、纳少便溏、食后腹胀等虚寒证；二是胃气不降，浊气郁而生热所致的通身发热、劳倦更重，或胃中灼热等虚热证。一般脉舌多见脾虚之象。如脉大无力或细弱，舌淡边有齿痕、苔薄白等。治疗应遵"劳者温之""损者温之"的经旨，宜升阳益气、甘温除热，选用补中益气汤等方剂化裁，万不可轻投寒凉之剂，戕伤脾胃，以致变证丛生。

三

【原文】

4205　帝曰：善。余知百病生於氣[1]也。怒則氣上，喜則氣緩，悲則氣消，恐則氣下，寒則氣收，炅[2]則氣泄，驚則氣亂，勞則氣耗，思則氣結，九氣不同，何病之生？

岐伯曰：怒則氣逆，甚則嘔血及飧泄[3]，故氣上矣。喜則氣和志達，榮衛通利，故氣緩[4]矣。悲則心系[5]急，肺布葉舉[6]，而上焦不通，榮衛不散，熱氣在中，故氣消矣。恐則精却[7]，却則上焦閉，閉則氣還，還則下焦脹，故氣不行[8]矣。寒則腠理閉，氣不行，故氣收[9]矣。炅則腠理開，榮衛通，汗大泄，故氣泄[10]。驚則心無所倚，神無所歸，慮無所定[11]，故氣亂矣。勞則喘息汗出，外內皆越[12]，故氣耗矣。思則心有所存，神有所歸，正氣留而不行[13]，故氣結矣。

（《素問·舉痛論》）

【校注】

（1）百病生于气：张介宾曰："气之在人，和则为正气，不和则为邪气，凡表里虚实，逆顺缓急，无不因气而至，故百病皆生于气。"气，此指气机之失常。

（2）炅（jiǒng）：热之意。

（3）飧泄：肝气乘脾所致的泄泻。

（4）气缓：指气机和缓，但暴喜则可使心气过缓以至涣散不收。张琦曰："九气皆为病言，缓当为缓散不收之意。"

（5）心系：心与其他脏器相连系的组织。

（6）肺布叶举：肺脏张布，而肺叶上举。布，布列，张开。举，举起。

（7）精却：肾精不能上承而下陷。却，退却。

（8）气不行：《新校正》云："详'气不行'当作'气下行'"。可从。

（9）气收：气收敛于中而不发散。

（10）气泄：指营卫津液之气随汗而耗散。

（11）心无所倚，神无所归，虑无所定：此三句形容心神不能内守而动荡不宁。高世栻曰："惊则心气动而无所倚，神气越而无所归，思虑惑而无所定。"

（12）外内皆越：马莳曰："夫喘则内气越，汗则外气越，故气以之而耗散也。"越，耗散。

（13）神有所归，正气留而不行：《甲乙经》《太素》均作"神有所止，气留而不行"，义长可从。杨上善曰："专思一事，则心气驻一物，所以神务一物之中，心神引气而聚，故结而为病也。"

【按语】

经文提出"百病生于气"的观点，这里的"气"应理解为气机的失常。《内经》认为人体的脏腑经络等组织器官，皆是气运动的场所，而脏腑组织经络的一切功能活动，无一不是气运行的体现。所以疾病的发生，大都是不同致病因素影响气发生不同变化而导致的。如因精神因素引起的有气上、气缓、气消、气下、气乱、气结等，这反映了五脏之气的病变；因气候因素引起的有气收、气泄之分，这反映了卫气方面的病变；因生活起居因素引起的有气耗，以说明人体精力的耗伤。这些内容表明，不同因素致病各有其病机特点和临床特征，这对临床诊疗具有指导作用。

在九气为病中，属于情志因素者占了六种，突出了情志因素的重要性。同时也提示情志因素致病，其基本病机是气机逆乱失调，为情志疾病的诊治提供了思路。如《金匮要略》用半夏厚朴汤治疗"咽中如有炙脔"之"梅核气"、用奔豚汤治疗"从少腹起，上冲咽喉，发作欲死，复还止，皆从惊恐得之"的奔豚病，皆从调理气机入手。

【原文】

4206　五氣所病⁽¹⁾：心爲噫⁽²⁾，肺爲欬，肝爲語⁽³⁾，脾爲吞⁽⁴⁾，腎爲欠爲嚏⁽⁵⁾，胃爲氣逆爲噦爲恐⁽⁶⁾，大腸小腸爲泄，下焦溢爲水⁽⁷⁾，膀胱不利爲癃，不約爲遺溺⁽⁸⁾，膽爲怒⁽⁹⁾，是謂五病。

五精所并⁽¹⁰⁾：精氣并於心則喜，并於肺則悲，并於肝則憂，并於脾則畏，并於腎則恐，是謂五并，虛而相并者也⁽¹¹⁾。

（《素問·宣明五氣》）

【校注】

（1）五气所病：五脏气机失常出现的病证。张志聪曰："五脏气逆而为病。"

（2）心为噫：张志聪曰："阴气而上走于阳明，阳明络属心，故上走心为噫。盖此因胃气上逆于心，故为噫。"噫，《说文》云："饱食息。"即嗳气，诸家作嗳气解者为多。又，马莳曰："心有不平，气郁于心，故噫出之，像火炎上而烟焰出也。"噫，指叹声，即太息。可参。

（3）肝为语：肝喜条达而恶抑郁，故为语以宣畅其气之郁。高世栻曰："语，多言也。"

（4）脾为吞：张志聪曰："脾主为胃行其津液，脾气病而不能灌溉于四脏，则津液反溢于脾窍之口，故为吞咽之证。"

（5）为嚏：《太素》及《灵枢·九针论》无此二字。可参。

（6）为恐：《太素》及《灵枢·九针论》无此二字。可参。

（7）水：此指水肿病。

（8）膀胱不利为癃，不约为遗溺：吴崑曰："膀胱为水注之腑，若邪实，膀胱不得通利，则谓之癃。若下焦气弱，不能约束膀胱以固津液，则为遗尿。"

（9）胆为怒：张琦曰："胆性刚决，怒属肝而系胆者，肝胆同气也。"

（10）五精所并：杨上善曰："五精有所不足，不足之脏，虚而病也。五精有余，所并之脏，亦实而病也。"五精，指五脏的精气。并，聚之意，指五脏精气偏盛于一脏。

（11）虚而相并者也：沈祖绵《读素问臆断》云："律以上下文，'是为五病''是为五恶''是为五液'等文，则此'是为五并'下，不当增'虚而相并者也'句。"可从。

【按语】

1."五气所病"的理解　经文论述五脏气机失常病机出现的病证，突出了五脏的主要症状。病机以症状为基础，只要抓住这些症状，就掌握了病机的关键。

此外，分析病机时还应当考虑脏腑之间的相互联系。症状见于某脏腑，其病机不一定在此脏腑，可能是其他脏腑功能失常影响本脏所致。如怒为肝之志，但胆病亦可见。再则某些症状，可为某些脏腑病证所共有，如《素问·脉解》云："所谓上走心为噫者，阴盛而上走于阳明，阳明络属心，故曰上走心为噫也。"说明嗳气一症既可见于心病，亦可见于脾胃病，临证时必须加以辨别。

在判定脏腑病位的基础上，还应进一步分清其寒热虚实的不同病性。如肺之咳，大肠小肠之泄，都有或寒或热或虚或实之异等。对于"胃为气逆、为哕、为恐，大肠、小肠为泄，下焦溢为水，膀胱不利为癃，不约为遗溺，胆为怒"，清·于鬯在《香草续校书》中云："此三十三字，非《素问》原文，疑是古《素问》注语而杂入正文者。"可参。

2. "五精所并"的理解 "五精所并"主要论述了情志方面的病变。五神与五志是以五脏精气为其物质基础的。如《灵枢·本神》有"肝藏血，血舍魂""脾藏营，营舍意"。情志失调，则致五脏之气偏盛偏衰，而发生精神病变。经文虽"虚而相并"，实际上既有虚的一面，也有实的一面，虚实是互为因果的，故《类经·疾病类》云："或以有余而乘彼，或以不足而被乘。"此即"五精所并"的含义。

情志病变，是在致病因素的作用下，导致五脏功能失去协调而形成的。五志虽分属五脏，但由于五脏之间的虚实状况变化多端，故其发病不一定反映出本脏之志的异常，而可以呈现复杂的情况。以本段经文为例，其临床症状表现：一为本脏之志，如"并于心则喜""并于肺则悲""并于肾则恐"；二为所胜之脏之志，如"并于脾则畏"；三为不胜之脏之志，如"并于肝则忧"。这些提示情志病变决定于五脏之气当时所处的虚实状况，没有固定的模式。精神因素与五脏精气又是互相作用、相互影响的。如情志抑郁，使肝失疏泄而善怒；但如肝阳偏亢，亦可使性情急躁而易怒。总之，五精所并的病机，应根据具体情况加以分析。

四

【原文】

4207 帝曰：人有逆氣，不得臥而息有音者，有不得臥而息無音者，有起居如故而息有音者，有得臥行而喘者，有不得臥不能行而喘者，有不得臥，臥而喘者，皆何藏使然，願聞其故。

岐伯曰：不得臥而息有音者，是陽明之逆也，足三陽者下行[(1)]，今逆而上行，故息有音也。陽明者，胃脈也，胃者六府之海，其氣亦下行，陽明逆，不得從其道，故不得臥也。《下經》曰：胃不和則臥不安[(2)]。此之謂也。

夫起居如故而息有音者，此肺之絡脈逆也。絡脈不得隨經上下，故留經而不行，絡脈之病人也微，故起居如故而息有音也。夫不得臥，臥則喘者，是水氣之客也。夫水者，循津液而流也，腎者水藏，主津液，主臥與喘[(3)]也。

（《素問·逆調論》）

【校注】

（1）足三阳者下行：足之三阳经，皆起于头而下行至足。

（2）卧不安：张介宾曰："反复不宁之谓。今人有过于饱食，或病胀满者，卧必不安，此皆胃气不和之故。"

（3）主卧与喘：水气为病，其本在肾，其标在肺，水饮射肺，故喘息不得卧。

【按语】

1. 喘之病机　喘息的发生可因肺、胃、肾三脏之气逆乱所致，在上为肺络之气不调，在中为胃气不能下行，在下则为水气上迫于肺。另外，对于《素问·逆调论》帝问有六，所答仅三，注家意见不一。唐·王冰、明·吴崑等认为经文有脱简，明·张介宾、清·高世栻等认为义有同类，故未回答。

2. 有关"胃不和则卧不安"的认识　对于"胃不和则卧不安"的认识，主要有两种：一是认为由于阳明胃腑失于和降，胃气上逆，导致肺失宣降，以致喘促而不能平卧；二是认为由于胃肠功能失常，宿食停滞，酿为痰热，痰热上扰心神而出现失眠，睡眠时呼吸声音粗大。二者的分歧在于对"卧"的理解。"卧"字，《内经》中的含义有二：一指睡眠，如《灵枢·邪客》云："饮以半夏秫米汤一剂，阳明已通，其卧立至。"二指平卧，平躺。如《素问·评热病论》云："不能正偃者，胃中不和也。正偃则咳甚，上迫肺也。"句中"不能正偃"即是"卧不安"，卧指平卧、仰卧之意。而《素问·逆调论》讨论的是"不得卧而息有音"，息指正常呼吸，"息有音"就是呼吸伴有异常的声响，既可以指类似于喘息型支气管炎、支气管哮喘等病发作时的喘息声音，又可指入睡休息后伴有鼾声，二者皆为临床常见症状，故二说可并存。

关于"胃不和"导致失眠的治疗，清·程国彭《医学心悟》指出："有胃不和卧不安者，胃中胀闷疼痛，此食积也，保和汤主之。"由于胃中痰热上扰之失眠，可予黄连温胆汤加减。至于脾胃虚弱引起的气逆喘促，在缓解期当用培土生金法治疗，可予香砂六君丸加味。

五

【原文】

4208　五藏受氣於其所生(1)，傳之於其所勝(2)，氣舍於其所生(3)，死於其所不勝(4)。病之且死，必先傳行至其所不勝，病乃死。此言氣之逆行(5)也，故死。

肝受氣於心，傳之於脾，氣舍於腎，至肺而死；心受氣於脾，傳之於肺，氣舍於肝，至腎而死；脾受氣於肺，傳之於腎，氣舍於心，至肝而死；肺受氣於腎，傳之於肝，氣舍於脾，至心而死；腎受氣於肝，傳之於心，氣舍於肺，至脾而死。此皆逆死也。一日一夜五分之(6)，此所以占死生之早暮(7)也。

黃帝曰：五藏相通，移皆有次(8)。五藏有病，則各傳其所勝。不治，法三月若六月，若三日若六日(9)，傳五藏而當死，是順傳所勝之次(10)。

故曰：別於陽者，知病從來；別於陰者，知死生之期(11)。言知至其所困(12)而死。

（《素問·玉機真藏論》）

【校注】

（1）受气于其所生：指受病气于己所生之脏。受，接受。气，病气。所生，指我生之脏，即子脏。

（2）所胜：指己所胜者，即我克之脏。

（3）气舍于其所生：即病气留止于母脏。其，俞樾曰："两言'其所生'则无别矣，疑下句衍'其'字。"可参。舍，张介宾曰："留止也。"所生，生我之脏，即母脏。

（4）所不胜：指克我之脏。

（5）气之逆行：即病气的逆传。

（6）一日一夜五分之：一日一夜可分为五个阶段以配属五行五脏，平旦属肝，日中属心，午后属脾，薄暮属肺，夜半属肾。

（7）占死生之早暮：即预测病人死亡的时间。占，预测。生，《新校正》云："按《甲乙经》'生'作'者'字。"可参。

（8）移皆有次：指病气传变具有一定的次序。移，病气传变。次，次序、规律。

（9）法三月若六月，若三日若六日：指病气传变过程有三月、六月、三日、六日等时间快慢的规律。法，法则、规律。若，或。

（10）是顺传所胜之次：此七字据《新校正》为王冰注文误入正文，全元起本《素问》及《甲乙经》无。可删。

（11）别于阳者，知病从来；别于阴者，知死生之期：《素问·阴阳别论》云："所谓阴者，真脏也，见则为败，败必死也；所谓阳者，胃脘之阳也。别于阳者，知病从来；别于阴者，知死生之期。"据此则"阳"应作胃气、"阴"应作真脏脉解释：能分别脉的胃气，则知病之从来；能分别真脏脉，便知死生之期。

（12）所困：指所不胜之脏的脏气当旺之时令。

【原文】

4209　然其卒發者，不必治於傳⁽¹⁾，或其傳化有不以次。不以次入者，憂恐悲喜怒，令不得以其次⁽²⁾，故令人有大病矣。因而喜，大虛則腎氣乘矣⁽³⁾，怒則肝氣乘矣⁽⁴⁾，悲則肺氣乘矣⁽⁵⁾，恐則脾氣乘矣⁽⁶⁾，憂則心氣乘矣⁽⁷⁾，此其道也。

（《素問·玉機眞藏論》）

【校注】

（1）然其卒发者，不必治于传：张介宾曰："病有发于仓卒者，随气为患，不以次而入，亦不必依次以治其传。此又于逆传顺传之外，而复有不次相乘者矣。"卒，通"猝"，突然。

（2）忧恐悲喜怒，令不得以其次：王冰曰："忧恐悲喜怒，发无常分，触遇则发，故令病气亦不次而生。"

（3）因而喜，大虚则肾气乘矣：大喜伤心，心气虚则肾气乘虚侵袭，即水乘火。

（4）怒则肝气乘矣：怒为肝之志，大怒则使肝气逆，气逆则乘脾，为木乘土。

（5）悲则肺气乘矣：张介宾曰："悲则气并于肺而乘于肝，金胜木也。"

（6）恐则脾气乘矣：张介宾曰："恐伤肾而肾气虚，则脾气乘之，土胜水也。"

（7）忧则心气乘矣：姚绍虞曰："肺之志又为忧，过忧则肺伤，肺伤则金弱而火将乘之矣。"

【按语】

经文认为，五脏病气的传变，可依据五行相生相克原理去认识，即"五脏相通，移皆有次"。其主要模式有两种，一是按五行相胜规律传变者为顺传，二是按子病传母规律传变者为逆传。而后世在此基础上又有发挥，故《伤寒论·平脉法》云："水行乘火，金行乘木，名曰纵；火行乘水，木行乘金，名曰横；水行乘金，火行乘木，名曰逆；金行乘水，木行乘火，名曰顺也。"但无论如何传变，若病气"至其所困"则说明病情加重，甚至危及生命。这也反映了《内经》对于疾病传变规律的探讨精神，对后世医家判断病情顺逆与预后转归具有一定指导作用。

经文提出"忧恐悲喜怒，令不得以其次，故令人有大病矣"的观点，提示我们疾病的发展与传变是一个动态的过程，可受到多种因素的影响，六淫、七情、饮食劳逸等均有可能改变疾病传变的一般走势，疾病的卒发与缓发也同样可能影响病变的发展走向，所以如《灵枢·邪气脏腑病形》云："邪之中人也，无有常。"这就告诫我们在临床上万不可墨守成规，必须综合考虑各种因素，加以认真分析研究，找到疾病的本质并针对性解决其根本原因。经文体现了《内经》辨证认识疾病传变与灵活开展临床施治的治病求本思想。

《内经》五脏病传变理论为临床预测疾病的发展提供了理论基础，进而为治疗指明了方向，如《金匮要略·脏腑经络先后病脉证》所云"见肝之病，知肝传脾，当先实脾"等论述，就是这一理论的很好发挥。

六

【原文】

4210　黃帝曰：余聞虛實以決死生，願聞其情。

岐伯曰：五實死，五虛死。

帝曰：願聞五實五虛。

岐伯曰：脈盛，皮熱，腹脹，前後不通，悶瞀(1)，此謂五實。脈細，皮寒，氣少(2)，泄利前後，飲食不入，此謂五虛。

帝曰：其時有生者，何也。

岐伯曰：漿粥入胃，泄注止，則虛者活(3)；身汗得後利，則實者活(4)。此其候也。

（《素問·玉機眞藏論》）

【校注】

（1）闷瞀：心中郁闷，眼目昏花。

（2）气少：肝气虚，体倦乏力。

（3）浆粥入胃，泄注止，则虚者活：指胃气得复，精气不失，故虚者活。张志聪曰："五脏之气，皆由胃气之所资生，浆粥入胃，泄注止，胃气复也。"

（4）身汗得后利，则实者活：指邪有出路，故实者活。张介宾曰："得身汗则表邪解，得后利则里邪除，内外通和，故实者活也。"

【原文】

4211　黃帝曰：夫百病之所始生者，必起於燥濕寒暑風雨，陰陽喜怒，飲食居處，氣合而有形，得藏而有名(1)，余知其然也。夫百病者，多以旦慧(2)晝安夕加夜甚，何也？

岐伯曰：四時之氣使然。

黃帝曰：願聞四時之氣。

岐伯曰：春生夏長，秋收冬藏，是氣之常也，人亦應之。以一日分爲四時，朝則爲春，日中爲夏，日入爲秋，夜半爲冬。朝則人氣始生，病氣衰，故旦慧；日中人氣長，長則勝邪，故安；夕則人氣始衰，邪氣始生，故加；夜半人氣入藏，邪氣獨居於身，故甚也。

黃帝曰：其時有反(3)者何也？

岐伯曰：是不應四時之氣，藏獨主其病者(4)，是必以藏氣之所不勝時者甚(5)，以其所勝時者起也(6)。

（《靈樞·順氣一日分爲四時》）

【校注】

（1）气合而有形，得脏而有名：马蒔曰："邪气相合于脏而病形成，得其分脏而病名别。"

（2）慧：神清气爽之意。

（3）其时有反：有些疾病轻重变化与前不同。张介宾曰："反，谓不应前说也。"

（4）脏独主其病者：脏腑本身的病变对病情的变化起主要影响，而时气的影响表现不明显。

（5）以脏气之所不胜时者甚：受病的脏腑被时日的五行所克，病情加重。如肝病逢庚辛日或申酉时，为金克木，病情要加重。

（6）以其所胜时者起也：指受病脏腑克制所逢时日，疾病则趋向减轻。如肝病逢戊己日或辰戌丑未的时辰，为木克土，病轻。

【按语】

1. 五实五虚证的传变与转归　五实证，即"脉盛，皮热，腹胀，前后不通，闷瞀"等五种实证，其病变机理为邪气盛于心则脉盛、盛于肺则皮热、盛于脾则腹胀、盛于肾则二便不通、盛于肝则闷瞀。五虚证，即"脉细，皮寒，气少，泄利前后，饮食不入"等五种虚证，其病变机理为心气虚则脉细、肺气虚则皮寒、肝气虚则气少乏力、肾气虚则二便不禁、脾气虚则不欲饮食。从其病邪传变与疾病预后转归关系分析：五实证是因邪气盛于五脏，不得外泄而出，邪无出路形成闭证，预后凶险；五虚证因五脏精气俱夺，又因"饮食不入"使精气无源，"泄利前后"加剧耗损，致使五脏精气有出无入，故而预后不良。

临床见此五实、五虚证，通常可以判断其预后险恶，但在临证时如能及时采取有效方法，使实证邪有出路，则相应地正气也可得到安定，五实证就会出现好的转机，如经文中所云"身汗得后利，则实者活"。同样五虚证的转机出现在"浆粥入胃，泄注止，则虚者活"之上，提示正气衰竭之证，若胃气尚能来复，肾关得以固守，精气停止耗损，并得到水谷之气的补益，则死证仍有回春的希望。经文的这一论述，为临床实证治疗重在使邪气有出路、虚证治疗重在恢复胃气和防止精气妄泻等法则的确立提供了理论基础。

2. "旦慧昼安夕加夜甚"的理解　经文认为一日分为四时，以应春、夏、秋、冬，人体之气亦应生长收藏的规律。病理情况下，随着阳气的盛衰，疾病出现"旦慧昼安夕加夜甚"的变化；同时有些疾病由于脏腑本身对疾病的发生起决定性作用，可以不按上述规律发生变化。这种认识，充分体现了中医学"天人相应"的整体观念。实践证明，不少疾病确实存在着昼轻夜重的情况。由于疾病的病情受多种因素的影响，并非所有疾病过程都存在这种昼轻夜重的变化，故经文特地指出了"不应四时之气，脏独主其病"的情况。

第五章
病证

扫一扫，查阅本章数字资源，含PPT、音视频、图片等

《内经》所论疾病涉及三百余种，既有以专篇论述的，也有散见各篇的。《内经》对这些疾病重点从病因病机、临床表现、分证辨识、传变规律以及治疗原则等方面进行论述，反映出《内经》时代常见病和多发病的发病状况，也反映出《内经》诊断疾病、分析疾病、治疗疾病的思路，对于提高中医理论思维和辨证论治水平，具有启发作用和现实的指导意义。

第一节　热病

热病是指外感引起的，以发热为主要表现的一类疾病，也称外感热病。《内经》根据外感热病的发病、传变的一般规律及证候，提出了六经分证、两感于寒等观点，揭示了热病由表入里的发展规律；明确了热病的治疗大法是"各通其脏脉"，宜分别应用汗、泄二法祛除病邪，并注意固护精气；强调了外感热病的调养护理与预后判断，主要是禁多食、肉食，以防热遗与热病复发，调饮食存津液以防邪热深入等，对临床外感热病的诊治具有较好的指导意义。

【原文】

5101　黄帝問曰：今夫熱病者，皆傷寒⁽¹⁾之類也，或愈或死，其死皆以六七日之間，其愈皆以十日以上者，何也？不知其解，願聞其故。

岐伯對曰：巨陽者，諸陽之屬⁽²⁾也，其脈連於風府⁽³⁾，故爲諸陽主氣也。人之傷於寒也，則爲病熱，熱雖甚不死；其兩感⁽⁴⁾於寒而病者，必不免於死。

（《素問·熱論》）

【校注】

（1）伤寒：感受四时邪气引起的外感热病的统称，即广义伤寒。

（2）属：聚会之意。

（3）风府：穴名。在项后正中入发际一寸处，属督脉，为足太阳经、督脉、阳维脉之会。

（4）两感：表里两经同时受邪发病。如太阳与少阴两感、阳明与太阴两感、少阳与厥阴两感。

【原文】

5102　帝曰：願聞其狀。

岐伯曰：傷寒一日⁽¹⁾，巨陽受之，故頭項痛腰脊強⁽²⁾。二日，陽明受之，陽明主肉，

其脉侠鼻络于目，故身热⁽³⁾目疼而鼻乾，不得臥⁽⁴⁾也。三日，少陽受之，少陽主膽⁽⁵⁾，其脈循脅絡於耳，故胸脅痛而耳聾。三陽經絡皆受其病，而未入於藏⁽⁶⁾者，故可汗而已。四日，太陰受之，太陰脈布胃中絡於嗌，故腹滿而嗌乾。五日，少陰受之，少陰脈貫腎絡於肺，系舌本，故口燥舌乾而渴。六日，厥陰受之，厥陰脈循陰器而絡於肝，故煩滿⁽⁷⁾而囊縮⁽⁸⁾。三陰三陽，五藏六府皆受病，榮衛不行，五藏不通則死矣。

其不兩感於寒者，七日，巨陽病衰，頭痛少愈；八日，陽明病衰，身熱少愈；九日，少陽病衰，耳聾微聞；十日，太陰病衰，腹減如故，則思飲食；十一日，少陰病衰，渴止不滿⁽⁹⁾，舌乾已而嚏⁽¹⁰⁾；十二日，厥陰病衰，囊縱，少腹微下⁽¹¹⁾，大氣⁽¹²⁾皆去，病日已矣。

（《素問·熱論》）

【校注】

（1）一日：与下文所述日数，均指外感热病传变的次序及发展的不同阶段。

（2）头项痛腰脊强：足太阳之脉上额交颠，下项，循肩髆内，挟脊抵腰中。故太阳受邪头项痛，腰脊强。原文未言"发热"当系省文。以下各经同此。

（3）身热：指发热较甚。张介宾曰："伤寒多发热，而独此云身热者，盖阳明主肌肉，身热尤甚也。"

（4）不得卧：邪入阳明，经行不畅，影响于腑，胃中不和，故不得安卧。《素问·逆调论》云："阳明逆不得从其道，故不得卧也。《下经》曰：胃不和则卧不安。"

（5）少阳主胆：胆，《甲乙经》《太素》并作"骨"。又，《灵枢·经脉》有"胆足少阳之脉……。是主骨所生病者。"可参。

（6）未入于脏：指未及三阴之里。

（7）烦满：烦闷的意思。满，通"懑"。

（8）囊缩：指阴囊收缩，足厥阴脉绕阴器，故见是症。

（9）不满：丹波元简曰："《甲乙经》《伤寒例》并无'不满'二字，简按上文，不言腹满，此必衍文。"

（10）嚏：是邪退正气来复之象。

（11）囊纵，少腹微下：阴囊收缩及少腹拘急的症状微微舒缓。

（12）大气：此指邪气。王冰曰："大气，谓大邪之气也。"

【原文】

5103　帝曰：治之奈何？

岐伯曰：治之各通其藏脈⁽¹⁾，病日衰已矣。其未滿三日者，可汗而已；其滿三日者，可泄而已⁽²⁾。

帝曰：熱病已愈，時有所遺⁽³⁾者，何也？

岐伯曰：諸遺者，熱甚而強食之，故有所遺也。若此者，皆病已衰，而熱有所藏，因其穀氣相薄，兩熱相合，故有所遺也。

帝曰：善。治遺奈何？

岐伯曰：視其虛實，調其逆從，可使必已矣。

帝曰：病熱當何禁之？

岐伯曰：病熱少愈，食肉則復，多食則遺⁽⁴⁾，此其禁也。

（《素問·熱論》）

【校注】

（1）治之各通其脏脉：疏通调治病变所在的脏腑经脉。通，有疏通调治之意，给邪气以出路。脏脉，指脏腑之经脉。

（2）其未满三日者，可汗而已；其满三日者，可泄而已：未满三日，病在三阳之表，治用汗法；已满三日，则邪已入三阴之里，治用泄热法。

（3）遗：病邪遗留余热。杨上善曰："遗，余也。大气虽去，犹有残热在脏腑之内外，因多食，以谷气热与故热相薄，重发热病，名曰余热病也。"

（4）食肉则复，多食则遗：张介宾曰："复者病复作；遗则延久也。凡病后脾胃气虚，未能消化饮食，故于肉食之类皆当从缓，若犯食复，为害非浅，其有夹虚内馁者，又不可过于禁制，所以贵得宜也。"

【原文】

5104　帝曰：其病兩感於寒者，其脈應與其病形何如？

岐伯曰：兩感於寒者，病一日，則巨陽與少陰俱病，則頭痛口乾而煩滿；二日，則陽明與太陰俱病，則腹滿身熱，不欲食讝言；三日，則少陽與厥陰俱病，則耳聾囊縮而厥⁽¹⁾；水漿不入，不知人，六日死。

帝曰：五藏已傷，六府不通，榮衛不行，如是之後，三日乃死，何也？

岐伯曰：陽明者，十二經脈之長⁽²⁾也，其血氣盛，故不知人，三日其氣乃盡，故死矣。

凡病傷寒而成溫⁽³⁾者，先夏至日者爲病溫⁽⁴⁾，後夏至日者爲病暑⁽⁴⁾。

（《素問·熱論》）

【校注】

（1）厥：四肢逆冷。

（2）长：首要、主要。

（3）温：指温热病。

（4）病温、病暑：丹波元简曰："温病、暑病，皆是热病，以时异其名耳。"

【按语】

1. 热病的概念与命名　"今夫热病者，皆伤寒之类也""人之伤于寒也，则为病热"，凡因感受六淫之邪而引起的外感发热病证均属于伤寒的范畴。谓之热病，是以发热为主症的特点命名。称之伤寒，是就病因而言，此泛指四时六淫邪气。伤寒有广义、狭义之分，《素问·热论》所言的伤寒即指后世的广义伤寒。《难经·五十八难》所云"伤寒有五：有中风、有伤寒、有湿温、有热病、有温病"，指出了广义伤寒所包含的内容。狭义伤寒是指感受寒邪而引起的外感热病。

2. 热病的发病、传变、证候及向愈　《素问·热论》论述热病的发病是以六经为纲，提出了六经辨证分类法，以揭示热病由表入里的发展规律。热病首先从太阳始，先三阳，后三阴，由表入里，由浅入深。六经分证与各经脉循行、脏腑功能、邪气性质相关，病证表现为热证、实证。而表里两经同时受邪而发病的"两感伤寒"，则指外感热病中起病急、发展快、病情重的一类病证。病初既有表证，又见里证，预后较差。

经文中的一日、二日、三日……六日，不是具体时日天数，而是指伤寒热病发病的一般次序，"日"可作为阶段理解，第一阶段症状消失，第二阶段症状出现，表示病已由第一阶段转入第二阶段。七日、八日、九日……十二日，则是指热病过程中，正气恢复，邪气渐退，病情转愈的次序与阶段，随着病位由浅入深，则转愈的时间也逐渐延长。

3. 热病的治疗大法及预后　热病的治疗大法是"各通其脏脉"，强调"通"字，是说明祛邪之法应以通为主。对于"其未满三日者"，邪仍在三阳之表，采用汗法，以疏通在表被郁之阳；"其满三日者"，邪热壅积于三阴之里，宜施行泄法，以泄越其里热。至于外感热病的饮食宜忌，主要是禁多食、肉食，以防热遗与热病复发。

热病的预后，取决于正邪双方力量的对比。经文中"人之伤于寒者，则为病热，热虽甚不死"，说明邪气虽盛，但正气未衰，预后良好；而两感于寒，是邪气壅盛，充斥内外，而正气衰竭的外感热病重证，故发病之始即见病情严重的里证，而且发展迅速，很快出现神昏、谵语、厥冷、水浆不入，所以预后"必不免于死"。

4.《素问·热论》对后世的影响　《素问·热论》对后世外感热病的研究影响颇大，是《伤寒论》的理论基础。它构筑了热病六经传变、六经分证的框架，并初步阐明了伤寒的证治大法。正是在此基础上，《伤寒论》建立了六经辨证体系和具体的论治方法，并提出了越经、直中、合病、并病等多种传变方式，充实了《素问·热论》六经传变的内容；同时还补充了热病后期的虚证、寒证；治疗上提出了汗、吐、下、和等治法，制方注意"保胃气，存津液"；在热病禁忌护理方面，又补充了"劳复"，从而使热病的证治理法趋于完善。

【原文】

5105　黃帝問曰：有病溫者，汗出輒復熱，而脈躁疾[1]不爲汗衰，狂言不能食，病名爲何？

岐伯對曰：病名陰陽交[2]，交者死也。

帝曰：願聞其說。

岐伯曰：人所以汗出者，皆生於穀，穀生於精[3]。今邪氣交爭於骨肉而得汗者，是邪卻而精勝也。精勝，則當能食而不復熱，復熱者，邪氣也，汗者，精氣也，今汗出而輒復熱者，是邪勝也，不能食者，精無俾[4]也，病而留者，其壽可立而傾[5]也。且夫《熱論》[6]曰：汗出而脈尚躁盛者死。今脈不與汗相應，此不勝其病也，其死明矣。狂言者是失志，失志者死。今見三死[6]，不見一生，雖愈必死也。

（《素問·評熱病論》）

【校注】

（1）脉躁疾：指脉象躁乱迅疾。

（2）阴阳交：指阳邪入于阴分而交结不解，邪盛正衰的一种危重证候。阴，指阴精正气。阳，指阳热邪气。交，交结、交争。

（3）谷生于精：即谷生精。

（4）精无俾（bǐ）：即精气得不到补益充养。俾，补益之意。

（5）倾：这里指危险、败坏之意。

（6）《热论》：《灵枢·热病》云："热病已得汗而脉尚躁盛，此阴脉之极也，死；其得汗而脉静者，生。"与本段义同，故张介宾等认为《热论》可能即指《灵枢·热病》而言。

（7）三死：即三死症。杨上善曰："汗出而热不衰，死有三候：一不能食，二犹脉躁，三者失志。汗出而热，有此三死之候，未见一生之状，虽瘥必死。"

【按语】

　　阴阳交是温热病中的危重病证，可以包括一些外感危重疫病，其基本病机是阴精不足，邪热充盛，病位较深，主要症状是发热、汗出复热、脉躁疾、狂言不能食等。经文指出温热病汗出之后的病情变化是判断其预后的关键。凡温热病汗出后，脉静身凉者，是邪随汗解的佳兆。若汗出热不衰，或衰而迅速再起，脉象躁疾者，则是正不胜邪的凶象。阴阳交汗出辄复热，狂言不能食，脉躁疾，是邪热炽盛，热烁津液，精气消竭，精不胜邪的表现，加之不能进食，阴精化源竭绝，导致阳热之邪无制，故曰："其死明矣。"可见阳热与阴精的胜负存亡在温热病转归中起决定性作用。同时经文提示温病治疗既要泻其热邪，又应顾护阴精，即如《灵枢·热病》所云："泻其热而出其汗，实其阴而补其不足。"这种重视热病过程中阴精正气的作用，对后世温病治疗原则的确立有很大启发，如"病温之人邪退而阴气犹存一线者，方可得生""治温病宜刻刻顾其津液""留得一分津液，便有一分生机"以及"热病以救阴为先，救阴以泄热为要"，其精神实质均与《内经》所反映的阳热之邪，须赖阴精以制之的理论一脉相承。

第二节　咳证

　　咳，即咳嗽，是肺系之病变。《素问吴注》云："有声之谓咳，连声之谓嗽，不言嗽，省文也。"临床常咳与嗽并称。《素问·咳论》指出"肺之令人咳"，又提出"五脏六腑皆令人咳，非独肺也"，表明咳固然为肺病，而五脏六腑之病皆可令人咳。《素问·咳论》论述了咳证的病因、病机、症状及转归、治则等，对临床辨证论治有重要的指导意义。

【原文】

　　5201　黃帝問曰：肺之令人欬，何也？

　　岐伯對曰：五藏六府皆令人欬，非獨肺也。

　　帝曰：願聞其狀。

　　岐伯曰：皮毛者，肺之合也，皮毛先受邪氣，邪氣以從其合也。其寒飲食入胃，從肺脈上至於肺，則肺寒，肺寒則外內合邪[1]，因而客之，則爲肺欬。五藏各以其時受病[2]，非其時，各傳以與之[3]。人與天地相參，故五藏各以治時[4]，感於寒則受病，微則爲欬，甚者爲泄爲痛[5]。乘[6]秋則肺先受邪，乘春則肝先受之，乘夏則心先受之，乘至陰[7]則脾先受之，乘冬則腎先受之。

（《素問·欬論》）

【校注】

（1）外内合邪：指外感邪气与内伤寒凉饮食二者相合。

（2）五脏各以其时受病：指五脏分别在其所主之时令受邪而发病。

（3）非其时，各传以与之：指非肺所主之时令，则可由他脏受邪之后传于肺而发生咳嗽。

（4）治时：指五脏所主之时令。如肝主春季、心主夏季等。

（5）微则为咳，甚者为泄为痛：张介宾曰："邪微者，浅在表，故为咳。甚者深而入里，故为泄为痛。"

（6）乘：趁、因。

（7）至阴：指脾所主之时令长夏。

【按语】

1. 咳的病因、病机　关于咳证，经文认为常见的病因有以下两个方面：一是外感风寒之邪，从皮毛及于肺；二是内伤寒凉饮食伤胃，从肺脉及于肺，"外内合邪"客于肺而发病。可见，寒邪所伤是致咳的常见原因。此外，《内经》还较为重视燥邪致咳，《素问·气交变大论》"岁金太过，燥气流行，……甚则喘咳逆气"及《素问·六元正纪大论》"金郁之发，……燥气以行，……故民病咳逆"等，也给后世医家以很大启发，如清·喻昌《医门法律》即有"秋燥论"，并创立秋燥病名，而秋燥的主症即是咳嗽。在内外因共同作用下，肺失清肃，肺气宣降失司，导致气机上逆而发为咳是其基本病机。

2. 咳与四时五脏的关系　咳嗽虽是肺系之本病，但经文认为咳嗽不仅与肺有关，而且进一步提出了"五脏六腑皆令人咳，非独肺也"的观点，认为五脏六腑在不同季节感受时令邪气，可引起相应脏气受损，从而波及于肺而咳。这一观点说明，虽然咳嗽是肺脏的病理反映，但五脏六腑的病变皆可影响肺之宣降而致咳，体现出《内经》四时五脏阴阳的整体观思想。

【原文】

5202　帝曰：何以异之？

岐伯曰：肺欬之状，欬而喘息有音，甚则唾血⁽¹⁾。心欬之状，欬则心痛，喉中介介⁽²⁾如梗状，甚则咽腫、喉痹⁽³⁾。肝欬之状，欬则兩脅下痛，甚则不可以轉，轉則兩胠⁽⁴⁾下滿。脾欬之状，欬則右脅下痛，隂隂引肩背，甚則不可以動，動則則欬劇⁽⁵⁾。腎欬之状，欬則腰背相引而痛，甚則欬涎⁽⁶⁾。

帝曰：六府之欬奈何？安所受病？

岐伯曰：五藏之久欬，乃移於六府。脾欬不已，則胃受之，胃欬之状，欬而嘔，嘔甚則長蟲⁽⁷⁾出。肝欬不已，則膽受之，膽欬之状，欬嘔膽汁。肺欬不已，則大腸受之，大腸欬状，欬而遺失⁽⁸⁾。心欬不已，則小腸受之，小腸欬状，欬而失氣，氣與欬俱失。腎欬不已，則膀胱受之，膀胱欬状，欬而遺溺。久欬不已，則三焦受之⁽⁹⁾，三焦欬状，欬而腹滿，不欲食飲。此皆聚於胃，關於肺，使人多涕唾而面浮腫氣逆也。

（《素問·欬論》）

【校注】

（1）唾血：即咳血，指痰中带血。

（2）介介：分隔、梗阻之意。

（3）喉痹：指咽喉肿痛，阻塞不畅，而致言语不利、饮食难下的病证。

（4）两胠（qū）：即腋下胁肋部位。《广雅·释亲》云："胠，胁也。"

（5）脾咳之状……动则咳剧：姚绍虞曰："右者，肺治之部，肺主气，脾者气之母，脾病及于肺，故令右胁痛。肩背者，肺所主也。动则气愈逆，故咳剧。"此从脾病及肺，肺气降于右来解，较为中肯。阴阴，即隐隐之意。

（6）咳涎：指咳出涎沫稀痰。

（7）长虫：即蛔虫。

（8）遗失：即大便失禁。《甲乙经》《太素》"失"均作"矢"。矢，通"屎"。

（9）久咳不已，则三焦受之：姚绍虞曰："此总论久咳之为害也。咳久则病不止于一脏一腑而无所不病矣。故久咳不已，则三焦受之。三焦者，复畴上下，囊括一身，以气为用者也。所以咳在三焦，则气壅闭不行，故令腹满而不思饮食。"久咳，指上述各种咳嗽。

【原文】

5203 帝曰：治之奈何？

岐伯曰：治藏者治其俞[1]，治府者治其合[1]，浮腫者治其經[1]。

（《素問·欬論》）

【校注】

（1）俞、合、经：是人体中五输穴的组成部分，是十二经脉分布在四肢肘膝关节以下的特定穴位。

【按语】

1. 咳的证候特征及传变规律 经文提出了"五脏咳""六腑咳"，并对其证候特征进行了描述。其中五脏咳的证候主要是与五脏经脉气血运行障碍有关，其症除咳嗽外，可见咳甚而引起的牵引疼痛不适，与相应经脉的循行部位有一定联系。六腑咳则主要兼见该腑气化功能失常，气机上逆或气虚不摄而导致的一系列症状，如呕逆、遗失、遗溺、失气等。同时，经文提出"五脏之久咳，乃移于六腑"，可以看到咳证的传变趋势。五脏咳多为咳证之初期，六腑咳是久咳不愈的后期阶段，阐明咳证的传变规律是由浅入深、由轻到重，为后世从脏腑辨证治疗咳嗽提供了依据。

2. "此皆聚于胃，关于肺"的理解 "此皆聚于胃，关于肺"一句，高度概括了肺胃二脏与咳嗽的密切关系。不仅因为外邪侵袭、内伤寒凉饮食，"外内合邪"致咳，与肺胃直接相关，而且脾胃与水谷饮食、水液的运化和输布有着密切关系。胃为水谷之海，五脏六腑均受气于阳明，故五脏六腑受邪都可累及胃，进而影响肺而发为咳。同时，若脾胃功能失调，也易聚湿生痰，沿肺脉上扰于肺而致咳。《内经》的这一理论观点，说明肺、胃功能失调是导致咳嗽的重要病机环节。

3. "治脏者治其俞，治腑者治其合，浮肿者治其经"的治咳原则 关于咳嗽的治疗，《内经》主要以针刺为主，提出了"治脏者治其俞，治腑者治其合，浮肿者治其经"的原则，即：治疗五脏之咳，可取其输穴，如肺咳可取手太阴肺经之太渊穴；治疗六腑之咳，可取其合穴，如胃咳可取足阳明胃经之足三里穴；久咳兼见浮肿，是邪入经络，水液随气逆乱泛溢，宜针刺经穴以疏通经络，消除水肿，如肺咳兼有浮肿则还可取手太阴肺经之经渠穴治疗。这一原则对后世分经取穴、辨证论治咳嗽有一定临床指导意义。

4. 临床运用 《内经》强调咳证病变的重点部位在肺胃两脏，正如清·陈修园在《医学三字经·咳嗽》中云："《内经》虽分五脏诸咳，而所尤重者，在'聚于胃，关于肺'六字。"《内经》此说为咳证的临床辨证论治乃至预防奠定了理论基础。后世医家治疗咳证遣方用药也多宗于此。如东汉·张仲景在其《金匮要略》治饮的众多方剂中，如小半夏汤、小青龙汤等，无不体现治咳重视肺胃之要旨。又如《鸡峰普济方》的五味细辛汤，方用五味子敛肺止咳定喘，细辛温肺化饮，干姜益脾胃布津液、散寒止咳，茯苓、甘草健脾和中，寥寥数味药，突出了咳论治疗重肺胃的原则，既有收散之品以适肺之性，又有健脾之药以顾后天之本。这些都是对《内经》"聚于胃，关于肺"的进一步诠释。在咳证的预防方面，既应外避邪气以防伤肺，又须内忌生冷饮食以免胃寒，不使"外内合邪"，以减少咳证的发生。

【原文】

5204 帝曰：勞風⁽¹⁾爲病何如？

岐伯曰：勞風法在肺下⁽²⁾，其爲病也，使人强上冥視⁽³⁾，唾出若涕，惡風而振寒，此爲勞風之病。

帝曰：治之奈何？

岐伯曰：以救俛仰⁽⁴⁾，巨陽引⁽⁵⁾。精者三日，中年者五日，不精者七日⁽⁶⁾。欬出青黄涕，其狀如膿，大如彈丸，從口中若⁽⁷⁾鼻中出，不出則傷肺，傷肺則死也。

（《素問·評熱病論》）

【校注】

（1）劳风：因劳而虚，风邪乘虚侵袭引起的以发热、恶风振寒、项强冥视、咳吐黏痰、鼻出浊涕为主症的一种病证。

（2）法在肺下：常在肺部。法，《尔雅·释诂》云："常也。"下，言处所。结合劳风症状看，肺下当指肺部。

（3）强上冥视：头项部僵硬、不能俯首，且视物不明。强上，即强项。冥，暗，不明。

（4）以救俛仰：救治呼吸困难或项背强急。俛，同"俯"。

（5）巨阳引：指在太阳经上取穴，进行针刺以引导经气，驱邪外出。巨阳，指太阳经。引，引导。

（6）精者三日，中年者五日，不精者七日：言劳风之病，因年龄大小、体质强弱、精气盛衰等不同，病程有长短之别。"精者"，指精力充沛的青壮年；"不精者"则指精力衰弱的老年人。三日、五日、七日指病愈的大约日数。

（7）若："或"之意。

【按语】

劳风是因过劳体虚，感受风寒所致，因卫阳被遏，肺失宣降，郁而化热，灼津炼痰，以致痰热壅肺，其主要症状为恶风振寒，项强而视物不清，咳出青黄涕、其状如脓等，其病位在肺。经文所论劳风治疗以针刺方法为主，采取引导太阳经气、利肺气、散邪气，以救俛仰。特别强调咯痰外出，使邪有出路，是重要的治疗方法，否则闭门留寇，后患无穷。其预后则与年龄、体质和精气盛衰有关，这对后世临床治疗与护理等均有重要启示。

第三节　痛证

痛证是以疼痛为主要临床表现的一类病证，是临床最常见的病证之一。《内经》有关疼痛的论述丰富而翔实，内容涉及疼痛的病因病机、分类、临床特征、诊断、治疗等，构建了中医关于痛证的理论框架，为后世痛证的理论研究和临床运用奠定了基础。

【原文】

5301 帝曰：願聞人之五藏卒痛，何氣使然？

岐伯對曰：經脈流行不止，環周不休。寒氣入經而稽遲⁽¹⁾，泣⁽²⁾而不行，客於脈外則血少，客於脈中則氣不通⁽³⁾，故卒然而痛。

（《素問·舉痛論》）

【校注】

（1）稽迟：即经脉气血留止而不行的意思。稽，《说文》云："稽，留止也。"迟，《说文》云："迟，徐行也。"

（2）泣：同"涩"。

（3）客于脉外则血少，客于脉中则气不通：此为互文，谓客于脉外、脉中则血气少或血气不通。

【原文】

5302　帝曰：其痛或卒然而止者，或痛甚不休者，或痛甚不可按者，或按之而痛止者，或按之無益者，或喘動⁽¹⁾應手者，或心與背相引而痛者，或脅肋與少腹相引而痛者，或腹痛引陰股⁽²⁾者，或痛宿昔⁽³⁾而成積者，或卒然痛死不知人，有少間復生者，或痛而嘔者，或腹痛而後泄者，或痛而閉不通者，凡此諸痛，各不同形，別之奈何？

岐伯曰：寒氣客於脈外，則脈寒，脈寒則縮踡，縮踡則脈絀急⁽⁴⁾，絀急則外引小絡，故卒然而痛，得炅則痛立止。因重中於寒，則痛久矣。

寒氣客於經脈之中，與炅氣相薄，則脈滿，滿則痛而不可按也。寒氣稽留，炅氣從上⁽⁵⁾，則脈充大而血氣亂，故痛甚不可按也。寒氣客於腸胃之間，膜原⁽⁶⁾之下，血不得散，小絡急引故痛，按之則血氣散，故按之痛止。寒氣客於俠脊之脈⁽⁷⁾，則深按之不能及，故按之無益也。寒氣客於衝脈，衝脈起於關元，隨腹直上，寒氣客則脈不通，脈不通則氣因之，故喘動應手矣。

寒氣客於背俞之脈⁽⁸⁾則脈泣，脈泣則血虛，血虛則痛，其俞注於心，故相引而痛，按之則熱氣至，熱氣至則痛止矣。寒氣客於厥陰之脈，厥陰之脈者，絡陰器繫於肝，寒氣客於脈中，則血泣脈急，故脅肋與少腹相引痛矣。厥氣⁽⁹⁾客於陰股，寒氣上及少腹，血泣在下相引，故腹痛引陰股。

寒氣客於小腸膜原之間，絡血之中，血泣不得注於大經，血氣稽留不得行，故宿昔而成積矣。寒氣客於五藏，厥逆上泄，陰氣竭，陽氣未入⁽¹⁰⁾，故卒然痛死不知人，氣復反，則生矣。寒氣客於腸胃，厥逆上出，故痛而嘔也。寒氣客於小腸，小腸不得成聚⁽¹¹⁾，故後泄腹痛矣。熱氣留於小腸，腸中痛，癉熱⁽¹²⁾焦渴，則堅乾不得出，故痛而閉不通矣。

（《素問·舉痛論》）

【校注】

（1）喘动：谓跳动。喘，动之义。

（2）阴股：指大腿内侧近前阴处。杨上善曰："髀内为股，阴下之股，为阴股也。"

（3）宿昔：经久之意。宿，久留也。昔，久也。张志聪曰："宿昔，稽留久也。"

（4）绌（chù）急：屈曲拘急。绌，屈曲。急，拘急。

（5）上：郭霭春《黄帝内经素问校注语译》云："疑'之'字之误。"可从。

（6）膜原：脏腑、肌肉间的脂膜组织。张介宾曰："膜，筋膜也。原，肓之原也"。又注《痿论》云："盖膜犹幕也，凡肉理脏腑之间，其成片联络薄筋，皆谓之膜。所以屏障血气者也。凡筋膜所在之处，脉络必分，血气必聚，故又谓之膜原，亦谓之脂膜。"

（7）侠脊之脉：指脊柱两侧深部之经脉。张志聪曰："侠脊之脉，伏冲之脉也。伏冲之脉，上循背里，邪客之则深，按之不能及，故按之无益也。"

（8）背俞之脉：指足太阳膀胱经脉。因其行于背部的部分有五脏六腑的俞穴，故名之。

（9）厥气：指寒逆之气。疑与下文"寒气"误倒。应作"寒气客于阴股，厥气上及少腹"。

（10）阴气竭，阳气未入：谓阴气阻绝于内，阳气泄越于外，阴阳之气暂时处在离绝状态。竭，遏止、阻隔不通。

（11）成聚：指小肠受盛化物的功能。

（12）瘅热：热盛。瘅，热也。

【原文】

5303　帝曰：所謂言而可知者也。視而可見，奈何？

岐伯曰：五藏六府，固盡有部(1)，視其五色，黃赤爲熱，白爲寒，青黑爲痛，此所謂視而可見者也。

帝曰：捫而可得，奈何？

岐伯曰：視其主病之脈，堅而血及陷下者(2)，皆可捫而得也。

（《素問·舉痛論》）

【校注】

（1）五脏六腑，固尽有部：指面部分布的五脏六腑部位。张志聪曰："五脏六腑之气色，皆见于面，而各有所主之部位。"

（2）坚而血及陷下者：指局部按诊。局部血脉壅盛，按之坚硬，属实；按之陷下濡软，为虚。

【按语】

1. 疼痛的病因病机　经文指出疼痛的病因主要为寒邪。在正常情况下"经脉流行不止，环周不休"，气血的特性如《素问·调经论》所云"喜温而恶寒，寒则涩不能流，温则消而去之"，一旦寒气入经，由于寒性收引凝滞，则易使筋脉拘急，脉络蜷缩，气血滞涩，从而产生疼痛。疼痛的机理为"客于脉外则血少，客于脉中则气不通"，即邪气侵犯经脉内外，客于脉外则气血虚少，客于脉中则气血不通，二者均可引发疼痛。这表明疼痛的病机无外乎虚实两端，即不荣则痛、不通则痛，对后世对疼痛的理论研究和临床运用具有十分重要的指导意义。

2. 疼痛的诊断与辨证　经文列举了十四种疼痛，讨论了疼痛的诊断与辨证。所论疼痛以腹痛为主，也涉及胸胁痛，主要通过问诊获得，提示对疼痛的诊断与辨证要把握以下几点：其一，疼痛的时间特点与程度。疼痛的时间特点与程度常可反映病情的轻重。如"其痛或卒然而止者""按之痛止者"，则病情轻浅；若"痛甚不休""痛甚不可按"，病情较重，甚至"卒然痛死不知人"，即出现疼痛性休克。其二，疼痛对寒热按揉的反应。疼痛对寒热按揉的反应常反映病情的寒热虚实轻重。疼痛拒按者，说明寒热交争剧烈，按之则气血愈加逆乱；按之痛不减者，说明邪气深伏于里，按之阳热之气不能达于病所，以驱散邪气；痛而喜按者，说明按之可使阳热之气直抵病所，使邪气消散，血气畅通；按之搏动应手者，则邪在冲脉；痛而喜温、喜按，"得炅则痛立止"者，多为寒证；痛而喜冷、拒按者，多为热证。其三，疼痛的牵引部位。牵引性疼痛所表现的部位，常可作为辨证定位的依据。如寒客背俞之脉，则心与背相引而痛；寒伤厥阴，则胁肋与少腹相引而痛，或少腹痛引阴股。其四，疼痛的兼症。疼痛的兼症，是辨别疼痛病位及其寒热虚实的重要依据。如腹痛而兼呕吐，说明寒气客于肠胃，致胃肠之气上逆；痛兼腹泻，则"寒气客于小肠，小肠不得成聚"；痛久而兼积聚，则"寒气客于小肠膜原之间，络血之中"，日久气血凝聚；出现疼痛性昏厥，则"寒气客于五脏"，阴阳之气不相交通，气机大乱；痛兼大便秘结，提示寒邪从阳化热，或热邪直犯小肠，灼津化燥。这些内容至今仍有效地指导着临床实践。

经文还强调对疼痛的诊断和辨证要四诊合参。上述所论十四种疼痛，主要是通过问诊所获得的情况，要明辨疼痛之寒热虚实、阴阳表里，尚需四诊合参。望诊可辨病变所在之脏腑部位和寒热虚实等，故经文指出"五脏六腑，固尽有部""黄赤为热，白为寒，青黑为痛"。切诊亦可辨其病位与病性，如按其病变部位，若坚硬而血脉壅盛者属实，按之陷下濡软者为虚。

【原文】

5304　厥頭痛⁽¹⁾，面若腫起而煩心，取之足陽明太陰⁽²⁾。厥頭痛，頭脈痛，心悲善泣，視頭動脈反盛者⁽³⁾，刺盡去血，後調足厥陰。厥頭痛，貞貞⁽⁴⁾頭重而痛，寫頭上五行行五⁽⁵⁾，先取手少陰，後取足少陰。厥頭痛，意⁽⁶⁾善忘，按之不得⁽⁷⁾，取頭面左右動脈⁽⁸⁾，後取足太陰。厥頭痛，項先痛，腰脊爲應，先取天柱，後取足太陽。厥頭痛，頭痛甚，耳前後脈湧有熱⁽⁹⁾，寫出⁽¹⁰⁾其血，後取足少陽。

眞頭痛⁽¹¹⁾，頭痛甚，腦盡痛，手足寒至節，死不治。

頭痛不可取於腧者，有所擊墮，惡血在於內；若肉傷，痛未已，可則⁽¹²⁾刺，不可遠取也。頭痛不可刺者，大痺⁽¹³⁾爲惡，日作者，可令少愈，不可已。頭半寒痛⁽¹⁴⁾，先取手少陽陽明，後取足少陽陽明。

（《靈樞·厥病》）

【校注】

（1）厥头痛：指经气逆乱上冲于头脑导致的头痛。张介宾曰："厥，逆也，邪逆于经，上干头脑而为病者，曰厥头痛也。"

（2）太阴：《甲乙经》《太素》"阴"并作"阳"。可从。

（3）视头动脉反盛者：指见头部颤动，络脉充盈。《太素》作"视头动，脉反盛者"。杨上善曰："视头动者，视之时头战动也。脉反盛者，络脉盛。"可从。

（4）贞贞：《甲乙经》作"员员"，即头眩晕状。《素问·刺热论》云："其逆则头痛员员，脉引冲头也。"

（5）泻头上五行（háng）行五：头上五行，指头部分布的五条经脉，正中是督脉，左右两侧旁开的有足太阳膀胱经、足少阳胆经，共计五条。行五，指上述五条经脉中每条在头部各有五穴。督脉有上星、囟会、前顶、百会、后顶五穴；左右两侧足太阳膀胱经有五处、承光、通天、络却、玉枕五穴；左右两侧足少阳胆经有临泣、目窗、正营、承灵、脑空五穴。共计二十五穴。

（6）意：《甲乙经》作"噫"，即嗳气。

（7）按之不得：指寻按不得痛处。孙鼎宜曰："阳邪在头而无定所，则按之不得。"

（8）头面左右动脉：指头面部左右足阳明胃经之大迎、下关穴处。杨上善曰："足阳明循头面左右，动在客主人及大迎，皆脾气所至。"客主人，即下关穴。

（9）耳前后脉涌有热：指耳前后之足少阳胆经充盛发热。张介宾曰："耳之前后，足少阳经也。"

（10）泻出：《甲乙经》作"先泻"。可从。

（11）真头痛：为邪气直中脑髓所致的剧烈头痛。虞庶曰："头脑中痛甚，而手足冷至肘、膝者，为真头痛，其寒气入深故也。"

（12）则：《甲乙经》《太素》并作"即"，就近、靠近之意。可从。

（13）大痹：指严重的痹证。

（14）头半寒痛：指头部一侧冷痛，亦即偏头痛。张介宾曰："头半寒痛者，偏头冷痛也。"

【按语】

1. 头痛的分类　经文据病机将头痛分为厥头痛、真头痛；据病位分为阳明头痛、少阳头痛、太阴头痛、少阴头痛、厥阴头痛；据临床特征分为头尽、头痛甚、员员头重而痛、头脉痛、偏头痛、大痹头痛；据病因有瘀血头痛、头半寒痛等。这些头痛的发生或为经气逆乱，或为邪气直中脑髓，故经文以病机为纲，将头痛概括为厥头痛和真头痛进行讨论。结合《素问·至真要大论》《素问·奇病论》《素问·生气通天论》《素问·热论》《素问·刺热论》《素问·通评虚实论》等篇章中关于伤风头痛、伤寒头痛、伤湿头痛、热厥头痛、肠胃不和头痛等的论述，其分类可概括为病因分类、六经分类、五脏分类等。

2. 头痛的临证特点　头为精明之府、诸阳之会，手足三阳经以及足厥阴、手少阴之经脉皆会于此。故头痛病除了头痛的共同症状外，还表现出各经经气逆乱的病证特点，病邪所犯经脉病位不同，临床表现各异。如邪犯足阳明太阴经，"面若肿起而烦心"；邪犯足厥阴经，"头脉痛，心悲善泣"；邪犯手足少阴经，"员员头重而痛"；邪犯足太阴经，"意善忘，按之不得"；邪犯足太阳经，"项先痛，腰脊为应"；邪犯足少阳经，"头痛甚，耳前后脉涌有热"等。以上均为病变经脉循行部位上的症状，创头痛的六经分证。后世医家在此基础上，根据头痛的临床表现，归纳总结出头痛的部位规律：太阳经头痛多见于头后部下连于项；阳明经头痛多见于前额、眉棱骨等处；少阳经头痛多在头之两侧，或连耳；厥阴经头痛，见于颠顶，可连于目系等。这丰富了头痛的六经分证，为临床分经辨治头痛提供了依据。

3. 头痛的治疗　一般先视病变经脉脉盛处"刺尽去血""泻出其血"，或针刺泻穴，以泄邪降逆，再据其所属经脉进行刺治。后世医家在此基础上，根据头痛部位的不同，进一步归纳出不同经络头痛的引经药，如太阳头痛选用羌活、防风、藁本，阳明头痛选用葛根、白芷、升麻，少阳头痛选用柴胡，厥阴头痛选用吴茱萸，少阴头痛选用细辛等，可使药物直达病所而提高疗效。

【原文】

5305　厥心痛⁽¹⁾，與背相控⁽²⁾善瘛，如從後觸其心，傴僂⁽³⁾者，腎心痛也，先取京骨崑崙，發狂不已，取然谷⁽⁴⁾。厥心痛，腹脹胸滿，心尤痛甚，胃心痛也，取之大都太白。厥心痛，痛如以錐鍼刺其心，心痛甚者，脾心痛也，取之然谷太溪⁽⁵⁾。厥心痛，色蒼蒼如死狀，終日不得太息，肝心痛也，取之行間太衝。厥心痛，臥若徒居⁽⁶⁾，心痛間⁽⁷⁾，動作痛益甚，色不變，肺心痛也，取之魚際太淵。

眞心痛，手足青⁽⁸⁾至節，心痛甚，旦發夕死，夕發旦死。心痛不可刺者，中有盛聚⁽⁹⁾，不可取於腧。

（《靈樞·厥病》）

【校注】

（1）厥心痛：指因五脏气机逆乱而导致的心痛。《难经·第六十难》云："其五脏气相干，名厥心痛。"

（2）控：即牵引。《说文》云："控，引也。"

（3）傴偻（yǔlǚ）：指腰背弯曲。

（4）发狂不已，取然谷：《甲乙经》作"发针立已，不已取然谷"。可参。

（5）然谷太溪：张志聪曰："'然谷'当作'漏谷'，'太溪'当作'天溪'。"漏谷，内踝尖上六寸，胫骨内侧缘后方处，属足太阴脾经。天溪，位于第四肋间隙，距正中线六寸处，属足太阴脾经。然谷、太溪为足少阴肾经之穴，而本句之为脾心痛，故张注可参。

（6）徒居：指闲居、休息。

（7）间：缓解。

（8）青：通"清"，寒冷之意。

（9）中有盛聚：指瘀血、积聚等有形之邪停聚于内。张介宾曰："中有盛聚，谓有形之症，或积或血，停聚于中。"

【按语】

1. 心痛的分类　经文据病机将心痛分为厥心痛、真心痛；据病位分为肝心痛、肾心痛、肺心痛、脾心痛、心肠痛等；《素问·刺热论》还有由五脏热，热郁循经上扰于心所致的热厥心痛等。这些心痛或由五脏及胃之气机逆乱，上扰于心所致，或为邪气直犯心脏所致，故经文以病机为纲，将心痛概括为厥心痛和真心痛进行讨论。

2. 心痛的临证特点　心痛病根据其病变部位不同，临床表现各异。如肾心痛，表现为"与背相控善瘈，如从后触其心，伛偻"等；胃心痛，表现为"腹胀胸满，心尤痛甚"等；脾心痛，表现为"痛如以锥针刺其心，心痛甚"等；肝心痛，表现为"色苍苍如死状，终日不得太息"等；肺心痛，表现为"卧若徒居，心痛间，动作痛益甚，色不变"等；真心痛，乃邪气直犯心脏，伤及脏真之气，导致心脉瘀闭，心阳暴脱的心痛危重症，类似于西医学中的急性心肌梗死，在出现剧烈的心前区疼痛时，常伴有四肢厥冷，由于发病急重，可"旦发夕死，夕发旦死"，预后多较差。经文所述心痛的临证特点，既有脏腑功能失常的症状，也有经脉循行部位上的症状，创心痛病的脏腑辨证法，为临床脏腑辨治心痛提供了依据。

3. 心痛的治疗　由于心痛所涉及的脏腑功能、经脉循行部位不同，表现特点也各异，故经文对心痛的治疗主要是据心痛的脏腑病位和所属经脉选穴刺治。而《内经》所言心痛既有心前区痛，也有心胸痛，还有心下（胃脘）痛等，涉及心脏、胸膈、胃等部疾病，多由外感六淫、内伤七情导致邪气上逆，冲逆于心，或气滞血瘀，心脉瘀阻，或气虚血少，心失所养而致。后世在《内经》对心痛病因病机认识的基础上，将心痛据其病位分为胸痛、胃脘痛、腹痛等进行辨证施治。

第四节　痹证

痹者，闭也。痹是指因机体经络阻滞、营卫之气凝涩、脏腑气血运行不畅所致的一类病证。除外邪侵犯人体外，《内经》还论及痹证的发生与营卫失调、五脏亏虚、六腑失和有关，突出了内外因并重的发病观。同时，经文也较详细论述了痹证的分类、临床表现、治疗及预后等，为后世开展痹证的理论研究和临床运用奠定了基础。

【原文】

5401　黄帝问曰：痹之安生？

岐伯对曰：風寒濕三氣雜至(1)，合而爲痹也。其風氣勝者爲行痹(2)，寒氣勝者爲痛痹⁽³⁾，濕氣勝者爲著痹⁽⁴⁾也。

帝曰：其有五者何也？

岐伯曰：以冬遇此者爲骨痹⁽⁵⁾，以春遇此者爲筋痹⁽⁵⁾，以夏遇此者爲脈痹⁽⁵⁾，以至陰遇此者爲肌痹⁽⁵⁾，以秋遇此者爲皮痹⁽⁵⁾。

帝曰：內舍⁽⁶⁾五藏六府，何氣使然？

岐伯曰：五藏皆有合，病久而不去者，內舍於其合也。故骨痹不已，復感於邪，內舍於腎；筋痹不已，復感於邪，內舍於肝；脈痹不已，復感於邪，內舍於心；肌痹不已，復感於邪，內舍於脾；皮痹不已，復感於邪，內舍於肺。所謂痹者，各以其時重感於風寒濕之氣也。

（《素問·痹論》）

【校注】

（1）杂至：指夹杂而至。杂，混合、夹杂。

（2）行痹：指以感受风邪为主的痹证，临床以肢节酸痛、游走无定处为特点，亦称风痹。

（3）痛痹：指以感受寒邪为主的痹证，临床以疼痛剧烈、痛处固定为特点，亦称寒痹。

（4）著痹：指以感受湿邪为主的痹证，临床以痛处重滞不移，或顽麻不仁为特点，亦称湿痹。

（5）骨痹、筋痹、脉痹、肌痹、皮痹：合称五体痹，系指风寒湿三气夹杂而至，在不同季节侵入主时五脏所合之五体而成。

（6）舍：稽留、留置。张介宾曰："舍者，邪入而居之也。"

【原文】

5402　凡痹之客五藏者，肺痹者，煩滿喘而嘔；心痹者，脈不通，煩則心下鼓⁽¹⁾，暴上氣而喘，嗌乾，善噫，厥氣上則恐；肝痹者，夜臥則驚，多飲數小便，上爲引如懷⁽²⁾；腎痹者，善脹，尻以代踵，脊以代頭⁽³⁾；脾痹者，四支解墮，發欬嘔汁，上爲大塞⁽⁴⁾；腸痹者，數飲而出不得，中氣喘爭⁽⁵⁾，時發飧泄；胞痹⁽⁶⁾者，少腹膀胱按之內痛，若沃以湯⁽⁷⁾，澀於小便，上爲清涕。

陰氣⁽⁸⁾者，靜則神藏，躁則消亡。飲食自倍，腸胃乃傷。

淫氣⁽⁹⁾喘息，痹聚在肺；淫氣憂思，痹聚在心；淫氣遺溺，痹聚在腎；淫氣乏竭⁽¹⁰⁾，痹聚在肝；淫氣肌絕⁽¹¹⁾，痹聚在脾。

諸痹不已，亦益內⁽¹²⁾也。其風氣勝者，其人易已也。

帝曰：痹，其時有死者，或疼久者，或易已者，其故何也？

岐伯曰：其入藏者死，其留連筋骨間者疼久，其留皮膚間者易已。

帝曰：其客於六府者，何也？

岐伯曰：此亦其食飲居處，爲其病本也。六府亦各有俞，風寒濕氣中其俞，而食飲應之，循俞而入，各舍其府也。

帝曰：以鍼治之奈何？

岐伯曰：五藏有俞，六府有合，循脈之分，各有所發⁽¹³⁾，各隨其過則病瘳⁽¹⁴⁾也。

（《素問·痹論》）

【校注】

（1）心下鼓：心下鼓动，即心悸。

（2）上为引如怀：形容腹胀大，状如怀孕。《说文》云："引，开弓也。"

（3）尻（kāo）以代踵（zhǒng），脊以代头：指足不能行走、站立，以尾骶部代之；头俯不能仰，背部弯曲，脊高于头。尻，尾骶部。踵，脚后跟。

（4）大塞：痞塞。大，"不"字之形误。《广雅·释诂四》云："否，不也。""不"与"否"古通。"否"又通"痞"。

（5）中气喘争：指腹中有气攻冲，肠中雷鸣有声。

（6）胞痹：即膀胱痹。胞，通"脬"。

（7）若沃以汤：形容灼热感，像用热水浇灌一样。沃，《说文》云："溉灌也。"汤，《说文》云："热水也。"

（8）阴气：指五脏之气。张介宾曰："阴气者，脏气也。"

（9）淫气：指内脏失和之气。张志聪曰："淫气者，阴气淫泆，不静藏也。"

（10）乏竭：指疲乏力竭。

（11）肌绝：指肌肉消瘦。

（12）益内：指疾病日益向内深入发展、传变。

（13）各有所发：指经脉受邪，在其循行部位发生病变而表现出相应症状。

（14）瘳（chōu）：病愈也。

【原文】

5403　帝曰：榮衛之氣亦令人痹乎？

岐伯曰：榮者，水穀之精氣也，和調於五藏，灑陳⁽¹⁾於六府，乃能入於脈也，故循脈上下，貫五藏，絡六府也。衛者，水穀之悍氣⁽²⁾也，其氣慓疾滑利⁽³⁾，不能入於脈也，故循皮膚之中，分肉之間，熏於肓膜⁽⁴⁾，散於胸腹。逆其氣則病，從其氣則愈，不與風寒濕氣合，故不爲痹。

（《素問·痹論》）

【校注】

（1）洒陈：散布。《广雅·释诂》云："陈，布也。"

（2）悍气：指卫气。张介宾曰："卫气者，阳气也。阳气之至，浮盛而疾，故曰悍气。"

（3）慓疾滑利：指卫气运行急速滑利而不受脉道约束。

（4）肓膜：指肉理及胸腹腔内之膜。

【原文】

5404　帝曰：善。痹或痛，或不痛，或不仁，或寒，或熱，或燥，或濕，其故何也？

岐伯曰：痛者，寒氣多也，有寒故痛也。其不痛不仁者，病久入深，榮衛之行濇，經絡時疎⁽¹⁾，故不通⁽²⁾，皮膚不營，故爲不仁。其寒者，陽氣少，陰氣多⁽³⁾，與病相益⁽⁴⁾，故寒也。其熱者，陽氣多，陰氣少，病氣勝，陽遭陰⁽⁵⁾，故爲痹熱。其多汗而濡⁽⁶⁾者，此其逢濕甚也，陽氣少，陰氣盛，兩氣相感⁽⁷⁾，故汗出而濡也。

帝曰：夫痹之爲病，不痛何也？

岐伯曰：痹在於骨則重，在於脈則血凝而不流，在於筋則屈不伸，在於肉則不仁，在於皮則寒。故具此五者，則不痛也。凡痹之類，逢寒則蟲⁽⁸⁾，逢熱則縱。帝曰：善。

（《素問·痹論》）

【校注】

（1）经络时疏：指经络空虚。张介宾曰："疏，空虚也。"

（2）不通：《甲乙经》《太素》皆作"不痛"。可从。

（3）阳气少，阴气多：指体质偏于阳虚阴盛。

（4）相益：相加、助长之意。

（5）病气胜，阳遭阴：指阴虚阳盛者，受邪后，阴不胜阳，变化而为热，故发为痹热。"遭"《甲乙经》作"乘"，指战而胜之也。

（6）濡：即湿。

（7）两气相感：指人体偏盛的阴气与外来以湿邪为主的风寒湿邪相互作用。

（8）虫：《甲乙经》《太素》均作"急"。可参。张介宾曰："盖逢寒则筋挛，故急；逢热则筋弛，故纵也。"

【按语】

1. 痹的外因、分类及传变　经文明确指出痹的外因为"风寒湿三气杂至"。风寒湿气夹杂侵袭人体，日久壅滞经络，闭阻气血而成痹。按邪气性质偏胜的不同可分为三类，风善行而数变，其致痹者，痛无定处，称为行痹；寒性收引凝滞，其致痹者疼痛剧烈，称为痛痹；湿性重浊黏滞，其致痹者症见肢体沉重，或皮肤顽麻不仁，故称为著痹。此外，在不同季节反复感受邪气，侵袭身体不同的部位发病，故痹证又可按病位分为骨痹、筋痹、脉痹、肌痹、皮痹之五体痹。五体痹日久复感邪气，则可向其在内所合之脏传变，发为五脏痹。若风寒湿气中于脏腑之俞穴，兼内有食饮伤及脏腑，则可"循俞而入，各舍其腑也"，形成六腑痹。故痹证根据发病部位不同，又可进一步分为五体痹、五脏痹和六腑痹。

2. 痹的内因　饮食不节、起居失常、情志不和等是痹证发生的重要内在因素。《素问·痹论》云："饮食自倍，肠胃乃伤。"饮食不节，易伤肠胃，是起病之源，即清·姚绍虞曰："起居不密，饥饱失时，六腑之气先已不固，而后风寒湿气乃得从而入之也。"

痹证的形成还与情志有一定关系，经文指出"阴气者，静则神藏，躁则消亡"，说明若五脏所藏之神躁扰妄动，必致阴精损耗，正气不足，如明·张介宾《类经》注云："人能安静，则邪不能干，故精神完固而内藏；若燥扰妄动，则精神耗散，神志消亡，故外邪得以乘之，五脏之痹因而生矣。"

3. 痹的发生与营卫失调的关系　经文指出"逆其气则病，从其气则愈。不与风寒湿气合，故不为痹"。这里"逆其气"是指营卫运行失常从而失去了其应有的功能，也即营卫失调。营卫失调，久之必致腠理疏松，藩篱不固，气血失常，从而易致外邪入侵而发为痹证。《内经》在论述营卫之气生理作用的基础上，在"营卫之气亦令人痹"发病理念的指导下，明确指出了内有营卫失调，外有"风寒湿气合"，才能引起痹证。由此可见，营卫失调是感受风寒湿热邪气而致痹的内在发病基础，是痹证发生发展之重要枢机。

4. 痹证的临床表现　痹证的临床表现与病变部位、患者体质、邪气性质及病程长短等有着密切关系。如病位上"在骨则重，在于脉则血凝而不流，在于筋则屈不伸，在于肉则不仁，在于皮则寒"。若患者为"阳气少，阴气多"的偏寒体质，则痹证症状以寒为主；为"阳气多，阴气少"的偏热体质，则症状以热为主等。至于"具此五者，则不痛也"的原因，清·汪昂曰："痛则血气犹能周流，五者为气血不足，皆重于痛，故不复作痛。"清·张琦亦曰："五者具，则自皮入骨，前所谓病久入深，明不痛之为重也。"可参。

5. 痹证的治疗　对于痹证的治疗，本篇提出"五脏有俞，六腑有合，循脉之分，各有所发，各随其过"的循经、随病、随痛处取穴的基本治疗原则，并在具体实施过程中注重结合脏腑之俞穴、合穴进行针刺，体现了对于痹证治疗从经络方面分经辨证论治的思想。

《内经》治痹多以针刺为主，辅以灸熨汤液。如《灵枢·寿夭刚柔》提出的寒痹药熨法，即以蜀椒、干姜、桂心、醇酒药熨，配合火针温经通络祛邪，文中详细说明了用法及注意事项，并指出适度运动有助于痹证的康复。《灵枢·官针》则根据病位深浅、病性虚实、病程长短的不同，采取不用针具和针刺疗法。如皮痹用毛刺；肌痹用合谷刺；筋痹用恢刺和输刺；心痹用偶刺；留痹久居用傍针刺；病在脉，气少当补之，取以锃针；病痹气爆发者，取以圆利针；病痹气痛而不去者，取以毫针等。这些内容为后世痹证的外治法提供了治疗思路。

6. 痹证的预后　痹证预后，主要取决于邪气的性质、病位的深浅、病程的长短三个方面。在邪气性质方面，风邪偏胜者易愈，寒湿之邪偏胜者则难愈。邪气的侵袭有部位深浅的不同，可引起痹证的预后不同。若邪留皮肤间，其病位轻浅，邪易驱除，故痹易痊愈，预后较好；若痹邪稽留在筋骨之间，不在表亦尚未深入脏腑，则痹邪多留恋不去，病程长，疼痛经久不愈；若痹邪深入五脏，其病位深重，治疗效果差，预后不佳。在病程长短方面，初起者因邪气多尚未深入故易愈，病久者则邪气多已深入而预后较差。

7. 临床应用　后世医家在《内经》理论的指导下，针对痹证治则治法与用药等皆有所发挥，给临证运用以较大启发。《内经》认为营卫不和是痹证发生的内因之一，故后世医家皆十分重视调和营卫法治疗痹证，如《金匮要略·中风历节病脉证并治》中就运用桂枝芍药知母汤治疗历节痛。对风寒湿三痹的治疗更是多有发展。如清·林珮琴在《类证治裁·卷五》中云："治行痹散风为主，兼去寒利湿，参以补血，血行风自灭也，防风汤。治痛痹温寒为主，兼疏风渗湿，参以益火，辛温解凝寒也，加减五积散。治著痹利湿为主，兼去风逐寒，参以补脾补气，土强可胜湿也，川芎茯苓汤加芪、术。其症有风湿，羌活胜湿汤，史公酒。有寒湿，苡仁汤、三痹汤。……有在经，木防己汤。有入络，活络饮加桑寄生、威灵仙、钩藤、牛膝，或活络丹。治法总以补助真元，宣通脉络，加活血丹合续断丹，或人参散之类，使气血流畅，则痹自已。"以上论述可谓深得《内经》之旨。

【原文】

5405　黄帝問於岐伯曰：周痹⁽¹⁾之在身也，上下移徙隨脈，其上下⁽²⁾左右相應⁽³⁾，間不容空⁽⁴⁾，願聞此痛，在血脈之中邪？將在分肉之間乎？何以致是？其痛之移也，間不及下鍼，其慉痛⁽⁵⁾之時，不及定治，而痛已止矣，何道使然？願聞其故。

岐伯答曰：此衆痹也，非周痹也。

黄帝曰：願聞衆痹。岐伯對曰：此各在其處，更發更止，更居更起，以右應左，以左應右，非能周也，更發更休也。

黄帝曰：善。刺之奈何？

岐伯對曰：刺此者，痛雖已止，必刺其處，勿令復起。

（《靈樞·周痹》）

【校注】

（1）周痹：指痛处遍及全身的痹证。

（2）其上下：《太素》无"其"字，文义较顺。可参。

（3）左右相应：指疼痛部位左右相互对称。

（4）间不容空：指疼痛连续不断，无休止之时。

（5）愊痛：指疼痛聚集之处。愊，《甲乙经》《太素》并作"蓄"。古"愊""蓄""畜"通用，聚集之意。

【原文】

5406　帝曰：善。願聞周痹何如？

岐伯對曰：周痹者，在於血脈之中，隨脈以上，隨脈以下，不能左右，各當其所。

黃帝曰：刺之奈何？

岐伯對曰：痛從上下者，先刺其下以過之⁽¹⁾，後刺其上以脫之⁽²⁾；痛從下上者，先刺其上以過之，後刺其下以脫之。

黃帝曰：善。此痛安生？何因而有名？

岐伯對曰：風寒濕氣，客於外分肉之間，迫切而爲沫⁽³⁾，沫得寒則聚，聚則排分肉而分裂也，分裂則痛，痛則神歸之，神歸之則熱⁽⁴⁾，熱則痛解，痛解則厥⁽⁵⁾，厥則他痹發，發則如是。

帝曰：善。余已得其意矣。此內不在藏，而外未發於皮，獨居分肉之間，眞氣不能周，故命曰周痹⁽⁶⁾。故刺痹者，必先切循其下之六經，視其虛實，及大絡之血結而不通，及虛而脈陷空者而調之，熨而通之。其瘛堅⁽⁷⁾，轉引而行之。

（《靈樞·周痹》）

【校注】

（1）过之：指制止邪气向前发展。过，《太素》作"遏"，阻止、制止也。可从。

（2）脱之：夺截邪气之归路而尽除之。脱，夺也，

（3）沫：指痰。徐大椿曰："经中无痰字，沫即痰也。"可参。

（4）痛则神归之，神归之则热：张介宾曰："痛则心注其处，故神归之，神归即气归也，气归则热。"

（5）热则痛解，痛解则厥：指热可使寒气消散，疼痛缓解，但邪气仍在，可向他处逆行发展。

（6）周痹：当作"众痹"。楼英《医学纲目》云："周痹当为众痹。夫周痹邪在分肉血脉，今云邪独居分肉之间，而命曰周痹者，是众痹之误为周痹也明矣。"

（7）瘛堅：指转筋拘急，按之则坚。

【按语】

《灵枢·周痹》主要论述众痹、周痹之病因、病机、证候特点、治疗原则及二者的区别。其中关于痹证之病因，在《素问·痹论》中已经论述，主要认为是外感风寒湿三邪，故众痹、周痹亦不例外，其主要病机为邪气凝聚，气血闭阻。但二者外邪侵袭的部位深浅不同。众痹"风寒湿

气，客于外分肉之间"，导致津液迫聚为痰，痰聚则"排分肉而分裂也"，产生痹证之疼痛，其疼痛在人身之上下左右，"左右相应"对称，并"各在其处"，且"更发更止"，时止时休，变化不定；治疗以"痛虽已止，必刺其处，勿令复起"为总的原则，根据痛处施针积极治疗。周痹病位"在于血脉之中"，经脉痹阻不通则产生相应症状，其疼痛遍及全身，"随脉以上，随脉以下"；治疗则根据疼痛所在部位，先阻止邪气发展前行，后截断邪气之归路以祛除病邪。

《灵枢·周痹》通过对上述二种痹证的论述，体现了《内经》痹证以"闭阻不通"为其主要病机，治疗"以通为贵"的思想，在临床中可以根据六经的虚实、是否存在经络的血结与陷下等情况进行补虚泻实，并采用热熨、运动等多种方法以通痹。

第五节　痿证

痿者，萎也，有痿弱和枯萎两层含义，包括四肢功能痿废不用和皮肤肌肉枯萎不荣两个方面。痿证即指肌肉枯萎，肢体痿软无力，筋骨关节不能随意运动的一类病证。《素问·痿论》对痿的病因、病机、症状及治疗法则进行了较为全面的阐述，提出了"治痿独取阳明"的治疗大法，是《内经》讨论痿证的专篇，对后世有重要的临床指导意义。

【原文】

5501　黃帝問曰：五藏使人痿⁽¹⁾，何也？

岐伯對曰：肺主身之皮毛，心主身之血脈，肝主身之筋膜⁽²⁾，脾主身之肌肉，腎主身之骨髓。故肺熱葉焦⁽³⁾，則皮毛虛弱，急薄著則生痿躄⁽⁴⁾也。心氣熱，則下脈厥而上，上則下脈虛，虛則生脈痿，樞折挈⁽⁵⁾，脛縱⁽⁶⁾而不任地也。肝氣熱，則膽泄口苦筋膜乾，筋膜乾則筋急而攣，發爲筋痿。脾氣熱，則胃乾而渴，肌肉不仁，發爲肉痿。腎氣熱，則腰脊不舉，骨枯而髓減，發爲骨痿。

（《素問·痿論》）

【校注】

（1）痿：即痿证，指肌肉枯萎，肢体软弱无力，不能正常随意运动的一类病证。

（2）筋膜：包于肌肉的肌腱之外的膜，叫筋膜。

（3）肺热叶焦：指肺叶受邪热灼伤，肺之津液受损的病理状态。

（4）痿躄（bì）：统指四肢痿废不能用。王冰曰："躄谓挛躄，足不得伸以行也。"

（5）枢折挈（qiè）：形容关节如同枢轴之折断不能活动，不能提举物品。枢，枢纽，此处指关节。折，断也。挈，《广雅》云："提也。"据王冰注："膝腕枢纽如折去而不相提挈。"疑"挈"上脱"不"字。

（6）胫纵：指足胫弛纵而不能行走。胫，指小腿部。

【原文】

5502　帝曰：何以得之？

岐伯曰：肺者，藏之長也，爲心之蓋也。有所失亡，所求不得，則發肺鳴⁽¹⁾，鳴則肺熱葉焦。故曰：五藏因肺熱葉焦，發爲痿躄，此之謂也。悲哀太甚，則胞絡絶⁽²⁾，胞絡絶，則陽氣內動，發則心下崩，數溲血⁽³⁾也。故《本病》⁽⁴⁾曰：大經空虛，發爲肌痹⁽⁵⁾，傳爲脈痿。思想無窮，所願不得，意淫於外，入房太甚，宗筋⁽⁶⁾弛縱，發爲筋痿，及爲白淫⁽⁷⁾。

故《下經》曰：筋痿者，生於肝，使内⁽⁸⁾也。有漸⁽⁹⁾於濕，以水爲事，若有所留，居處相濕，肌肉濡漬，痹而不仁，發爲肉痿。故《下經》曰：肉痿者，得之濕地也。有所遠行勞倦，逢大熱而渴，渴則陽氣内伐⁽¹⁰⁾，内伐則熱舍於腎。腎者，水藏也，今水不勝火，則骨枯而髓虛，故足不任身，發爲骨痿。故《下經》曰：骨痿者，生於大熱也。

帝曰：何以別之？

岐伯曰：肺熱者，色白而毛敗；心熱者，色赤而絡脈溢；肝熱者，色蒼而爪枯；脾熱者，色黃而肉蠕動；腎熱者，色黑而齒槁。

（《素問·痿論》）

【校注】

（1）肺鸣：指肺受邪后发为咳、喘一类有声的病变。

（2）胞络绝：心包络脉阻绝不通。胞络，指心包络。杨上善曰："胞络者，心上胞络之脉。"绝，阻绝。

（3）心下崩，数溲血：指因心包络阻绝不通，阳气内动，阳热之邪迫血妄行，致下部出现尿血。

（4）《本病》：王冰曰："《本病》，古经论篇名也。"与后文中之"《下经》"，均为古代医经之名，今失传。

（5）肌痹：《太素》作"脉痹"。

（6）宗筋：即全身之筋膜。又男子前阴，亦称为宗筋。

（7）白淫：指男子滑精、白浊，女子带下的病证。

（8）使内：即入房。

（9）渐：浸也，渍也。

（10）阳气内伐：远行劳倦，阳热丛生，邪热内侵，耗伤津液，甚则损及肾阴。张介宾曰："远行劳倦，最能生热，阳盛则内伐真阴，水不胜火，故主于肾。"伐，攻击，侵袭。

【按语】

1. 痿证的病因 根据经文，导致五脏气热生痿的原因很多，可归纳为以下几类：一为情志所伤，"有所失亡，所求不得""悲哀太甚""思想无穷，所愿不得，意淫于外"等均为情志不舒，日久可气郁化热而生痿；二是劳伤太过，又可分为"远行劳倦"和房劳太过，伤阴耗液，阴不制阳，阳亢生热而致痿；三是湿邪浸淫，伤于水湿，湿郁化热，或是长途跋涉，触冒暑热，伤津耗液而成痿。

2. 痿证的病机 经文提出"五脏使人痿""五脏因肺热叶焦，发为痿躄"的致痿观点，指出五脏气热和肺热叶焦是痿证产生的重要病机。

五脏外合五体，当五脏为邪热所伤时，精气津液耗伤，可致外合之皮、肉、筋、骨、脉五体失养，日久则发为痿。故痿证病位虽在四肢，但五脏病变才是产生痿证的关键所在。在诸脏之中，又以肺为主脏。由于肺朝百脉、主治节，居五脏之上，全身的气血津液全赖肺气的敷布，才能正常输布，内而五脏六腑，外而形体官窍、四肢百骸，才能得到正常的滋养濡润。故肺气热，致肺热叶焦，则不能正常布散精微于肢体官窍，日久肢体失养而出现痿弱不用。

【原文】

5503 帝曰：如夫子言可矣，論言⁽¹⁾治痿者獨取陽明，何也？

岐伯曰：陽明者，五藏六府之海，主潤宗筋，宗筋主束骨而利機關也。衝脈者，經脈之海也，主滲灌谿谷，與陽明合於宗筋，陰陽摠宗筋之會⁽²⁾，會於氣街，而陽明爲之長，皆屬於帶脈，而絡於督脈。故陽明虛則宗筋縱，帶脈不引，故足痿不用也。

帝曰：治之奈何？

岐伯曰：各補其滎而通其俞⁽³⁾，調其虛實，和其逆順，筋脈骨肉，各以其時受月⁽⁴⁾，則病已矣。

（《素問·痿論》）

【校注】

（1）论言：张介宾曰："论言者，即《根结篇》曰：痿疾者，取之阳明。"

（2）阴阳摠（zǒng）宗筋之会：指阴经阳经总聚于宗筋。摠，会聚。宗筋，此指前阴。

（3）各补其荥而通其俞：指用针刺荥穴以补其气，针刺俞（输）穴以通其气。吴崑曰："十二经有荥有俞，所溜为荥，所注为俞。补，致其气也；通，行其气也。"

（4）各以其时受月：分别在各脏腑受气之月进行针刺治疗。高世栻曰："肝主之筋，心主之脉，肾主之骨，脾主之肉，各以其四时受气之月而施治之，则病已矣。受气者，筋受气于春，脉受气于夏，骨受气于冬，肉受气于长夏也。"

【按语】

1."治痿者独取阳明"的理解　根据经文论述，从阳明治痿的理由有三：一是"阳明者，五脏六腑之海"，为人体气血生化之源。二是阳明"主闰宗筋"，而宗筋主束筋骨利关节，人体的骨节筋脉需要得到阳明胃气血之润养才能正常发挥功能。阳明气血充盛，诸筋得以濡养，则关节滑利，运动自如。三是冲脉为十二经脉之海，将来自阳明之气血渗灌溪谷，与其他阴阳经总会于宗筋，而合于阳明，阳明为诸经之主导。一旦"阳明虚"，气血不足，筋脉骨节失养，则"宗筋纵，带脉不引，故足痿不用也"。因而可知，阳明虚，宗筋失养也是致痿的重要病机之一，故提出"治痿者独取阳明"的治疗法则。虽然在经文中"取阳明"是指针刺治疗的方法，但在临床中亦是方药论治痿证的重要原则。

在此，需要注意的是，虽然"独取阳明"是治疗痿证的重要原则，但在临床中并不是唯一治法，其中"独"字强调了从阳明论治痿证的重要性，但不可做"唯一"理解。经文中明确指出在治疗痿证时还要根据虚实、逆顺，以及相关脏腑经脉进行辨证论治，提出"各补其荥而通其俞"的治疗原则。

2.痿证的治疗原则　痿证的治疗原则可归纳为三个方面。一是"治痿独取阳明"，临床可采用滋补精血津液之品，调养后天，使化源充沛，宗筋得以濡润，肢体得以滋养，则痿证可愈。二是辨证论治，即分证治疗，补虚泻实，调和经脉，正如明·张介宾所说："上文云独取阳明，此复云各补其荥，而通其腧，盖治痿者，当取阳明，又必察其所受之经而兼治之也，如筋痿者，取阳明厥阴之荥腧，脉痿者，取阳明少阴之荥腧，肉痿骨痿，其治皆然。"三是"因时制宜"，在治疗上还要遵循"各以其时受月"的原则进行针刺治疗。这一根据脏腑主时采取的治疗，即"因时制宜"，亦是治疗痿证的重要原则之一。

3.临床运用　后世医家在治疗痿证的过程中，对"取阳明"的治法不断进行充实和发挥，未局限于补阳明，而是综合采用了补、泻、清、和、温、消等多种治法。如金·李杲用清暑益气汤治疗暑伤胃气之痿；明·李中梓用大承气汤泻阳明之实治疗痿废证；清·张璐认为"痿证脏腑病因虽曰不一，大都起于阳明湿热，内蕴不清"，故主张采用"清热渗湿"之法治疗痿证。这些治法很好地诠释了《素问·痿论》"调其虚实，和其逆顺"的治疗原则，是中医临床辨证论治的典范。

第六节 水病

水病，是指水液生化输布失常而致病，后世通用病名为水肿，即在致病因素作用下，水液生化输布失常，致水液潴留，泛溢肌肤，停蓄胸腹，出现头面、眼睑、四肢乃至全身浮肿，胸腹腔积水的一类病证。《内经》对水病的论述内容涉及水病的名称、分类、发生、病证特点、类证鉴别和治疗、护理等，构建了中医水病的系统理论框架，为后世对水病的理论研究和临床运用奠定了基础，对后世水病的辨证论治影响深远。

【原文】

5601 黃帝問於岐伯曰：水[1]與膚脹、鼓脹、腸覃、石瘕、石水，何以別之？

岐伯答曰：水始起也，目窠[2]上微腫，如新臥起之狀，其頸脈動[3]，時欬，陰股[4]間寒，足脛瘇[5]，腹乃大，其水已成矣。以手按其腹，隨手而起，如裹水之狀，此其候也。

黃帝曰：膚脹何以候之？岐伯曰：膚脹者，寒氣客於皮膚之間，𣫵𣫵然[6]不堅，腹大，身盡腫，皮厚，按其腹，窅而不起[7]，腹色不變，此其候也。

鼓脹何如？岐伯曰：腹脹身皆大，大與膚脹等也，色蒼黃，腹筋起[8]，此其候也。

（《靈樞·水脹》）

【校注】

（1）水：水脹病，即水肿。

（2）目窠（kē）：即眼睑。《脉经》《病源》并作"裹"，《太素》作"果"，乃"裹"之简体。宜从。目裹，即眼睑。

（3）颈脉动：谓足阳明胃经人迎脉搏动明显。颈脉，王冰曰："谓耳下及结喉傍人迎脉也。"

（4）阴股：大腿内侧。

（5）瘇：通"肿"。

（6）𣫵𣫵然：鼓声。形容腹部胀气，叩击如鼓声。

（7）窅（yǎo）而不起：谓深陷而不能起。窅，深陷也。

（8）腹筋起：谓腹壁青筋脉络显露。筋，《太素》作"脉"。

【原文】

5602 腸覃[1]何如？岐伯曰：寒氣客於腸外，與衛氣相搏，氣不得榮，因有所系，癖而內著[2]，惡氣[3]乃起，瘜肉[4]乃生。其始生也，大如雞卵，稍以益大，至其成，如懷子之狀，久者離歲[4]，按之則堅，推之則移，月事以時下，此其候也。

石瘕[6]何如？岐伯曰：石瘕生於胞中，寒氣客於子門[7]，子門閉塞，氣不得通，惡血當寫不寫，衃[8]以留止，日以益大，狀如懷子，月事不以時下。皆生於女子，可導而下[9]。

（《靈樞·水脹》）

【校注】

（1）肠覃（xùn）：病名，附肠而生之肿物。覃，通"蕈"，地菌。

（2）癖而内著（zhuó）：指寒邪聚积停留体内。癖，积也。著，留也。

（3）恶气：即病气。

（4）瘜肉：即寄生的恶肉。

（5）离岁：超过一年。杨上善曰："离，历也。"

（6）石瘕：病名。指寒气入侵胞宫，恶血停积而成的肿块，质硬如石，故名石瘕。

（7）子门：即子宫口。

（8）㑹（pēi）：败恶凝聚之血，即瘀血。

（9）可导而下：指用破血逐瘀的方法治疗。导，疏导、通导。

【按语】

1. 水胀、肤胀、鼓胀的病因病机和临床表现　水胀是阳气不达，水湿内停，泛溢于外的病证。水饮上泛面目，使人目窠上微肿；水气上逆阳明，故见颈脉动甚；水气逆于肺，则见咳嗽；阳气不达，故阴股间寒；水流于下，见足胫肿；水聚腹腔，但皮下无水，故见腹部膨大，腹壁无压痕。

肤胀为寒邪所伤，阻碍气机，气停腹中，聚于肌肤所致的病证。本病临床表现特点是腹部胀大，按之无波动感，叩之如鼓，用手按压腹壁深陷不能随手而起，腹色不变，腹腔无水而有气。其主要是因寒邪侵于皮肤之间，阳气滞而不行，流于肌肤或滞于腹内，气机郁滞而成，故见上述临床表现特征。

鼓胀是指水液内聚，以腹胀身肿，肤色苍黄，腹壁青筋显露为特征的一种肿胀病证。色苍黄提示肝脾不和，肝失疏泄，气不行水，血滞脉络，故见腹大身肿、色苍黄，腹筋起等症，其病机特点为肝脾不和，气滞湿阻，血瘀水停。

2. 肠覃、石瘕的病因病机、临床表现及区别　肠覃是寒邪入侵肠外，与卫气相搏结，气机阻滞，血行瘀阻，日久而形成的包块类病证。其临床表现特点为腹中肿块大如鸡蛋，按之坚硬，推之可移，病情发展缓慢，病程较长，后期腹部胀大如怀子之状，月经按时来潮。

石瘕为寒邪入侵子宫，闭塞子门，气血不通，恶血结块，留滞于宫内所致的包块类病证。其临床表现特点为腹中肿块，按之坚硬如石，腹部逐渐胀大如怀子之状，由于病位在子宫，故有月经不调，甚或闭经等症。

肠覃、石瘕都是以腹部结块为主要特征的积病，病机特点均为气滞血瘀，两者区别如下：二者病位不同，临床表现特点有别。肠覃病位在肠外，男女均可发病，在女性则月经不受影响而能按时来潮；石瘕病位在子宫，只见于女性，月经受其影响而不能按时来潮。因此，二者的鉴别要点是月经能否按时来潮。

3. 临床应用　经文对水胀、鼓胀、肤胀的鉴别，开启了后世医家对肿胀病机之气、水、血关系的辨析。津血同源同行，以滋养脏腑组织，渗透脉管内外，水能病血，血能病水，气行则血水俱行，气滞则血水俱滞。故清·喻昌《医门法律》指出："胀病亦不外水裹、气结、血凝。"故调气、利水、活血成为治疗肿胀的常用方法。明·李梴《医学入门》云，水肿除"阳水、阴水肿外，又有风肿、气肿、血肿……瘀血之肿如何识，皮间赤缕血痕儿。四物汤加桃仁、红花，或续断饮、加味八味丸"。活血化瘀法治疗水肿、鼓胀在现代临床更被广泛应用。

经文对肠覃、石瘕病机的论述，为临床辨治此类病证采用行气活血化瘀之法提供了理论依据。如《增补内经拾遗方论》提出肠覃可用《卫生宝鉴》晞露丸或木香通气散，石瘕用《卫生宝鉴》见睍丸或和血通经散，均着眼于行气活血化瘀。

【原文】

5603　黄帝問曰：少陰何以主腎？腎何以主水？

岐伯對曰：腎者，至陰⁽¹⁾也；至陰者，盛水⁽²⁾也。肺者，太陰也；少陰者，冬脈也⁽³⁾。故其本在腎，其末在肺，皆積水也⁽⁴⁾。

帝曰：腎何以能聚水而生病？

岐伯曰：腎者，胃之關⁽⁵⁾也，關門不利，故聚水而從其類也。上下溢於皮膚，故爲胕腫⁽⁶⁾。胕腫者，聚水而生病也。

帝曰：諸水皆生於腎乎？

岐伯曰：腎者，牝藏⁽⁷⁾也，地氣上者屬於腎⁽⁸⁾，而生水液也，故曰至陰。勇而勞甚⁽⁹⁾則腎汗出，腎汗出逢於風，內不得入於藏府，外不得越於皮膚，客於玄府⁽¹⁰⁾，行於皮裏，傳爲胕腫，本之於腎，名曰風水⁽¹¹⁾。所謂玄府者，汗空⁽¹²⁾也。

（《素問·水熱穴論》）

【校注】

（1）肾者，至阴：肾位于下焦，主水，藏精，为人身阴精之源，应冬之气，为阴中之阴，故曰肾为至阴。至，最、极。至阴，即阴之极。

（2）盛（chéng）水：指肾主水的功能。张志聪曰："盛者，受盛而多也。"张介宾曰："肾应北方之气，……水王于冬，而肾主之，故曰盛水也。"

（3）少阴者，冬脉也：指少阴肾脉应冬令。杨上善曰："少阴之脉盛，属于冬分也。"

（4）其本在肾，其末在肺，皆积水也：马莳曰："本者，病之根也；末者，病之标也。肾气上逆，则水气客于肺中，此所以皆为积水也。"

（5）肾者，胃之关：肾开窍于二阴，胃受纳之水谷需肾的作用经二便排泄。马莳曰："关者，有出入所司之义也。肾主下焦，膀胱为腑，开窍于二阴，故肾气化则二阴通，肾气不化则二阴闭，闭则胃上满，故曰肾者，胃之关也。"

（6）胕肿：即浮肿。张介宾曰："肌肤浮肿曰胕肿。"

（7）牝（pìn）脏：即阴脏。牝，雌性哺乳动物的总称，与牡相对，牝为阴，牡为阳。高世栻曰："牝为阴畜，故肾者牝脏也。"

（8）地气上者属于肾：指人之水液代谢犹犹地气上为云，需肾之蒸腾气化，才能敷布周身。杨上善曰："地气，阴气也，阴气盛水，上属于肾。"

（9）勇而劳甚：谓自恃身强力壮而过度房劳或劳累。姚绍虞曰："勇，有力也。劳甚谓恃其有力而入房，或远行动作也，单指力劳偏矣。"

（10）玄府：即汗孔。张志聪曰："玄府者，乃汗所出之空孔，又名鬼门，盖幽玄而不可见者也。"

（11）风水：病名。水肿因感受风邪而得之，故曰风水。因病之本在肾，亦名肾风。

（12）汗空：即汗孔。

【按语】

1."其本在肾，其末在肺"的理解 "其本在肾，其末在肺"概括了肺肾在水肿形成中的作用关系。经文认为肾之经脉为足少阴经，通应冬令，位居下焦，为阴中之阴，故称"至阴"。其对津液的气化输布有着主宰作用，故言"至阴者，盛水也"。肺之经脉为手太阴经，位居上焦，如《素问·经脉别论》所云"通调水道，下输膀胱"，后世称为水之上源。肾主水液和肺主通调水道的功能相互配合，共同维持着体内水液代谢的平衡，二脏有衰，皆可积水成患。需要指出的是，肺、肾主持水液代谢的功能以肾为主，以肺为辅。所以，"诸水皆生于肾"，肺、肾主持水液代谢的功能一旦失常而形成水肿，其关键病机必然是肾主水功能失常，肺脏通调水道功能失常则为次要病机，故曰"其本在肾，其末在肺"。

2."肾者，胃之关"的理解 "肾者，胃之关"是对肾、胃（脾胃）在水肿形成中作用关系的概括。《素问·经脉别论》云："饮入于胃，游溢精气，上输于脾，脾气散精，上归于肺。"人体的水液虽源于胃受纳的水谷，经脾的运化而布达全身，但代谢后残液的排泄主要依赖于肾。肾为主水之脏，司气化，主二便，是控制水液代谢和残液排泄的闸门和关隘。明·张介宾在《类经·疾病类》云："肾主下焦，开窍于二阴，水谷入胃，清者由前阴而出，浊者由后阴而出。肾气化则二阴通，肾气不化则二阴闭，肾气壮则二阴调，肾气虚则二阴不禁，故曰肾者胃之关也。"

3.临床应用 经文重视肺、脾、肾三脏而以肾为关键的水肿病发病观，从病理方面揭示了肺、脾、肾相互配合，共同参与水液代谢的机理，既体现了在水液代谢方面的整体协调，也反映了水肿病的复杂病机，对后世有关水肿病的理论研究和临床实践产生了深远影响。如明·张介宾深入阐发《内经》经旨，将肺、脾、肾三脏在水液代谢过程中的作用概括为"其标在肺""其制在脾""其本在肾"，如《景岳全书·水肿论治》云："凡水肿等证，乃脾、肺、肾三脏相干之病。盖水为至阴，故其本在肾；水化于气，故其标在肺；水惟畏土，故其制在脾。今肺虚则气不化精而化水，脾虚则土不制水而反克，肾虚则水无所主而妄行，水不归经则逆而上泛，故传入于脾而肌肉浮肿，传入于肺则气息喘急。虽分而言之，而三脏各有所主；然合而言之，则总由阴胜之害，而病本皆归于肾。""其本在肾，其末在肺"，启发后世治疗水肿病从肾肺关系入手。"肾者，胃之关"，不仅是防治水液代谢障碍的理论依据，而且可指导消化系统疾病的治疗。不仅肾虚气化不行，水液停聚所引起的水肿证，可从胃（脾胃）论治，而且肾虚二便不通所继发的胃失和降诸证，也可以采用补肾的方法治疗；肾病后期除可见小便不利外，大多伴见恶心呕吐，水谷不入等胃失和降之证，临床采取灌肠导泻等通腑治法治疗肾功能衰竭，也可以算是"肾者，胃之关"的具体应用之一。

【原文】

5604 帝曰：有病肾风[1]者，面胕痝然壅[2]，害于言[3]，可刺不？

岐伯曰：虚不当刺，不当刺而刺，后五日其气必至[4]。

帝曰：其至何如？

岐伯曰：至必少气时热，时热从胸背上至头，汗出手热，口干苦渴，小便黄，目下肿，腹中鸣，身重难以行，月事不来，烦而不能食，不能正偃[5]，正偃则咳，病名曰风水[6]，论在《刺法》[7]中。

帝曰：愿闻其说。

岐伯曰：邪之所凑，其气必虚，阴虚者阳必凑之，故少气时热而汗出也。小便黄者，少腹中有熱也。不能正偃者，胃中不和也。正偃則欬甚，上迫肺也。諸有水氣者，微腫先見於目下也。

帝曰：何以言？

岐伯曰：水者陰也，目下亦陰也，腹者至陰之所居，故水在腹者，必使目下腫也。眞氣上逆，故口苦舌乾[8]，臥不得正偃，正偃則欬出清水也。諸水病者，故不得臥，臥則驚，驚則欬甚也。腹中鳴者，病本於胃也。薄脾[9]則煩不能食，食不下者，胃脘隔也。身重難以行者，胃脈在足也。月事不來者，胞脈[10]閉也，胞脈者屬心而絡於胞中，今氣上迫肺，心氣不得下通，故月事不來也。

（《素問·評熱病論》）

【校注】

（1）肾风：病名。风邪客于肾脏所致的面目浮肿，妨害语言的一种疾患。

（2）面胕疣（máng）然壅：指面目浮肿的样子。王冰曰："疣然，肿起貌。壅，谓目下壅，如卧蚕形也。"

（3）害于言：即妨害语言。王冰曰："肾之脉，从肾上贯肝膈，入肺中，循喉咙侠舌本，故妨害于言语。"

（4）其气必至：谓因误治而致正气愈虚，病气愈甚，使病情加重。气，即病气。至，极也，有"甚"之义。

（5）正偃：即仰卧平躺。偃，倒下。

（6）风水：指由肾风误刺而引起的比肾风严重的水肿病。

（7）《刺法》：王冰曰："刺法，篇名，今经亡。"张介宾曰："即《水热穴论》也。"

（8）真气上逆，故口苦舌干：指心之真气上逆，因心属火，所以口苦舌干。张志聪曰："真气者，脏真之心气也。心属火而恶水邪，水气上乘，则迫其心气上逆，是以口苦舌干。"

（9）薄脾：即犯脾。薄，通"迫"。

（10）胞脉：即子宫的脉络。胞，指子宫。

【按语】

关于肾风与风水的关系，医家有两种观点。其一，认为肾风与风水系指同一疾病。两者虽为两个病名，但水肿病主体未变，风水初起症见目下肿，继则面浮肿，随后"身重难以行"，进而全身皆肿、小便短少、"烦而不能食，不能正偃"，脉浮，亦当有汗出恶风之表证，与肾风并无实质差别。另起病名，可能因其均"本之于肾"，故又"名曰风水"，清·张志聪曰："肾风者，因风而动肾脏之水，故又名风水。"其二，认为风水是由肾风失治、误治所产生的变证。此时水肿已从阳虚转向阴虚，正气更虚，阴虚阳乘，水停内外。出现变证后，主症仍是肿胀，只是新增了"时热""口干苦渴，小便黄"等虚热的症状，且水邪为病更为复杂、严重，所以日本丹波元简曰："本篇所谓风水者，乃因肾风误刺而变之称。"风水之名，后世多用。东汉·张仲景《金匮要略》将风水列为五水之首，演绎数条，发明了经义。

【原文】

5605　帝曰：其有不從毫毛而生，五藏陽以竭[1]也。津液充郭，其魄獨居[2]，孤精於內，氣耗於外[3]，形不可與衣相保[4]，此四極急而動中[5]，是氣拒於內而形施於外[6]，治之奈何？

　　岐伯曰：平治於權衡⁽⁷⁾，去宛陳莝⁽⁸⁾，微動四極，溫衣，繆刺⁽⁹⁾其處，以復其形。開鬼門⁽¹⁰⁾，潔淨府⁽¹¹⁾，精以時服⁽¹²⁾，五陽以布，疏滌五藏⁽¹³⁾。故精自生，形自盛，骨肉相保，巨氣⁽¹⁴⁾乃平。

（《素問·湯液醪醴論》）

【校注】

　　（1）五脏阳以竭：五脏阳气衰竭。王冰曰："阴气内盛，阳气竭绝，不得入于腹中，故言五脏阳以竭也。"又，竭，阻遏之意。指五脏阳气遏抑不布，与下文"五阳已布"相对。可参。

　　（2）津液充郭，其魄独居：谓水液充满胸腹、肌肤，而独盛于体内。津液，指津液停聚而成之水饮。郭，同"廓"，此指形体胸腹。魄，指属阴的水液。张介宾曰："魄者，阴之属。形虽充而气则去，故其魄独居也。"

　　（3）孤精于内，气耗于外：谓水液独盛于体内，阳气耗散于外。张介宾曰："精中无气，则孤精于内；阴内无阳，则气耗于外。"

　　（4）形不可与衣相保：谓肿胀的形体与原有的衣服不相称。王冰曰："水满皮肤，身体否肿，故云形不可与衣相保。"

　　（5）四极急而动中：谓四肢浮肿胀急，并损及内脏。四极，四肢。急，此形容极度浮肿。中，此指内脏。

　　（6）气拒于内而形施（yì）于外：谓水液内停阻遏阳气于内而形体浮肿变易于外。施，通"易"，改变。

　　（7）平治于权衡：指平调阴阳的偏胜偏衰，恢复其平衡状态。吴崑曰："平治之法，当如权衡，阴阳各得其平，勿令有轻重低昂也。"

　　（8）去宛（yū）陈莝（cuò）：谓去除郁积的水液与瘀血。沈祖绵《读素问臆断》云："此句当作'去宛莝陈'。《说文》云：'莝，斩刍也。'去、莝相对为文，宛、陈相对为文。"张介宾曰："宛，积也。陈，久也。莝，斩草也。"

　　（9）缪刺：病在左而刺右、病在右而刺左的刺络脉法。《素问·缪刺论》云："有痛而经不病者缪刺之，因视其皮部有血络者尽取之，此缪刺之数也。"

　　（10）开鬼门：一为发汗利水法；二为通便利水法。鬼门：一指汗孔，张介宾曰："鬼门，汗空也"；二指肛门，"鬼"字疑为"魄"的坏字，魄，通"粕"。

　　（11）洁净府：利小便法。净府，指膀胱。

　　（12）服：行也。

　　（13）五阳已布，疏涤五脏：言五脏阳气得以正常输布，五脏之郁滞得以疏通荡涤。张介宾曰："阴邪除，则五阳布。"

　　（14）巨气：指人体正气。

【按语】

　　1.水肿的形成机理　水肿的发生，无论涉及何脏何腑，总关乎阴阳气化。水为阴，得阳而化，而阳之失常又有两端，或阳虚，或阳郁，均可使阳不化阴，故水液凝聚而成水肿，为后世认识水肿的机理奠定了理论基础。

　　2.水肿的治疗　经文提出水肿总的治疗原则是"平治于权衡"，即权衡疾病各种矛盾的主次关系和轻重缓急，对疾病进行辨识治疗，以协调阴阳。其具体治疗方法：一是"开鬼门"，即发汗利水，或通便利水；二是"洁净府"，即利小便；三是"去宛陈莝"，即去除瘀血。通过上述方法，以达到消散水邪之蓄积，去除血液的瘀结，畅通阳气的目的。同时，本病还可采用一些辅助治疗方法，如缪刺络脉以通络行水、活动四肢以助阳行气、温暖形体以顾护阳气等。

3. 临床运用 "开鬼门，洁净府"是《内经》创立的治疗水肿的重要方法，既是排除体内多余水液的有效途径，又能调节肺肾功能，还能畅通阳气，以促进水液的正常代谢。后世医家在水肿病治疗中不但常用这一祛除水邪的方法，而且多有发挥，如东汉·张仲景在《金匮要略·水气病脉证并治》中提出"诸有水者，腰以下肿，当利小便；腰以上肿，当发汗乃愈"，并据此理论创制了许多治疗水肿病的名方，如越婢汤、麻黄连翘赤小豆汤、防己茯苓汤等。后世医家也常遵此法以治疗水肿。"去宛陈莝""缪刺其处"，祛除瘀血治疗水肿的思路，为后世采用活血化瘀方法治疗水肿提供了借鉴。如《金匮要略》即用活血化瘀利水的蒲灰散、当归芍药散，治疗水气病；现代临床治疗慢性肾炎及尿毒症、心源性水肿，也常用活血化瘀法。

第六章
诊法

扫一扫，查阅本章数字资源，含PPT、音视频、图片等

《素问·阴阳应象大论》指出"善诊者，察色按脉，先别阴阳""四时阴阳，尽有经纪。外内之应，皆有表里"，明确提出了中医诊断的基本思路。人体生命本质与现象、内在组织结构与外在功能之间是统一体，其内在本质必定通过外在表象反映出来。因此，通过外在体征、表象，可以分析内在脏腑功能，判断其常异。据此《内经》确立了"以表知里""以常衡变"的诊法原理，并详细论述了望、闻、问、切四种基本的诊察方法，确立了四诊合参的诊断原则。《内经》的这些认识奠定了中医诊断学的基本框架。

第一节 诊法原理

《内经》认识疾病、诊断疾病的基本原理是在整体观的指导下，运用援物类比、司外揣内的方法，通过见微知著、知常达变来诊断疾病。因此，通过外在体征、表象，分析内在脏腑功能，判断其常异，是《内经》诊断疾病的主要方法，如《灵枢·本脏》云："视其外应，以知其内脏，则知所病矣。"《内经》亦指出了医者在诊治疾病中容易犯的过失，提出了为医者所必须遵循的行为规范。

【原文】

6101　夫脉之小大滑濇浮沉，可以指别；五藏之象，可以类推⁽¹⁾；五藏相音⁽²⁾，可以意識；五色微診，可以目察。能合脈色，可以萬全。

（《素問·五藏生成》）

【校注】

（1）五脏之象，可以类推：五脏在内，功能表现于外，其外在征象，可以根据事物的援物类比加以推测。王冰曰："象，谓气象也。言五脏虽隐而不见，然其气象性用，犹可以物类推之。何者？肝象木而曲直，心象火而炎上，……夫如是皆大举宗兆，其中随事变化，象法傍通者，可以同类而推之尔。"

（2）五脏相（xiàng）音：五脏各自对应的声音，如肝、心、脾、肺、肾分别对应角、徵、宫、商、羽五音。马莳曰："人有相与音，虽见于外，而五脏主于其中，可以意会而识之。"

【原文】

6102　夫鹽之味鹹者，其氣令器津泄⁽¹⁾；弦絕者，其音嘶⁽²⁾敗；木敷⁽³⁾者，其葉

發$^{(4)}$；病深者，其聲噦$^{(5)}$。

（《素問·寶命全形論》）

【校注】

（1）令器津泄：（咸味）使器物中津液外泄。

（2）嘶：声破曰嘶。

（3）敷：《太素》作"陈"。于鬯曰："木陈，谓木久旧也。"

（4）其叶发（fèi）：即叶落。《太素》作"其叶落发"。又云："叶落者，知陈木已蠹。"《新校正》作"其叶落"。于鬯曰："发当读为废，……故其叶发者，即其叶落也。"

（5）噦：呃逆。马莳曰："凡此皆物类之日久伤溃使然也，况于人乎？是以病深者，其声哕。按《灵枢·口问》以哕出于胃，正以胃为五脏六腑之大原，胃既受病，哕斯发焉。"

【原文】

6103　觀其冥冥$^{(1)}$者，言形氣榮衛之不形於外，而工獨知之，以日之寒溫，月之虛盛，四時氣之浮沉，參伍相合而調之，工常先見之，然而不形於外，故曰觀於冥冥焉。

（《素問·八正神明論》）

【校注】

（1）观其冥冥：言形气营卫变化蔽藏于内而外不可见。其，《太素》作"于"。可参。冥冥，隐蔽，幽深。

【原文】

6104　岐伯曰：日與月焉，水與鏡焉，鼓與響焉。夫日月之明，不失其影，水鏡之察，不失其形，鼓響之應，不後其聲，動搖則應和，盡得其情。

黄帝曰：窘乎哉，昭昭之明不可蔽。其不可蔽，不失陰陽也。合而察之，切而驗之，見而得之，若清水明鏡之不失其形也。五音不彰，五色不明，五藏波蕩$^{(1)}$，若是則內外相襲，若鼓之應桴，響之應聲，影之似形。故遠者司外揣內$^{(2)}$，近者司內揣外$^{(3)}$。

（《靈樞·外揣》）

【校注】

（1）波荡：比喻气机失调，功能紊乱。

（2）远者司外揣内：观察外在表象，推测内脏病变。马莳曰："人身之音与色，是之谓远，可以言外也，而即外可以揣五脏之内在者。"

（3）近者司内揣外：根据五脏病变，推测外在变化。马莳曰："人身之五脏，是之谓近，可以言内也，而即内可以揣音与色之外在也。"

【按语】

《素问·五脏生成》根据脉色音声诊察五脏；《素问·宝命全形论》通过观察器物津液渗于外而知盐之味咸、音声破败推断琴瑟欲绝、叶落凋零而知木朽，说明由外知内的原理；《灵枢·外揣》通过日月照人有其影、水镜鉴人现其形、桴鼓相击听其声，形象比喻，说明内外相应的道理。因此，临床诊断疾病既可以通过外在表象如影、形、声、色等推测内在脏腑病变，也可以根据脏腑功能情况，知常达变，预测外在形体官窍的变化，正所谓"视其外应，以知其内脏，则知所病矣"。上述内容体现了《内经》根据"人与天地相参"、人体内外相应的整体观思想，运用"援物类比""司外揣内""由表知里"方法，推测、诊断疾病的重要思维方法。

第二节 诊法规范

《内经》的诊法规范指出了医生诊断过程中思路、方法和诊察行为的规制范式，是医者必须遵循的行为规范。《内经》提出的诊法规范主要有四诊合参、强调整体、系统诊察等。

【原文】

6201 是以聖人持診之道，先後陰陽而持之，奇恒之勢乃六十首[1]，診合微之事[2]，追陰陽之變[3]，章五中之情[4]，其中之論，取虛實之要，定五度之事[5]，知此乃足以診。

是以切陰不得陽，診消亡。得陽不得陰，守學不湛[6]。知左不知右，知右不知左，知上不知下，知先不知後，故治不久。

知醜知善，知病知不病，知高知下，知坐知起，知行知止，用之有紀，診道乃具，萬世不殆。起所有餘，知所不足[7]。度事上下，脈事因格[8]。

（《素問·方盛衰論》）

【校注】

（1）奇恒之势乃六十首：指上古医经《奇恒势》中所载的六十首诊法。王冰曰："《奇恒势》六十首，今世不传。"

（2）诊合微之事：将诊察所得之各种细微资料综合分析。张介宾曰："诊合微之事者，参诸诊之法而合其精微也。"

（3）追阴阳之变：探求阴阳盛衰之变化。追，寻求，追寻。

（4）章五中之情：明辨五脏病情。张介宾曰："章，明也。五中，五脏也。"

（5）定五度之事：确定脉、脏、肉、筋、俞阴阳属性。五度，指诊病有脉度、脏度、肉度、筋度、俞度。

（6）守学不湛：所学技术不精湛。

（7）起所有余，知所不足：吴崑曰："起，病之始也。有余，客邪有余。不足，正气不足。言病之所起虽云有余，然亦可以知其虚而受邪矣。"

（8）度事上下，脉事因格：全面忖度病情，推究脉诊原理。吴崑曰："格者，穷至其理也。"

【原文】

6202 是以診有大方[1]，坐起有常，出入有行[2]，以轉神明，必清必淨[3]，上觀下觀，司八正邪[4]，別五中部[5]，按脈動靜，循尺滑濇，寒溫之意，視其大小[6]，合之病能，逆從以得，復知病名，診可十全，不失人情[7]。故診之或視息視意[8]，故不失條理，道甚明察[9]，故能長久。不知此道，失經絕理，亡言妄期[10]，此謂失道。

（《素問·方盛衰論》）

【校注】

（1）大方：吴崑曰："大方，大法也。"

（2）出入有行：言医生的言行举止符合医者应有的品德。行，德行、品行。

（3）以转神明，必清必净：思想清净，集中精力，充分思考，灵活分析。转，运转。神明，指医生的精神思维。

（4）司八正邪：候察八节八风之正邪。八正，指四时八节，即立春、立夏、立秋、立冬、春分、秋分、夏至、冬至。邪，不正之气。

（5）别五中部：辨别邪侵犯五脏的部位。张介宾曰："候八节八风之正邪，以察其表，审五脏五行之部位，以察其里。"

（6）大小：吴崑曰："大小，二便也。"

（7）不失人情：不违背病人之情。吴崑曰："人情，病人之情。"

（8）视息视意：观察其呼吸和神情意识。张介宾曰："视息者，察呼吸以观其气。视意者，察形色以观其情。"

（9）道甚明察：诊断技术很高明，诊察明确。道，技术，技艺。

（10）失经绝理，亡言妄期：言诊病不懂医理经旨，而妄下断言。吴崑曰："失经绝理，谓失乎经旨，悖乎常理也。"亡，通"妄"。

【原文】

6203　诊不知陰陽逆從之理，此治之一失矣。受師不卒(1)，妄作雜術(2)，謬言爲道，更名自功(3)，妄用砭石，後遺身咎(4)，此治之二失也。不適貧富貴賤之居，坐之薄厚(5)，形之寒溫，不適飲食之宜，不別人之勇怯，不知比類，足以自亂，不足以自明，此治之三失也。診病不問其始，憂患飲食之失節，起居之過度，或傷於毒，不先言此，卒持寸口，何病能中，妄言作名，爲粗所窮，此治之四失也。

（《素問·徵四失論》）

【校注】

（1）受师不卒：指学业不精。张介宾曰："受师不卒者，学业未精，苟且自是也。"卒，尽。

（2）妄作杂术：乱用杂术。马莳曰："不受师术之正，妄效杂术之邪。"

（3）更名自功：变易其说而自以为功。吴崑曰："更名，变易其说也。自功，自以为功也。"又，《新校正》云："按《太素》'功'作'巧'。"

（4）后遗身咎：为自己留下过错。咎，过失。

（5）坐之薄厚：居处环境的好坏。坐，《说文》段注云："古谓坐为居为处。"

【按语】

医者治病，除医术精湛外，还必须具有良好医德。《内经》时代对为医者从医德、医技两方面提出了较高要求，规范为医者行为。"诊有大方，坐起有常，出入有行，以转神明，必清必净"指出端庄的举止、凝神静思的诊治态度是为医者应有的风范。

《内经》重视医学理论的重要性，提出"圣人持诊之道，先后阴阳而持之"，即诊病先必明阴阳之理，若"诊不知阴阳逆从之理"，则是医者过失。同时要求医者全面掌握诊疗技术，医术精湛。经文提出内而辨五脏、察虚实、寻脉象、查二便、观意识等，外要候四时八节之气，了解病者身份，知晓发病缘由始末，饮食寒温，人之勇怯；善于"比类"，综合分析，即"诊合微之事"，此之谓"道甚明察"。若"守学不湛""失经绝理，亡言妄期，此谓失道"。经文又指出所学知识不精，不懂医理经旨，就妄下断言、乱施杂术等，是失其诊病之道，必须加以惩戒。这些告诫不仅对后世医家颇有教益，至今仍不失其教育意义。

【原文】

6204　聖人之術，爲萬民式，論裁志意，必有法則，循經守數，按循醫事，爲萬民副[1]，故事有五過四德。

凡未[2]診病者，必問嘗貴後賤，雖不中邪，病從內生，名曰脫營[3]。嘗富後貧，名曰失精[4]，五氣留連，病有所并[5]。醫工診之，不在藏府，不變軀形，診之而疑，不知病名。身體日減，氣虛無精，病深無氣，洒洒然時驚，病深者，以其外耗於衛，內奪於榮。良工所失，不知病情，此亦治之一過也。

凡欲診病者，必問飲食居處，暴樂暴苦，始樂後苦，皆傷精氣，精氣竭絕，形體毀沮。暴怒傷陰，暴喜傷陽，厥氣上行，滿脈去形[6]。愚醫治之，不知補寫，不知病情，精華日脫，邪氣乃并，此治之二過也。

善爲脈者，必以比類奇恒，從容知之，爲工而不知道，此診之不足貴，此治之三過也。

診有三常[7]，必問貴賤，封君敗傷[8]，及欲侯王。故貴脫勢，雖不中邪，精神內傷，身必敗亡。始富後貧，雖不傷邪，皮焦筋屈，痿躄爲攣。醫不能嚴，不能動神，外爲柔弱，亂至失常，病不能移，則醫事不行，此治之四過也。

凡診者必知終始[9]，有知餘緒[10]，切脈問名，當合男女。離絕菀結[11]，憂恐喜怒，五藏空虛，血氣離守，工不能知，何術之語。嘗富大傷，斬筋絕脈，身體復行，令澤不息[12]。故傷敗結，留薄歸陽，膿積寒炅[13]。粗工治之，亟刺陰陽，身體解散，四支轉筋，死日有期。醫不能明，不問所發，唯言死日，亦爲粗工，此治之五過也。

凡此五者，皆受術不通，人事不明也。故曰：聖人之治病也，必知天地陰陽，四時經紀，五藏六府，雌雄表裏[14]，刺灸砭石，毒藥所主，從容人事，以明經道，貴賤貧富，各異品理[15]，問年少長，勇怯之理，審於分部，知病本始，八正九候[16]，診必副[17]矣。

（《素問·疏五過論》）

【校注】

（1）为万民副：为群众的辅助。副，助也。

（2）未：《医心方》无"未"字。丹波元坚《素问绍识》云："'未'字无者为优。"

（3）脱营：指因情志抑郁而致血少脉虚的病证。吴崑曰："贵者尊荣，贱者屈辱，既屈且辱，虽不中邪，忧惶内生，则心志不乐，血无以生，脉气虚减，名曰脱营。"

（4）失精：指因情志抑郁、营养不足而致精气虚少的病证。张介宾曰："尝富后贫者，忧煎日切，奉养日廉，故其五脏之精日加消败，是为失精。"

（5）五气留连，病有所并：指五脏气血留聚不行，积并成疾。

（6）满脉去形：王冰曰："逆气上行，满于经络，则神气惮散，去离形骸矣。"

（7）诊有三常：此指贵贱、贫富、苦乐而言。

（8）封君败伤：此言过去高官厚禄，而今被革职失势。封君，指古代受有封邑的贵族。败伤，指被消爵失于权势。

（9）终始：吴崑曰："谓今病及初病也。"

（10）有知余绪：谓察其本知其末也。有，通"又"。余绪，端末也。

（11）离绝菀结：指因亲人离去而思虑郁结。菀，同"郁"。

（12）身体复行，令泽不息：言身体虽复能行，但津液已不再滋生。息，长也。

（13）故伤败结……脓积寒炅：故伤败结，留薄归阳，脓积寒炅。张介宾曰："故，旧也。言旧之所伤，有所败结，血气留薄不散，则郁而成热，归于阳分，故脓血蓄积，令人寒炅交作也。"

（14）雌雄表里：雌雄指经脉阴阳言，盖阳经为雄行表、阴经为雌行里。

（15）各异品理：言贵贱贫富体质不同，则各异其证也。品理，品类、条理。

（16）八正九候：八正，指四时八正之风邪。九候，谓三部九候之脉象。

（17）副：吴崑曰："副，全也。"

【按语】

1.社会心理因素对健康的影响　《内经》已认识到人们生活在一定的社会环境中，社会发展水平、经济状况以及个人的政治地位、经济条件、生活的际遇等等，均对人的精神心理活动产生一定的影响，使人或激忿，或自卑，或嫉妒，久而久之这些因素也可影响体质的变化，从而出现营血、精气虚衰的病证。因此，诊察疾病过程中，应当重视社会心理因素对疾病的影响。

2.临床上医生易犯的五种过失　经文阐述医生在诊治疾病中常易出现的五种过失，这些过失主要表现在：不善问诊，不明病由，不了解患者社会地位的改变、贵贱贫富的变化，不了解患者饮食居处的优劣、精神情志所伤、疾病始末过程等。经文同时指出这些过失是为医者"受术不通，人事不明"所致，告诫医者不仅要知晓医道之理，还要通晓事理人情，疏导患者情志精神，才能取得较好的疗效。

第三节　四诊

《内经》在长期的医疗实践中形成了独特的诊断疾病望、闻、问、切四种方法。《内经》中望诊重在五色诊、颜面分部望诊和身体形态的诊察；对切诊提出了切脉、触尺肤、扪按局部等方法，倡"气口独为五脏主"之说，并提出脉诊的关键之机，在于胃气得失，阐明了脉以胃气为本，人绝水谷则死的学术思想。

一

【原文】

6301　黄帝問曰：診法[1]何如？

岐伯對曰：診法常以平旦，陰氣未動，陽氣未散，飲食未進，經脈未盛，絡脈調勻，氣血未亂，故乃可診有過之脈。切脈動靜[2]而視精明[3]，察五色，觀五藏有餘不足，六府強弱，形之盛衰，以此參伍[4]，決死生之分。

夫脈者，血之府也，長則氣治，短則氣病，數則煩心，大則病進，上盛則氣高[5]，下盛則氣脹，代則氣衰，細則氣少，濇則心痛，渾渾革至如涌泉[6]，病進而色弊[7]，綿綿其去如弦絕者[8]死。

（《素問·脈要精微論》）

【校注】

（1）诊法：张介宾曰："凡切脉、望色、审问病因，皆可言诊，而此节以诊脉为言。"

（2）动静：指脉象变化。

（3）精明：指眼睛和眼神。

（4）参伍：彼此参合互证的意思。张介宾曰："夫参伍之义，以三相较谓之参，以伍相类谓之伍。"

（5）高：《新校正》云："按全元起本'高'作'鬲'。"鬲，阻隔，义胜。

（6）浑浑革至如涌泉：《甲乙经》《脉经》均作"浑浑革革，至如涌泉"。为是。浑浑，滚滚之意。革革（jíjí），脉急速也。即脉来滚滚而急，好像泉水涌出一样。

（7）色弊：《甲乙经》《脉经》《千金》"色"作"危"，"弊"与下句连读。

（8）绵绵其去如弦绝：绵绵，《新校正》引《甲乙经》《脉经》作"弊弊绰绰"，与前句"浑浑革革"为对文。为是。指脉来隐约不明显。

【按语】

1."诊法常以平旦"的机理　"诊法常以平旦"，为医者诊断疾病确定了最佳时间，即应在清晨时分诊脉最为合适，但临床上不可能都在此时诊病，故对此句经文应灵活看待，掌握其精神实质。诊脉要在体内经脉气血平静稳定，未受周围环境干扰，如在未进食、未运动等情况下进行，此时获得的脉象能最真实地反映病变的基本情况。

2.四诊合参　"切脉动静而视精明，察五色，观五脏有余不足，六腑强弱，形之盛衰，以此参伍，决死生之分"强调临证诊病必须四诊合参，全面审查，综合分析，从而做出正确的诊断。临床上有些疾病的病情十分复杂，常会出现脉证不符、阴盛格阳、阳盛格阴、真寒假热、真热假寒、真实假虚、真虚假实等本质和现象不一致的情况，要求临床医生充分运用四诊合参，仔细分析，或舍脉从证，或舍证从脉，透过假象抓住疾病本质，如清·章楠《医门棒喝·四诊合参与脉证从舍论》云："望、闻、问、切，名曰四诊，医家之规矩准绳也。四诊互证，方能知其病源。"

3.脉象与主病　经文列举了十一种临床常见脉象及其临床意义。长脉脉体超越本位，表示气血充盈，运行正常。短脉为脉体短小，不及本位，提示气血病变，如短而细小为气血两虚，短而艰涩为气滞血瘀。大脉脉体宽大，无论虚实，均提示病情在进一步发展。虚证见大脉是虚劳深重之兆；实证见大脉是邪正交争激烈之象。数脉谓脉来急速，一息六至以上。数脉多有烦心症状，因数脉主热，虚热可见五心烦热，实热可见躁烦不安。"上盛则气高，下盛则气胀"，上、下指寸口脉的近腕部、远腕部。上部脉盛提示邪壅于上，故有气逆、喘满；下部脉盛提示邪滞于下，故为腹部胀满。代脉是脉来缓慢而有歇止的脉象，提示脏气衰败。细脉指脉来细小如丝线，提示气血皆少，无力鼓动、充盈脉管。涩脉指脉来艰涩如轻刀刮竹，提示气血运行不畅，常有涩脉而伴心痛之症，是胸阳不振，心血瘀阻之象。"浑浑革至如涌泉"指脉来滚滚而急，如涌泉般，提示邪盛正衰，病情危急。"绵绵其去如弦绝"，乃五脏真气衰竭，阴阳将要分离之脉。

【原文】

6302　夫精明五色者，氣之華也⁽¹⁾。赤欲如白裹朱⁽²⁾，不欲如赭⁽³⁾；白欲如鵝羽，不欲如鹽；青欲如蒼璧之澤⁽⁴⁾，不欲如藍⁽⁵⁾；黃欲如羅裹雄黃⁽⁶⁾，不欲如黃土；黑欲如重漆色，不欲如地蒼⁽⁷⁾。五色精微象見⁽⁸⁾矣，其壽不久也。夫精明者，所以視萬物，別白黑，審短長。以長爲短，以白爲黑，如是則精衰⁽⁹⁾矣。

五藏者，中之守⁽¹⁰⁾也。中盛藏滿，氣勝傷恐者⁽¹¹⁾，聲如從室中言，是中氣之濕也；言而微，終日乃複言者，此奪氣也；衣被不斂，言語善惡，不避親疎者，此神明之亂也；倉廩不藏者，是門戶不要也⁽¹²⁾；水泉不止者，是膀胱不藏也。得守者生，失守者死。

夫五藏者，身之强也⁽¹³⁾。頭者精明之府⁽¹⁴⁾，頭傾視深⁽¹⁵⁾，精神將奪矣；背者胸中之府⁽¹⁶⁾，背曲肩隨，府將壞矣；腰者腎之府，轉搖不能，腎將憊矣；膝者筋之府，屈伸不能，行則僂附⁽¹⁷⁾，筋將憊矣；骨者髓之府⁽¹⁸⁾，不能久立，行則振掉，骨將憊矣⁽¹⁹⁾。得强則生，失强則死⁽²⁰⁾。

（《素問·脈要精微論》）

【校注】

（1）精明五色者，气之华也：面色与眼睛均是脏腑精气之外华。姚绍虞曰："精明以目言，五色以面言，言目之光彩精明，面之五色各正，乃元气充足，精华发现于外也。"

（2）白裹朱：形容白里透红，而又不显露于外，如帛包着朱砂一样，即说明面色以明润含蓄为善。"白"，《太素》《脉经》并作"帛"。朱，朱砂。

（3）赭：指代赭石，其色赤灰暗不泽。

（4）苍璧之泽：形容色泽青而明润如青玉。

（5）蓝：草名，干后变暗蓝色，可加工成靛青，作染料。

（6）罗裹雄黄：形容黄色如丝绸包裹着雄黄，黄而明润。罗，丝织品，软而细密。

（7）地苍：形容色黑而没有光泽。地苍，《脉经》《甲乙经》并作"炭"字，即黑而枯槁之意。

（8）五色精微象见：吴崑曰："精微象见，言真元精微之气，化作色相，毕见于外，更无藏蓄，是真气脱也，故寿不久。"指五脏之真色显露于外，已无藏蓄，是一种凶兆。

（9）如是则精衰：张介宾曰："五脏六腑之气，皆注于目，而为之精，故精聚则神全。若其颠倒错乱，是精衰而神散矣，岂允安之兆哉。"

（10）中之守：指五脏为身中神守之所。《甲乙经》《太素》均作"中之府"，可参。

（11）中盛脏满，气胜伤恐者：《太素》作"中盛满，气伤恐"。《素问识》以为"者"字当在后"言"字之下。俱可参。

（12）门户不要：指肛门失于约束。门户，指肛门。要，约束。

（13）五脏者，身之强也：张介宾曰："此下言形气之不守，而应乎五脏也。脏气充则形体强，故五脏为身之强。"

（14）头者精明之府：即精气上注形成五官七窍的视听嗅味等功能。张介宾曰："五脏六腑之精气，皆上升于头，以成七窍之用，故头为精明之府。"

（15）头倾视深：形容头低垂不能抬举，两目深陷而无神的样子。

（16）背者胸中之府：张志聪曰："肩背为阳，胸腹为阴。阳为腑，阴为脏。心肺居于胸中，而俞在肩背，故背为胸之府。"

（17）偻附：偻，屈身不能直。附，依附于他物之意。

（18）骨者髓之府：髓藏于骨中，故骨为髓之府。

（19）不能久立，行则振掉，骨将惫矣：马莳曰："髓为骨中之脂，今不能久立，行则振掉，正以骨将惫坏，病应有如是也。肾脏失强。"

（20）得强则生，失强则死：马莳曰："凡若此者，盖五脏在内而得强，则不至有已前诸证而为生。唯五脏在内而失强，故有以前诸证而至死矣。"

【按语】

1. 望面色要点　《内经》望诊尤详色诊。望五色的神气，可以知道正气的盛衰；察看五色的不同，可以分别阴阳五行的不同属性；观察五色的分布，可以知道脏腑病位所在；视五色的善恶，可以知道疾病的预后。《素问·脉要精微论》所述望诊的内容包括"望五色"和"视精明"，面部五色和目之精光神气均为脏腑精气的外在表现，因此，望色和察目均可以了解脏腑精气的盈衰变化。经文根据五色与五脏的关系提出：望五色以光明润泽、隐然内含为善色，说明相关脏腑精气旺盛、内守，疾病预后亦良好；以晦暗枯槁外露为恶色，表示相关脏腑精气衰败、外泄，疾病预后不良。

2. 闻诊要点　经文通过闻音声、辨语言，推断五脏精气的得守与失守。如音声低微，言语不接续的多属虚证；发音重浊不清者，则为中焦湿阻属实证。此外，闻诊还兼及辨语言的内容，反映患者精神状态，思维混乱、狂言谵妄，则属神明失常。

3. "五脏者，身之强也"的理解　经文举诸多外在形态失常，均强调了"五脏者，身之强也"。因为人尽管有四肢百骸各处、形神活动万千，但作为一个有机整体，是以五脏为中心，形成一个统一协调的五大系统，形神活动所需的各种精气均由五脏所藏，五脏坚固，藏而不泻，这是身健之本。头、背、腰、膝、骨是人躯体的五个标志部位，亦为五脏精气汇聚之处。通过观察这些部位的动静状态，可以了解五脏精气的盛衰。因外在的形体受内在五脏的主持，故五脏坚固则形体强健有力，运动灵活；五脏虚弱，外在形体亦虚弱不强，功能衰退。

【原文】

6303　帝曰：脈其四時動奈何？知病之所在奈何？知病之所變奈何？知病乍在內奈何？知病乍在外奈何？請問此五者，可得聞乎？

岐伯曰：請言其(1) 與天運轉大(2) 也。萬物之外，六合之內，天地之變，陰陽之應，彼春之暖，爲夏之暑，彼秋之忿，爲冬之怒(3)，四變之動，脈與之上下(4)，以春應中規，夏應中矩，秋應中衡，冬應中權(5)。是故冬至四十五日，陽氣微上，陰氣微下；夏至四十五日，陰氣微上，陽氣微下。陰陽有時，與脈爲期，期而相失(6)，知脈所分(7)，分之有期，故知死時。微妙在脈，不可不察，察之有紀，從陰陽始，始之有經，從五行生，生之有度，四時爲宜(8)，補寫(9)勿失，與天地如一(10)，得一之情，以知死生。是故聲合五音，色合五行，脈合陰陽。

（《素問·脈要精微論》）

【校注】

（1）其：指人之脉象。

（2）大：广大微妙。

（3）彼秋之忿，为冬之怒：成无己注《伤寒论》云："秋忿为冬怒，从肃而至杀也。"忿，指秋气劲急肃杀。怒，指冬气严寒杀厉。

（4）四变之动，脉与之上下：四变之动，指春夏秋冬四季的变动。上下，指脉象的浮沉变化。

（5）春应中规，夏应中矩，秋应中衡，冬应中权：马莳曰："春脉软弱轻虚而滑，如规之象，圆活而动，故曰春应中规也；夏脉洪大滑数，如矩之象，方正而盛，故曰夏应中矩也；秋脉浮毛轻涩而散，如衡之象，其取在平，故曰秋应中衡也；冬脉如石，兼沉而滑，如权之象，其势下垂，故曰冬应中权也。"中，是"合"的意思。规，为圆之器；矩，为方之器；衡，为称衡也；权，为称锤也。

（6）期而相失：言春夏秋冬四时之脉不合于规矩权衡阴阳之度。

（7）知脉所分：此谓脉与五脏各有所分居，故诊得不合时之脉可测切五脏之病。知，《素问吴注》《类经》均改作"如"。可参。

（8）宜：《太素》作"数"。数与上文"度"字为韵，似是。

（9）补泻：《太素》作"循数"。

（10）与天地如一：适时补泻，则阴阳和而脉应四时，故与天地合如一也。

【按语】

自然界阴阳二气的消长决定了春、夏、秋、冬四时变化，而自然界阴阳的变化规律，以冬至和夏至为两个转折点，冬至一阳生，夏至一阴生，阴阳消长，四时更迭，从而有春温、夏暑、秋凉、冬寒的气候特征。"四变之动，脉与之上下"，人与天地相参，脉象规矩权衡，相期而至，随四时阴阳的变化规律而呈现出周期性的变化。若脉象与四时阴阳消长变化不能相应而出现错乱，即可通过错乱之脉而诊知发病的脏腑部位，并可根据五行生克规律进一步推测疾病的预后吉凶。因此，察时脉辨病，并进一步施治，必须把握"天人合一"的规律，因时制宜。

【原文】

6304　是知陰盛則夢涉大水恐懼，陽盛則夢大火燔灼，陰陽俱盛則夢相殺毀傷；上盛則夢飛，下盛則夢墮；甚飽則夢予，甚饑則夢取；肝氣盛則夢怒，肺氣盛則夢哭；短蟲[1]多則夢聚眾，長蟲[2]多則夢相擊毀傷。是故持脈有道，虛靜爲保[3]。春日浮，如魚之遊在波；夏日在膚，泛泛乎萬物有餘；秋日下膚，蟄蟲將去；冬日在骨，蟄蟲周密，君子居室。故曰：知內者按而紀之[4]，知外者終而始之[5]。此六者，持脈之大法[6]。

（《素問·脈要精微論》）

【校注】

（1）短虫：指蛲虫等肠内短体寄生虫。

（2）长虫：指蛔虫等肠内长体寄生虫。

（3）保：《甲乙经》作"宝"。丹波元简曰："保、葆、宝古通用。"

（4）知内者按而纪之：指要知脏气虚实可按脉而得。内，内在脏腑。

（5）知外者终而始之：指要知经气盛衰可察经络循行。外，外部经脉。

（6）此六者，持脉之大法：一说指本节所言春、夏、秋、冬、内、外六种脉法。另一说指上文所述诊法常以平旦、四诊合参、脉应四时、虚静为保、脉合阴阳、知内知外等六种诊脉大法。

【按语】

1.梦与脏腑气血的关系　梦与人的生理、心理、病理密切相关，是中医诊察的内容之一。梦是体内脏腑经络、气血阴阳盛衰变化的反映，通过询问解析病人所述的不同梦境，可以判断人体脏腑功能之强弱、邪气的盛衰和病变的部位。其方法有二：一是运用类比方法论梦定性。如水为阴，故阴盛可梦大水恐惧；火为阳，阳盛可梦大火燔灼；阴阳俱盛可梦见争斗。二是根据发病脏腑的生理特点论梦定位。如肝气盛则梦怒，肺气盛则梦哭。

2.诊脉的要求和方法　经文与"诊法常以平旦"前后呼应，指出诊脉要掌握四时的正常脉象特征，并根据季节变化及脉位的深浅，在诊脉时运用指力的大小及深浅度。如春季之脉"如鱼之游在波"，显现部位浅，着力要轻；冬季之脉如"蛰虫周密，君子居室"，脉位深，需重按至骨。余仿此。

二

【原文】

6305　雷公問於黃帝曰：五色獨決於明堂⁽¹⁾乎？小子未知其所謂也。

黃帝曰：明堂者，鼻也，闕者，眉間也，庭者，顏⁽²⁾也，蕃⁽³⁾者，頰側也，蔽者，耳門也。其間欲方大⁽⁴⁾，去之十步，皆見於外⁽⁵⁾，如是者壽，必中百歲。

雷公曰：五官之辨，奈何？

黃帝曰：明堂骨高以起，平以直⁽⁶⁾，五藏次於中央⁽⁷⁾，六府挾其兩側⁽⁸⁾，首面上於闕庭，王宮⁽⁹⁾在於下極⁽¹⁰⁾，五藏安於胸中，真色以致⁽¹¹⁾，病色不見，明堂潤澤以清，五官惡得無辨乎？

雷公曰：其不辨者，可得聞乎？

黃帝曰：五色之見也，各出其色部。部骨陷者⁽¹²⁾，必不免於病矣。其色部乘襲⁽¹³⁾者，雖病甚，不死矣。

（《靈樞·五色》）

【校注】

（1）明堂：即鼻部。马莳曰："此言五色虽决于明堂，而诸部亦宜广大也。五色独决于明堂，《五阅五使篇》之言，而公举以问之也。"

（2）颜：指额部，又称为天庭。

（3）蕃：通"藩"，屏障。

（4）方大：端正、丰满、宽大的意思。

（5）去之十步，皆见于外：即在十步之外看，五官都显得明朗清晰。

（6）明堂骨高以起，平以直：鼻骨高而隆起，平直而端正。

（7）五脏次于中央：指五脏分布在面部的部位，依次排列于面部的中央。次，次第。中央，指从鼻根两眉间至鼻翼两侧，居面部之中央。

（8）六腑挟其两侧：指六腑挟附于五脏的两旁分布。

（9）王宫：心为五脏之主，称为"君主之官"，所以对心所属的部位，称为王宫。

（10）下极：张介宾曰："下极居两目之中，心之部也。"

（11）真色以致：真色，即正常的面色，与下之"病色"相对。致，通"至"，有显现之意。

（12）部骨陷者：张志聪《灵枢集注》注："朱永年曰：部骨陷者，谓本部之色，隐然陷于骨间者，必不免于病矣。盖病生于内者，从内而外，色隐现于骨者，病已成矣。"部，是指五脏所分布在面部的各个部位；骨陷，是指该部所出现的病色，有深陷入骨的征象。

（13）乘袭：指母子相乘，即母之部见子之色。

【原文】

6306　庭者，首面也；闕上者，咽喉也；闕中者，肺也；下極者，心也；直下⁽¹⁾者，肝也；肝左者，膽也；下者⁽²⁾，脾也；方上⁽³⁾者，胃也；中央⁽⁴⁾者，大腸也；挾大腸者，腎也；當腎者，臍也⁽⁵⁾；面王⁽⁶⁾以上者，小腸也；面王以下者，膀胱子處⁽⁷⁾也；顴者，肩也；顴後者，臂也；臂下者，手也；目內眥上者，膺乳也；挾繩而上⁽⁸⁾者，背也；循牙車⁽⁹⁾以下者，股也；中央者，膝⁽¹⁰⁾也；膝以下者，脛也；當脛以下者，足也；巨分⁽¹¹⁾者，股裏也；巨屈⁽¹²⁾者，膝臏也。此五藏六府肢節之部也，各有部分⁽¹³⁾。

（《靈樞·五色》）

【校注】

（1）直下：指鼻柱部位，下极的直下方。

（2）下者，脾也：指肝之下为脾的色部。

（3）方上：指鼻准头的两旁处。即迎香穴略上。

（4）中央：两颧骨稍下，鼻两旁迎香穴以外的部位。张介宾曰："中央者，面之中央，谓迎香之外，颧骨之下，大肠之应也。"

（5）当肾者，脐也：肾脏所属颊部的下方，主脐的部位。

（6）面王：即鼻头的部位。

（7）子处：即子宫。

（8）挟绳而上：指在颊部的稍外方，靠近耳边，蕃的部位以下的地方。绳，指耳边部位。

（9）牙车：即牙床，颊车穴的部位。

（10）中央者，膝也：张介宾曰："中央，两牙车之中央也。"

（11）巨分：指口吻旁和颊车前肉之空软处。

（12）巨屈：即颊下的曲骨部位。

（13）各有部分：指人体脏腑肢节在面部各有其分布的部位。

【原文】

6307　沉濁爲內⁽¹⁾，浮澤爲外⁽²⁾，黃赤爲風，青黑爲痛，白爲寒，黃而膏潤爲膿⁽³⁾，赤甚者爲血，痛甚爲攣，寒甚爲皮不仁。五色各見其部，察其浮沉，以知淺深；察其澤夭，以觀成敗；察其散摶⁽⁴⁾，以知遠近⁽⁵⁾；視色上下⁽⁶⁾，以知病處；積神於心，以知往今。

（《靈樞·五色》）

【校注】

（1）沉浊为内：即面色沉浊晦暗主病在脏在里。

（2）浮泽为外：即面色浮浅有光泽主病在腑在表。

（3）黄而膏润为脓：指肤色黄如脂膏润泽的是脓已成。

（4）抟：同"团"，与散相对而言，指色结聚不散。

（5）远近：指病程的久远与短暂。

（6）上下：指病色出现的部位。

【按语】

1.面部望诊脏腑之分部 《灵枢·五色》据五脏六腑在面部五色的分属，观察其色泽变化，预测疾病具体情况在诊法中有其重要意义。经文详论了颜面各部的名称（图 4），及以明堂而分，脏腑肢节在颜面的分布所属（图5）。《内经》提出的面部望诊脏腑之分部理论，仍指导着临床实践。

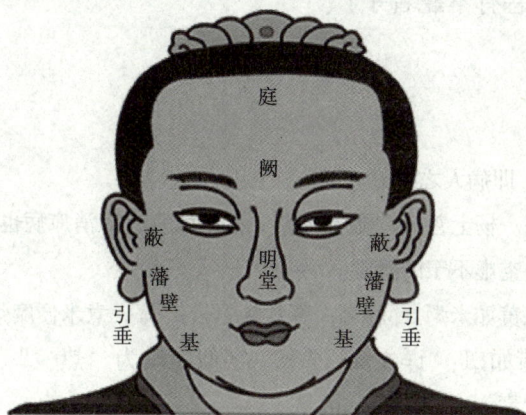

图4　明堂藩蔽图

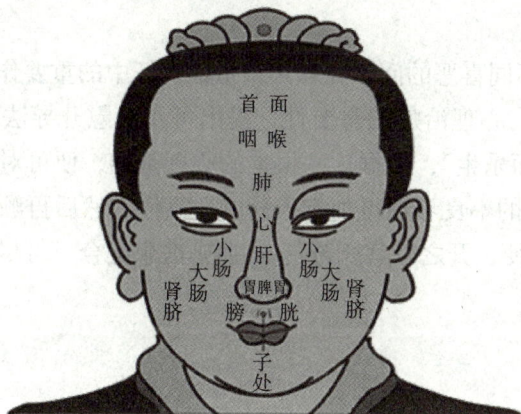

图5　面部脏腑分属图

2. 察色方法　关于察色方法，《灵枢·五色》提出首先要根据脏腑之分部来判断各脏腑情况，如颜面各部端正、宽大、丰隆者长寿，各部彰显正色，明堂清明润泽，为五脏安定平和；其次，要根据色泽变化诊断病情，并提出"黄赤为风，青黑为痛，白为寒"为五色主病的一般规律，"黄而膏润为脓，赤甚者为血"等五色与某些特殊病证有关的理论。察色泽的动态变化，视色"上行""下行""从外部走内部""从内走外"，可推测病邪之进退、转归。察色泽的浮沉、泽夭、散抟、上下等变化，可测知病变的浅深轻重与预后吉凶。

【原文】

6308　黄帝曰：顺之奈何？

岐伯曰：入国问俗，入家问讳，上堂问礼，临病人问所便⁽¹⁾。

黄帝曰：便病人奈何？

岐伯曰：夫中热消瘅⁽²⁾，则便寒；寒中之属，则便热。胃中热则消谷，令人悬心⁽³⁾善饥。脐以上皮热，肠中热，则出黄如糜⁽⁴⁾。脐以下皮寒⁽⁵⁾，胃中寒，则腹胀；肠中寒，则肠鸣飧泄。胃中寒，肠中热，则胀而且泄；胃中热，肠中寒，则疾饥，小腹痛胀。

黄帝曰：胃欲寒饮⁽⁶⁾，肠欲热饮，两者相逆，便之奈何？且夫王公大人，血食之君⁽⁷⁾，驕恣從欲輕人，而無能禁之，禁之則逆其志，順之則加其病，便之奈何？治之何先？

岐伯曰：人之情，莫不惡死而樂生，告之以其敗，語之以其善，導之以其所便，開之以其所苦，雖有無道之人，惡有不聽者乎？

（《靈樞·師傳》）

【校注】

（1）便（biàn）：相宜也，即病人之喜好。

（2）中热消瘅：即中消病。杨上善曰："肠胃中热，多消饮食，即消瘅病也。瘅，热也。"

（3）悬心：谓饥饿时心中空虚不宁的感觉。

（4）出黄如糜：谓大便色黄如米粥。《释名·释饮食》云："糜，煮米便糜烂也。"

（5）脐以下皮寒：刘衡如曰："详文义，'寒'字似应改为'热'。"可参。

（6）饥：《甲乙经》《太素》作"饮"。可从。

（7）血食之君：指食肉吃荤之人。盖血出于肉，故吃肉谓之血食。

【按语】

通过举例说明对病人不同喜恶的问诊在寒热错杂证辨证中的重要作用，强调问诊在诊断中的价值。经文强调医患沟通、心理治疗的重要性，提出可用劝慰开导法引导病人。因为病人亦是人，而"人之情莫不恶死而乐生"，依据这一根本的心理基础，便可对病人"告之以其败，语之以其善"，使其认识到自己的不良习惯可加重疾病的严重性，然后再顺势利导，指出有利于疾病康复的方法，"导之以其所便，开之以其所苦"，如此则医患配合，可尽早恢复健康。

四

【原文】

6309　帝曰：何謂三部？

岐伯曰：有下部，有中部，有上部，部各有三候，三候者，有天有地有人也，必指而導之，乃以爲眞(1)。上部天，兩額之動脈(2)；上部地，兩頰之動脈(3)；上部人，耳前之動脈(4)。中部天，手太陰也(5)；中部地，手陽明也(6)；中部人，手少陰也(7)。下部天，足厥陰也(8)；下部地，足少陰也(9)；下部人，足太陰也(10)。故下部之天以候肝，地以候腎，人以候脾胃之氣。

帝曰：中部之候奈何？

岐伯曰：亦有天，亦有地，亦有人。天以候肺，地以候胸中之氣，人以候心。

帝曰：上部以何候之？

岐伯曰：亦有天，亦有地，亦有人。天以候頭角之氣，地以候口齒之氣，人以候耳目之氣。

（《素問·三部九候論》）

【校注】

（1）必指而导之，乃以为真：必须通过指切按导其脉，才可以得到三部九候脉的本体。又，张介宾曰："指而导之，言必受师之指授，庶得其真也。"真，根本。

（2）上部天，两额之动脉：张介宾曰："额傍动脉，当额厌之分，足少阳脉气所行也。"

（3）两颊之动脉：杨上善曰："两颊足阳明，在大迎中动。"

（4）耳前之动脉：王冰曰："在耳前陷者中，动应于手，手少阳脉气之所行也。"此动脉当是耳门、禾髎穴处。杨上善与张介宾均指为禾髎穴。吴崑指为耳门穴。按二穴俱为手少阳脉气所过之处，俱在耳前，可并参。

（5）中部天，手太阴也：即掌后寸口动脉，经渠穴之分，为肺经脉气所过之处。张志聪曰："两手气口之动脉，手太阴脉也。五脏之应天者肺，然脏为阴，故主中部天。"

（6）中部地，手阳明也：即手大指次指歧骨动脉，合谷穴之分，为大肠经脉气所过之处。王冰曰："谓大肠脉也，在手大指次指歧骨间合谷之分，动应于手。"

（7）中部人，手少阴也：即掌后锐骨下动脉，神门穴之分，为心经脉气所过之处。吴崑曰："心经脉气所行，神门分也。"

（8）下部天，足厥阴也：即大腿内侧上端五里穴分，为肝经脉气所行之处。在女子亦可取太冲穴分，在足大指本节后二寸陷中。

（9）下部地，足少阴也：即肾经之太溪穴处。马莳曰："地者，足少阴肾经也，即下文地以候肾，此脉在足内踝后跟骨上陷中，太溪之分，动应于指，即足少阴脉气所行也。"

（10）下部人，足太阴也：即大腿内侧前上方箕门穴处，为脾经脉气所过之处。

【原文】

6310　寸口主中，人迎主外，兩者相應，俱往俱來，若引繩大小齊等，春夏人迎微大，秋冬寸口微大，如是者，名曰平人。

（《靈樞·禁服》）

【按语】

1. 三部九候脉诊法　《内经》在"人与天地相参"思想指导下，取自然界有"天地人"以应"九野"的观点，将人体分为上、中、下三部，每部又分天、地、人三候，合为九候，每候分主相应的脏腑经脉及组织器官，从而建立了《内经》三部九候脉诊法，这是《内经》全身遍诊法的一种。《内经》脉诊法主要有全身动脉遍诊法、三部九候脉诊法、人迎寸口合参法，独取寸口法等，可以说在《内经》时代，诊脉部位很广泛，凡能从体表触摸得到动脉跳动的部位，都曾经作为切脉部位被应用过。三部九候脉诊法目前虽然已经不常用，但其中的一些基本原理，却仍用于"寸口"诊法，所以有进一步了解和研究的必要。目前中医诊法所说的"三部九候"出自《难经·十八难》云："三部者，寸关尺也。九候者，浮中沉也"，与《素问·三部九候论》所指不同，应当加以区分。

2. 寸口与人迎合参法　寸口与人迎合参法是《内经》脉诊的主要内容之一，其具体方法大体如下：首先，人迎脉主阳脉，寸口脉主阴脉，阴阳应平衡，故曰："两者相应，俱往俱来，若引绳大小齐等。"其次，寸口与人迎合参法应结合时令遵循"天人合一"的整体观念，即"春夏人迎微大，秋冬寸口微大，如是者，名曰平人。"最后，将人迎与寸口对比，并根据其大小、盛躁程度来推测疾病在阴、在阳、在何经脉、是何种病变、确定如何治疗。如《灵枢·禁服》云："人迎大一倍于寸口，病在足少阳，一倍而躁，在手少阳。人迎二倍，病在足太阳，二倍而躁，病在手太阳。……寸口大于人迎一倍，病在足厥阴，一倍而躁，在手心主……"

有关人迎与寸口合参的论述还见于《灵枢·终始》《灵枢·经脉》《素问·六节藏象论》等多

个篇章中，其机理尚有待于进一步研究。

五

【原文】

6311　帝曰：氣口何以獨爲五藏主？

岐伯曰：胃者，水穀之海，六府之大源也。五味入口，藏於胃，以養五藏氣，氣口亦太陰[1]也。是以五藏六府之氣味，皆出於胃，變見於氣口[2]，故五氣入鼻，藏於心肺，心肺有病，而鼻爲之不利也。凡治病必察其下，適其脈，觀其志意，與其病也。拘於鬼神者，不可與言至德。惡於鍼石者，不可與言至巧。病不許治者，病必不治，治之無功矣。

（《素問·五藏別論》）

【校注】

（1）气口亦太阴：张介宾曰："气口属肺，手太阴也；布行胃气则在于脾，足太阴也。……胃气必归于脾，脾气必归于肺，而后行于脏腑营卫，所以气口虽为手太阴，而实即足太阴之所归。"

（2）皆出于胃，变见于气口：杨上善曰："胃为水谷之海，六腑之长，出五味以养五脏。血气卫气行手太阴脉至于气口，五脏六腑善恶，皆是卫气所将而来，会于手太阴，见于气口，故曰变见也。"

【按语】

气口，又称"寸口""脉口"，是中医从《内经》至今最常用的切脉部位之一，虽然现在的寸口诊脉分寸、关、尺，内容有三部九候的具体操作方法，是《难经》明确论述，而首倡"独取寸口"当属《内经》。《内经》不仅有相关寸口诊脉的论述，而且还论述了气口独为五脏主的机理，将本段经文与《素问·经脉别论》所云"气口成寸，以决死生"等论述互参可知其机理大致如下：

第一，由于气血通过"肺朝百脉"的作用运行于经脉中，而营养五脏六腑、四肢百骸，即五脏六腑之精气通过经脉朝会于手太阴肺经。因此，诊察手太阴肺经的动脉气口，即可知五脏六腑精气的盛衰及其功能正常与否。

第二，胃为水谷之海，"脾为胃行其津液"，脾之转输，亦须手太阴肺之宣发，才能布达全身，故"气口亦太阴也"，手太阴所过之处可很好地诊察胃气，有胃气则生，无胃气则死。

第三，太渊、经渠位于气口之处，而太渊是手太阴肺经的输穴，经渠是手太阴肺经的经穴，"所注为输""所行为经"，输、经二穴是经脉经气量最旺盛的穴位，故太渊、经渠最能反映手太阴肺经的情况，最具诊断意义。又，太渊为手太阴肺经的原穴，亦可反映先天肾气的情况。

综上，通过寸口可以诊断五脏病变，继而诊全身疾病。

六

【原文】

6312　黄帝問曰：平人何如？

岐伯對曰：人一呼脈再動，一吸脈亦再動，呼吸定息脈五動，閏以太息，命曰平人。平人者，不病也。常以不病調病人，醫不病，故爲病人平息以調之爲法。人一呼脈一動，一吸脈一動，曰少氣。人一呼脈三動，一吸脈三動而躁，尺熱曰病溫，尺不熱脈滑曰病風，脈澀曰痹。人一呼脈四動以上曰死，脈絕不至曰死，乍疎乍數曰死。

平人之常氣稟於胃，胃者平人之常氣也[1]，人無胃氣曰逆，逆者死。春胃微弦曰平，弦多胃少曰肝病，但弦無胃曰死，胃而有毛曰秋病，毛甚曰今病。藏眞散於肝，肝藏筋膜之氣也。夏胃微鉤曰平，鉤多胃少曰心病，但鉤無胃曰死，胃而有石曰冬病，石甚曰今病。藏眞[2]通於心，心藏血脈之氣也。長夏胃微耎弱曰平，弱多胃少曰脾病，但代無胃曰死，耎弱有石曰冬病，弱[3]甚曰今病。藏眞濡於脾，脾藏肌肉之氣也。秋胃微毛曰平，毛多胃少曰肺病，但毛無胃曰死，毛而有弦曰春病，弦甚曰今病。藏眞高於肺，以行榮衛陰陽也。冬胃微石曰平，石多胃少曰腎病，但石無胃曰死，石而有鉤曰夏病，鉤甚曰今病。藏眞下於腎，腎藏骨髓之氣也。

胃之大絡，名曰虛里[4]，貫鬲絡肺，出於左乳下，其動應衣，脈宗氣也[5]。盛喘數絕者，則病在中[6]；結而橫，有積矣[7]；絕不至，曰死[8]。乳之下，其動應衣，宗氣泄也[9]。

（《素問·平人氣象論》）

【校注】

（1）平人之常气禀于胃，胃者平人之常气也：《甲乙经》作"人常禀气于胃，脉以胃气为本"，义胜。

（2）脏真：指五脏之真气。

（3）弱：《新校正》云："按《甲乙经》'弱'作'石'。"《千金》作"石"。可从。

（4）虚里：在左乳下乳根穴处，为心尖搏动之处，为足阳明胃经大络。

（5）其动应衣，脉宗气也：张志聪曰："此言五脏之脉，资生于胃，而宗气之通于五脏者，乃宗气也。宗气者，胃腑水谷之所生，积于胸中，上出喉咙，以司呼吸，行于十二经隧之中，为脏腑经脉之宗，故曰宗气。"衣，《甲乙经》作"手"。可从。脉，动词，诊察之义。

（6）盛喘数绝者，则病在中：张介宾曰："若虚里动甚而如喘，或数急而兼断绝者，由中气不守而然，故曰病在中。"

（7）结而横，有积矣：吴崑曰："横，横格于指下也。言虚里之脉结而横，是胃中有积。"结而横，指脉盛有力，横挺指下，时而一止。

（8）绝不至，曰死：宗气绝，故死。马莳曰："绝而不至，则胃气已绝，所以谓之曰死。"

（9）宗气泄也：吴崑曰："宗气宜藏不宜泄，乳下虚里之脉，其动应衣，是宗气失藏而外泄也。"

【按语】

1. 脉以胃气为本　据经文可知，辨五脏之脉的平脉、病脉、死脉以及兼脉的关键是据脉中"胃气"的有无多少。所谓"胃气"，不仅指胃本身具有的受纳、腐熟、和降等功能，而且还包含脾胃功能在整个机体生机活力中的作用，以及脾胃化生的水谷之气充养机体各部的生理表现，故"胃气"与人的生命息息相关。察脉之胃气也是《内经》脉诊的特点之一，至于脉有胃气的表现，《素问·玉机真脏论》云："脉弱以滑，是有胃气。"《灵枢·终始》云："谷气来也徐而和。"故一般认为，凡脉来和缓均匀、不浮不沉、不大不小、不疾不徐、不长不短，应手柔和有力、来去节律整，有生机勃勃之象的脉，便是有胃气之脉。

2. 脉无胃气之真脏脉　《素问·平人气象论》云："所谓无胃气者，但得真脏脉不得胃气也。"其指出真脏脉即无胃气之脉，即本段经文所云："人无胃气曰逆，逆者死。"由于五脏之真气不仅需要胃气的充养，还依赖胃气的运载方能至手太阴，布散于全身，如《素问·玉机真脏论》云：

"五脏者，皆禀气于胃，胃者，五脏之本也，脏气者，不能自至于手太阴也，必因于胃气，乃至于手太阴也。"若胃气衰败，不能涵养脏气，则脏气独至于手太阴寸口，表现为但见本脏之脉，毫无和缓从容之胃气，是五脏精气外泄不藏的严重证候，故为死脉，此即经文中的"但弦无胃""但石无胃"等。

3. 虚里诊法　虚里诊法是《内经》触诊的一个重要方面，它对诊知某些疾病的轻重安危，有一定的价值。虚里诊法的意义，旨在强调"脉以胃气为本"，因虚里是胃之大络，从胃脉支出，贯膈络肺，会聚左乳下，即心尖搏动处，此乃诊察宗气盛衰存亡之处。

【原文】

6313　脈從陰陽⁽¹⁾，病易已；脈逆陰陽⁽¹⁾，病難已。脈得四時之順，曰病無他⁽²⁾；脈反四時及不間藏⁽³⁾，曰難已。

（《素問·平人氣象論》）

【校注】

（1）脉从阴阳、脉逆阴阳：脉象之阴阳属性与病之阴阳属性一致者，为"脉从阴阳"；脉象之阴阳属性与病之阴阳属性相反者，为"脉逆阴阳"。王冰曰："脉病相应谓之从，脉病相反谓之逆。"

（2）脉得四时之顺，曰病无他：张介宾曰："春得弦，夏得钩，秋得毛，冬得石，谓之顺四时。虽曰有病，无他虞也。"

（3）不间脏：《难经·五十三难》云："间脏者，传其所生也。"不间脏，即传其所克。张介宾曰："不间脏者，如木必乘土则肝病传脾，土必乘水则脾病传肾之类。"

【按语】

正常脉象当随天地阴阳的消长，而有四时的浮沉变化，反之，疾病病情复杂，预后不良。本文可与《素问·玉机真脏论》所云"脉从四时，谓之可治""脉逆四时，为不可治""所谓逆四时者，春得肺脉，夏得肾脉，秋得心脉，冬得脾脉，甚至皆悬绝沉涩者，命曰逆四时"互参。

【原文】

6314　夫平心脈來，累累如連珠，如循琅玕⁽¹⁾，曰心平，夏以胃氣爲本⁽²⁾。病心脈來，喘喘連屬，其中微曲⁽³⁾，曰心病。死心脈來，前曲後居，如操帶鉤⁽⁴⁾，曰心死。

平肺脈來，厭厭聶聶，如落榆莢⁽⁵⁾，曰肺平，秋以胃氣爲本。病肺脈來，不上不下，如循雞羽⁽⁶⁾，曰肺病。死肺脈來，如物之浮，如風吹毛⁽⁷⁾，曰肺死。

平肝脈來，耎弱招招，如揭長竿末梢⁽⁸⁾，曰肝平，春以胃氣爲本。病肝脈來，盈實而滑，如循長竿⁽⁹⁾，曰肝病。死肝脈來，急益勁，如新張弓弦⁽¹⁰⁾，曰肝死。

平脾脈來，和柔相離，如雞踐地⁽¹¹⁾，曰脾平，長夏以胃氣爲本。病脾脈來，實而盈數，如雞舉足⁽¹²⁾，曰脾病。死脾脈來，銳堅如烏之喙，如鳥之距，如屋之漏，如水之流⁽¹³⁾，曰脾死。

平腎脈來，喘喘累累如鉤⁽¹⁴⁾，按之而堅，曰腎平，冬以胃氣爲本。病腎脈來，如引葛⁽¹⁵⁾，按之益堅，曰腎病。死腎脈來，發如奪索，辟辟如彈石⁽¹⁶⁾，曰腎死。

（《素問·平人氣象論》）

【校注】

（1）如循琅玕：形容脉来如玉石之圆润而柔滑。琅玕，玉之似珠者。张介宾曰："脉来中手如连珠，如琅玕者，言其盛满滑利，即微钩之义也，是谓心之平脉。"

（2）夏以胃气为本：谓心脉旺于夏，然须有冲和之胃气，不得太过。

（3）喘喘连属，其中微曲：形容脉来急促相连，数至之中有一至似低陷而不应指。喘喘，连动的意思。吴崑曰："喘喘连属，言脉来如喘人之息，急促之状也。其中微曲，则不能如循琅玕之滑利矣。是失冲和之气，为心病也。"

（4）前曲后居，如操带钩：吴崑曰："脉之前至者，曲而不伸，后至者倨而不动，是洪大而不滑利状，如指下操持带革之钩，无复冲和胃气，是心死也。"又，张介宾曰："前曲者，谓轻取则坚强不柔；后居者，谓重取则牢实而不动。"

（5）平肺脉来，厌厌聂聂，如落榆荚：形容脉来轻虚而浮的形象。吴崑曰："翩翩之状，浮薄而流利也。肺主秋，脉来亦以冲和胃气为本，不得过于浮毛也。"张介宾曰："如落榆荚，轻浮和缓貌，即微毛之义也。是为肺之平脉。"

（6）不上不下，如循鸡羽：张志聪曰："不上不下，往来涩滞也。如循鸡羽，较之榆荚，更属轻虚。"

（7）如物之浮，如风吹毛：张介宾曰："如物之浮，空虚无根也。如风吹毛，散乱无绪也。"

（8）耎弱招招，如揭长竿末梢：形容脉来如举长杆末梢，柔软而长的意思。张介宾曰："揭，高举也。高揭长竿，梢必柔耎，即和缓弦长之义。是为肝之平脉。"

（9）盈实而滑，如循长竿：形容脉来充实硬满而滑利。马莳曰："盈实而滑，似有坚意，而长竿非循末梢，则弦而不和。"

（10）死肝脉来，急益劲，如新张弓弦：张介宾曰："劲，强急也。如新张弓弦，弦之甚也。亦但弦无胃之义，故曰肝死。"

（11）和柔相离，如鸡践地：形容脉和缓从容而稳当，脉律分明。和柔，雍容和缓。相离，节律分明。

（12）实而盈数，如鸡举足：张介宾曰："实而盈数，强急不和也。如鸡举足，轻疾不缓也。"

（13）锐坚如乌之喙，如鸟之距，如屋之漏，如水之流：乌，即乌鸦。喙，鸟嘴。距，鸡爪后方所生之尖突。王冰曰："乌喙鸟距，言锐坚也。水流屋漏，言其至也。"张介宾曰："如屋之漏，点滴无伦也。如水之流，去而不返也。是皆脾气绝而怪脉见，亦但代无胃之义，故曰脾死。"

（14）平肾脉来，喘喘累累如钩：张介宾曰："喘喘累累如心之钩，阴中藏阳，而得微石之义，是为肾之平脉。"喘喘累累，形容脉象圆滑连贯。

（15）引葛：张介宾曰："脉如引葛，坚搏牵连也。按之益坚，石甚不和也。亦石多胃少之义，故曰肾病。"

（16）发如夺索，辟辟如弹石：形容脉来急促而又坚硬，如以指弹石。夺索，争夺绳索。弹石，以指弹石，坚硬击指。吴崑曰："夺索，两人争夺其索，引长而坚劲也。辟辟如弹石，石之至也，更无冲和胃气，是其死征也。"

【按语】

经文讨论了四时五脏的平脉、病脉、死脉，指出其判定的标准，是胃气的有无及多少。另外，经文既生动又形象地描述了四时五脏之平脉、病脉、死脉的不同脉象。通过琅玕、榆荚、鸡羽、长竿、乌之喙、鸟之距等人们日常接触的事物进行形象而细微的描述，力争使脉体形象化、具体化，这对后世脉学的发展有很大的影响。从晋·王叔和的《脉经》到明·李时珍的《濒湖脉诀》，再到如今，仍然用比喻的方法探讨脉象。对于不易体会、掌握的脉象更是用多种事物去描述，如涩脉，有"如雨沾沙""病蚕食叶""轻刀刮竹"之喻，如怪脉中的虾游、屋漏、解索、弹石、鱼翔等均是如此。这对以人主观感觉为主的脉诊，无疑起到了帮助体会、掌握的作用。

七

【原文】

6315　尺内两傍⁽¹⁾，则季胁⁽²⁾也，尺外以候肾，尺裏以候腹⁽³⁾。中附上⁽⁴⁾，左⁽⁵⁾外以候肝，内以候鬲；右⁽⁵⁾外以候胃，内以候脾。上附上⁽⁴⁾，右外以候肺，内以候胸中；左外以候心，内以候膻中。前以候前，后以候后⁽⁶⁾。上竟上⁽⁷⁾者，胸喉中事也；下竟下⁽⁷⁾者，少腹腰股膝胫足中事也。

（《素問·脈要精微論》）

【校注】

（1）尺内两傍：尺内，即前臂内侧由肘至腕的皮肤。

（2）季胁：又名季肋、软肋。相当于侧胸第十一、第十二软骨部分。

（3）尺外以候肾，尺里以候腹：尺泽部外侧为尺外，尺泽部中间为尺里，即小指侧为尺里，拇指侧为尺外。尺外和尺里分别诊察肾和腹部。下文凡言内外均仿此。

（4）中附上、上附上：从尺泽至鱼际，分为三段，中即中段，上即上段，上文尺外、尺里为下段。

（5）左、右：指左右手。下文仿此。

（6）前以候前，后以候后：谓尺肤部的前面，即臂内阴经之分，候胸腹部的病；尺肤部的后面，即臂后阳经之分，候背部的病。

（7）上竟上、下竟下：上竟上，上段之尽端，即鱼际部。下竟下，下段之尽端，即尽于尺部。竟，尽头之意。

【按语】

尺肤指前臂内侧从腕至肘的皮肤（图6），尺肤诊主要是通过观察、触按尺肤皮肉的大小、缓急、滑涩、坚脆及其温度变化，来诊察疾病的寒热、虚实、表里及脏腑身形的病变部位。该法是望诊、切诊的合参诊法，是《内经》创立的特有诊病方法。由于寸口与尺肤相连，故寸口脉诊时很容易与尺肤诊结合起来，《灵枢·论疾诊尺》对此亦有示范，如"尺肤寒，其脉小者，泄、少气"等。

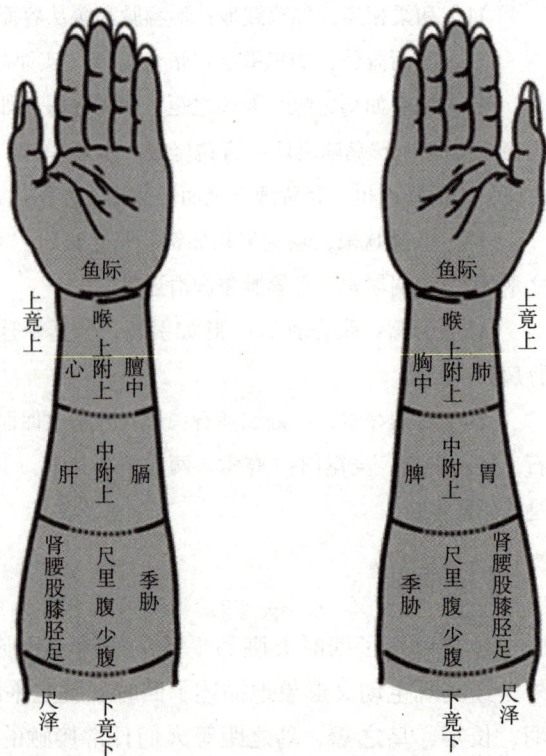

图6　尺肤切诊部位示意图

　　《内经》里有丰富的论治思想、原则和方法。《内经》的思想是在长期的医疗实践中形成的，主要包括法天则地、顺应规律、协调平衡、预防为主、标本和合等，为中医治疗学的发展奠定了理论基础。在这些思想指导下，《内经》提出协调阴阳、三因制宜、治病求本、标本缓急、病治异同、扶正祛邪、因势利导等治则。这些治则集中体现了《内经》为中医学所确立的治疗观点与实践思路，并运用于药物、针刺、情志、热熨、导引、按跷等具体治疗手段当中，倡导各种方法配合应用，强调综合疗法。

第一节　论治思想

　　论治思想，即关于疾病治疗的观念，是形成治则治法以及使用治疗手段的指导思想。《内经》的论治思想，是在长期医疗实践中形成的，与传统文化和古代哲学的影响有密切关系。其主要内容包括：法天则地，遵循生命活动固有规律，协助人体自身功能恢复健康；强调人与生存环境的协调统一，治疗要做到因时、因地、因人制宜；提出"治未病"思想，以防为先，预防疾病发生，预防病邪传变；主张"病为本，医为标"，提倡医患配合。总体来说，《内经》论治思想集中地反映了古代医家以人为本的治疗理念，对后世中医治疗学发展产生了深远的影响。

一

【原文】

　　7101　聖人之爲道者，上合於天，下合於地，中合於人事，必有朙法，以起度數，法式檢押⁽¹⁾，乃後可傳焉。故匠人不能釋尺寸而意⁽²⁾短長，廢繩墨⁽³⁾而起平水⁽⁴⁾也，工人不能置規而爲圓，去矩而爲方，知用此者，固自然之物，易用之教⁽⁵⁾，逆順之常也。

（《靈樞·逆順肥瘦》）

【校注】

　　（1）法式检押：指规矩和法则。法式，方法，方式。检押，也作"检桠"，《后汉书·仲长统传·法诫篇》云："是妇女之检桠。"注曰："检桠，犹规矩也。"

　　（2）意：意料，猜测。

　　（3）绳墨：木匠画直线用的工具。

　　（4）平水：指水平线。马莳曰："万物之平，莫过于水，故曰平水。"

（5）自然之物，易用之教：谓自然之物理，是容易掌握和应用的。

【原文】

7102　帝曰：其久病者，有氣從不康，病去而瘠⁽¹⁾，奈何？

岐伯曰：昭乎哉聖人之問也！化不可代，時不可違⁽²⁾，夫經絡以通，血氣以從，復其不足，與衆齊同，養之和之，靜以待時，謹守其氣，無使傾移，其形廼彰，生氣以長，命曰聖王，故《大要》曰：無代化，無違時，必養必和，待其來復。此之謂也。

（《素問·五常政大論》）

【校注】

（1）气从不康，病去而瘠：高世栻曰："气从而顺，此身宜康，其病已去，此形宜强，其有久病者，气从，而身反不康，病已去，而身反瘠。"瘠，指身形瘠瘦。

（2）化不可代，时不可违：造化之气不可以人力代之。生长收藏，各应四时之化，也非人力所能及。因此，不能违背万物自然生化的规律。化，谓造化。

【按语】

天地变化，非人力能为，人身也是个小天地，是一个自组织系统，一切要发挥其自身调节的内在作用，不能简单地以外力代替，所以各种治疗方法的作用主要是协调人体自身的生化功能，使其从失调无序的病态，转向有序协调的健康状态。若要经脉通畅、气血调和、无偏盛偏虚，就需要遵循四时阴阳的规律，顺应自然的生化过程，适时协调养护，这样才能真正调动人体自身的修复能力，使病体得到康复。推而广之，中医学养生、预防、治病都应遵循此原则，所以"圣人之为道者，上合于天，下合于地""化不可代，时不可违"。正如唐·王冰曰："化，谓造化也。代大匠斫，犹伤其手，况造化之气，人能以力代之乎。夫生长收藏，各应四时之化，虽巧智者亦无能先时而致之，明非人力所及。由是观之，则物之生长收藏化，必待其时也。物之成败理乱，亦待其时也。物既有之，人亦宜然。或言力必可致，而能代造化、违四时者，妄也。"

二

【原文】

7103　西北之氣散而寒之，東南之氣收而溫之⁽¹⁾，所謂同病異治也。故曰：氣寒氣涼，治以寒涼，行水漬之⁽²⁾。氣溫氣熱，治以溫熱，強其內守⁽³⁾。必同其氣，可使平也⁽⁴⁾，假者反之⁽⁵⁾。

（《素問·五常政大論》）

【校注】

（1）西北之气散而寒之，东南之气收而温之：王冰曰："西方北方人，皮肤腠理密，人皆食热，故宜散宜寒；东方南方人，皮肤疏，腠理开，人皆食冷，故宜收宜温。"散而寒之，即以发散之品以祛外邪，寒凉之品以清内热。收而温之，即以收敛之品以固其表阳，温补之品以温里祛寒。

（2）气寒气凉，治以寒凉，行水渍之：言气候寒凉而有内热者用寒凉药，兼以热汤浸渍，以散其寒。张介宾曰："西北气寒气凉，人多食热而内火盛，故宜治以寒凉，及行水渍之法，谓用汤液浸渍以散其外寒也。"行，用。渍，浸泡。

（3）强其内守：指使用加强其阳气内守的措施，不使其外散。

（4）必同其气，可使平也：指上文"气寒气凉，治以寒凉""气温气热，治以温热"，治法的性质与气候的特性相同，乃可使体内阴阳之气平和。

（5）假者反之：指假寒假热，当以相反之法治之。张介宾曰："西北未必无假热，东南未必无假寒，假者当反治。"

【原文】

7104　黃帝問曰：醫之治病也，一病而治各不同，皆愈何也？

岐伯對曰：地勢使然[1]也。故東方之域，天地之所始生[2]也。魚鹽之地，海濱傍水，其民食魚而嗜鹹，皆安其處，美其食[3]。魚者使人熱中[4]，鹽者勝血[5]，故其民皆黑色疎理，其病皆爲癰瘍，其治宜砭石[6]。故砭石者，亦從東方來。

西方者，金玉之域，沙石之處，天地之所收引也，其民陵居[7]而多風，水土剛強，其民不衣而褐薦[8]，其民華食而脂肥，故邪不能傷其形體，其病生於內[9]。其治宜毒藥，故毒藥者，亦從西方來。

北方者，天地所閉藏之域[10]也。其地高陵居，風寒冰冽，其民樂野處而乳食，藏寒生滿病[11]。其治宜灸焫[12]。故灸焫者，亦從北方來。

南方者，天地所長養，陽之所盛處也。其地下，水土弱，霧露之所聚也，其民嗜酸而食胕[13]，故其民皆致理[14]而赤色，其病攣痹。其治宜微鍼[15]，故九鍼[16]者，亦從南方來。

中央者，其地平以濕，天地所以生萬物也衆。其民食雜而不勞，故其病多痿厥寒熱，其治宜導引按蹻[17]。故導引按蹻者，亦從中央出也。

故聖人雜合以治，各得其所宜，故治所以異而病皆愈者，得病之情，知治之大體也。

（《素問·異法方宜論》）

【校注】

（1）地势使然：张介宾曰："地势不同，则气习有异，故治法亦随而不一也。"地势，指东、南、中、西、北五方的地理形势。

（2）天地之所始生：张介宾曰："天地之气，自东而升，为阳生之始，故发生之气始于东方，而在时则为春。"

（3）安其处，美其食：指久居而能适应，对吃的食物也感到习惯。

（4）热中：热积于体内。

（5）盐者胜血：盐味咸，嗜咸则伤血。《灵枢·五味》云："咸走血，多食之令人渴。"张介宾曰："食咸者渴，胜血之征也。"

（6）砭石：以石制成的尖石或石片，用以刺痈疽以排出脓血。

（7）陵居：依丘陵而居住。

（8）不衣而褐荐（hèjiàn）：不以棉麻丝绸为衣，而穿着皮毛之类的衣服。褐，兽毛或粗麻制成的短衣。荐，草也。《庄子齐物论》云："麋鹿食荐。"

（9）其病生于内：指饮食七情之病。

（10）闭藏之域：北方严寒，应冬令闭藏之象，故称"闭藏之域"。

（11）脏寒生满病：张介宾曰："地气寒，乳性亦寒，故令人脏寒。脏寒多滞，故生胀满等病。"

（12）灸爇（ruò）：王冰曰："火艾烧灼，谓之灸爇。"

（13）胕：同"腐"，指经过发酵制成的食物。

（14）致理：即腠理致密。

（15）微针：即毫针。

（16）九针：包括镵针、员针、鍉针、锋针、铍针、员利针、毫针、长针、大针，详见《灵枢·九针十二原》。

（17）导引按跷：即现在所称之气功、五禽戏、太极拳、按摩等，是古代用来保健和治病的方法。王冰曰："导引，谓摇筋骨，动肢节。按，谓抑按皮肉。跷，谓捷举手足。"

【按语】

1.因地制宜的治疗思想　由于地理环境对水土气候、生活习俗的影响，不同地域的居民，各有其特点，因而在疾病上也表现出相当大的差异，所以治疗时必须根据地理环境的差异，采取不同的治疗方法。经文举出西北、东南同病异治，而对于五方居民之病"杂合以治，各得其所宜"，也体现了这种精神。经文所论的各种治疗方法，是从东南西北中各地人民劳动实践中总结而出的，由于居处环境、气候条件以及饮食习惯、起居劳逸各有不同，影响着人体的体质，也影响了人们所患疾病的性质。因而总结出针刺、灸爇、毒药、导引等不同的治疗方法，各有其所适宜的不同病情。《内经》告诫医者，治疗疾病不仅要着眼于疾病本身，还要注意地理环境对人生理病理的影响，必须结合不同的自然环境及人个体差异的具体情况，突出了因地制宜的论治思想。

3."杂合以治，各得其所宜"与"得病之情，知治之大体"　经文提出"杂合以治，各得其所宜"与"得病之情，知治之大体"：一是要求医生应根据天时、地理、生活习惯、体质等不同情况，使用不同的治疗方法；二是倡导可以根据患者的具体情况，结合运用各种治法和治疗措施，杂合以治；三是强调医生要准确分析病情，合理选用治疗方法，即经文所说"得病之情，知治之大体"。

三

【原文】

7105　用寒远寒^{（1）}，用凉远凉，用温远温，用热远热，食宜同法。有假者反常^{（2）}，反是者病。所谓时也。

故曰：无失天信^{（3）}，无逆气宜^{（4）}，无翼其胜，无赞其复^{（5）}，是谓至治。

（《素问·六元正纪大论》）

【校注】

（1）用寒远寒：王冰在注该篇后文时曰："四时气王之月，药及食衣，寒热温凉四者，皆宜避之，若四时同犯，则以水济水，以火助火，病必生也。"张介宾曰："言用寒药者当远岁气之寒，用凉药者，当远岁气之凉，温热者亦然，凡饮食居处之宜，皆所同法，而岁气当察也。"远，避开。下文"用凉远凉""用温远温""用热远热"，义皆仿此。

（2）有假者反常：若天气反常，如夏当热而反寒者，则不必拘泥于"用寒远寒""用凉远凉""用温远温""用热远热"用药之说。

（3）无失天信：谓不要延误气候的常时。天信，即主客之气，应时而至。

（4）无逆气宜：谓不要违背六气所宜。

（5）无翼其胜，无赞其复：翼、赞，皆谓佐之。即不要帮助其胜气，不要赞助其复气。

【按语】

《素问·六元正纪大论》在详述了六气司天之政气化规律后，先后六次强调了"用寒远寒，用凉远凉，用温远温，用热远热"，将之作为治病用药和养生的原则。如在冬季应该顺应寒冷收藏之气养生，或运用寒药治疗疾病的同时又要注意避免用寒药太过；在夏季应该顺应炎热生长之气养生，或运用热药治疗疾病的同时又要注意避免用热药太过等。

"用寒"可以分两层意思理解：一是顺应天时主令之气寒，勿克伐以至不及；二是用寒药治疗某些疾病。"远寒"是药食养生不人为助天时之寒，勿使太过之意。《素问·六元正纪大论》体现了《内经》重视治病、养生应顺应自然法则，因时因地而异，即无论运气胜复有什么非常之变，其治之大法都应顺应四时阴阳，守其四时正气，制其非时之气。"无失天信，无逆气宜"就是用热、用寒、用温、用凉，"无翼其胜，无赞其复"就是远热、远寒、远温、远凉，只有这样，才可以达到以平为期的"至治"。

四

【原文】

7106　夫年長則求之於府^{（1）}，年少則求之於經^{（2）}，年壯則求之於藏^{（3）}。

（《素問·示從容論》）

【校注】

（1）年长则求之于腑：张介宾曰："夫年长者每多口味，六腑所以受物，故当求之于腑以察其过。"

（2）年少则求之于经：张介宾曰："年少者每忽风寒劳倦，所受在经，故当求之于经以察其伤。"

（3）年壮则求之于脏：张介宾曰："年壮者多纵房欲，五脏所以藏精，故当求之于脏以察其虚实。"

【按语】

由于每个人的性别、年龄、职业、生活习惯、生活环境、心理状态等不同，对疾病的易感性、发病类型、治疗措施的反应与耐受性也各不相同，因此《内经》强调在治疗原则、治疗方法、治疗措施与治疗用药的选择上要因人而治。《内经》对此有大量论述，在《素问·血气形志》中提出治疗要根据患者的血气多少、形志苦乐状态分别施以灸刺、针石、熨引、百药、按摩醪药之法；在《灵枢·逆顺肥瘦》里提出针刺要根据肥人、瘦人、常人、壮士、婴儿的不同体质而分别采取不同刺法；在《灵枢·卫气失常》中提出"必先别其三形（膏者、肉者、脂者），血之多少，气之清浊，而后调之"的不同体质治疗原则；《灵枢·寿夭刚柔》对寒痹的治疗，提出"刺布衣者，以火焠之；刺大人者，以药熨之"的不同治疗措施；在《素问·五常政大论》中提出"能毒者以厚药，不胜毒者以薄药"的因人制宜药物使用法度。本段经文指出治疗要依据年少、年壮、年长之不同年龄的机体状态与病理特点，针对性地采取治经、治脏、治腑的不同治疗原则。《内经》这一思想对后世中医治疗学有深远影响。

五

【原文】

7107　帝曰：上古聖人作湯液醪醴，爲而不用何也？

岐伯曰：自古聖人之作湯液醪醴者，以爲備耳，夫上古作湯液，故爲而弗服也。中古之世，道德稍衰，邪氣時至，服之萬全。

帝曰：今之世不必已何也？

岐伯曰：當今之世，必齊$^{(1)}$毒藥攻其中，鑱石$^{(2)}$鍼艾治其外也。

帝曰：形弊血盡而功不立$^{(3)}$者何？

岐伯曰：神不使$^{(4)}$也。

帝曰：何謂神不使？

岐伯曰：鍼石，道也。精神不進，志意不治，故病不可愈$^{(5)}$。今精壞神去，榮衛不可復收，何者？嗜欲無窮，而憂患不止，精氣弛壞，榮泣衛除$^{(6)}$，故神去之而病不愈也。

病爲本，工爲標，標本不得，邪氣不服，此之謂也。

（《素問·湯液醪醴論》）

【校注】

（1）齐（jì）：齐，通"剂"，配伍、调制之意。

（2）鑱（chán）石：犁头状的古代针刺工具砭石。

（3）形弊血尽而功不立：形弊，形体疲惫衰败。血尽，气血耗竭殆尽。功不立，指医生治疗不能获得满意效果。弊，通"敝"。

（4）神不使：即神机丧失，谓病人的脏腑气血等功能不能对各种治疗作出相应的反应。使，役使。

（5）精神不进，志意不治，故病不可愈：《甲乙经》无三"不"字。《新校正》云："按全元起本云：'精神进，志意定，故病可愈。'"参以下文，"不"字疑衍。

（6）荣泣卫除：即营气运行凝涩，卫气失去正常功能。泣，同"涩"。

【按语】

1.关于"神不使"　"神不使"的原因，是病人"嗜欲无穷，而忧患不止"，导致"精气弛坏，荣泣卫除"，于是病人神机丧失，不能对治疗作出反应，强调了人体形神统一的思想。汤液、醪醴、毒药、针石、艾灸等只是医疗的手段、工具和方法，是否产生治疗作用，关键是患病机体神机的作用。所谓神机，是以人体血气营卫、精气为物质基础的生命力，它包括人的精神活动、抗病能力以及针药的治疗效应等，其与邪气相对时则称"正气"，如《灵枢·小针解》云："神者，正气也。"所以，《灵枢·本神》强调："凡刺之法，必先本于神。"明·张介宾对"神不使"的理解是："凡治病之道，攻邪在乎针药，行药在乎神气。故施治于外，则神应于中，使之升则升，使之降则降，是其神之可使也。若以药剂治其内，而脏气不应，针艾治其外，而经气不应，此其神气已去，而无可使矣，虽竭力治之，终成虚废已尔，是即所谓不使也。"

2.标本不得　《素问·汤液醪醴论》所论"标本不得"，精辟地阐释了病人和医生、疾病和治疗之间的辩证关系，反映了处理好标本关系的重要性，强调了以病人为本的疾病治疗观。

标本是相对的概念，"标本"指病人为本、医生为标，"标本不得"即病人与医生不配合，

"标本不得"则邪气不服，疾病难愈。疾病的发生，是因为邪气过胜伤害正气，或由于正气不足招致邪气侵害，或源于先天禀赋等。愈病之责在患病机体的正气（神机）祛邪（自愈），或正气借助医工的治疗祛邪康复。因此，标本相得、医患配合是治疗疾病的基本条件。所以《素问·五脏别论》论述了诊治疾病必须取得病人的信任，明确提出"拘于鬼神""恶于针石"者，不可与论医药、针刺之高深道理；对不愿接受治疗的病人，治疗的效果也往往不好，勉强施治也难以收到预期效果。这就提示医生要重视病人对治疗的态度，充分考虑病人的心理状态，争取其配合，这样才能收到良好的治疗效果。这也是《内经》重视病人心理，强调形神共治思想的体现。这一论述对于临床重视医患关系尤有现实指导意义。

另外，对"标本"的理解，医家有不同看法：唐·王冰、明·吴崑、明·张介宾等认为指病人为本，医生为标，"标本不得"即病人与医生不配合；唐·杨上善则提出疾病为本，医工的治疗手段为标；程士德《内经讲义》则认为病人之神机为本，医工的医疗方法、措施为标。可互参。

第二节　治则治法

治则，即治疗疾病的原则，是指导治法、疗法的准绳，包括治病求本、调节阴阳、扶正祛邪、正治反治、标本缓急、因势利导等。治法，即治疗疾病的方法，是在治则指导下对病证治疗的具体立法，包括寒者热之、热者寒之，虚者补之、实者泻之，高者抑之、下者举之等。《内经》记载了丰富的治则治法理论体系，不仅讨论了药食五味阴阳、方制等药物治疗的原则和方法，还全面论述了针灸治疗的原则、方法及禁忌，记载了祝由等心理治疗方法，对当今临床具有重要的指导意义。

一

【原文】

7201　謹察陰陽所在而調之，以平爲期[1]，正者正治，反者反治[2]。

（《素問·至眞要大論》）

【校注】

（1）谨察阴阳所在而调之，以平为期：张介宾曰："阴阳者，脉有阴阳，证有阴阳，气味有阴阳，经络藏象有阴阳，不知阴阳所在，则以反为正，以逆为从，故宜谨察而调之，以平为期，无令过也。"

（2）正者正治，反者反治：张介宾曰："若阳经阳证而得阳脉，阴经阴证而得阴脉，是为正病，正者正治，谓当以寒治热，以热治寒，治之正也。若阳经阳证而得阴脉，阴经阴证而得阳脉，是为反病，反者反治，谓当以热治热，以寒治寒，治之反也。"

【按语】

《内经》以调节阴阳为治疗总纲，提出治病必求阴阳盛衰之所在而调之，其标准是"以平为期"，此即《素问·阴阳应象大论》所谓"治病必求于本"。《内经》调节阴阳有广义、狭义之分：广义指治则中的调节阴阳，凡病位之表里、病性之寒热、邪正之虚实以及病情之顺逆缓急等，均为阴阳盛衰所致，故解表攻里、祛寒清热、补虚泻实等治法皆属调节阴阳；狭义则专指阴精阳气之调节，如滋阴、补阳等。

【原文】

7202　寒者熱之，熱者寒之⁽¹⁾，微者逆之，甚者從之⁽²⁾，堅者削之⁽³⁾，客者除之⁽⁴⁾，勞者溫之⁽⁵⁾，結者散之⁽⁶⁾，留者攻之⁽⁷⁾，燥者濡之⁽⁸⁾，急者緩之⁽⁹⁾，散者收之⁽¹⁰⁾，損者溫之⁽¹¹⁾，逸者行之⁽¹²⁾，驚者平之⁽¹³⁾，上之下之⁽¹⁴⁾，摩之浴之⁽¹⁵⁾，薄之劫之⁽¹⁶⁾，開之發之⁽¹⁷⁾，適事爲故⁽¹⁸⁾。

帝曰：何謂逆從？

岐伯曰：逆者正治，從者反治⁽¹⁹⁾，從少從多，觀其事也。

帝曰：反治何謂？

岐伯曰：熱因寒用，寒因熱用⁽²⁰⁾，塞因塞用，通因通用⁽²¹⁾，必伏其所主，而先其所因⁽²²⁾，其始則同，其終則異⁽²³⁾，可使破積，可使潰堅，可使氣和，可使必已。

帝曰：善。氣調而得者何如？

岐伯曰：逆之從之，逆而從之，從而逆之，疎氣令調，則其道也。

帝曰：善。病之中外⁽²⁴⁾何如？

岐伯曰：從內之外者，調其內⁽²⁵⁾；從外之內者，治其外；從內之外而盛於外者，先調其內而後治其外；從外之內而盛於內者，先治其外，而後調其內；中外不相及，則治主病⁽²⁶⁾。

（《素問·至眞要大論》）

【校注】

（1）寒者热之，热者寒之：指治寒证用温热法，治热证用寒凉法。

（2）微者逆之，甚者从之：病证单纯，疾病性质与所表现的病象一致，则逆其病象而治；病证复杂，疾病性质与所表现不一致，或有假象，则顺其病象或假象而治。

（3）坚者削之：指体内有坚积之病，如癥块之类，用削伐之法治疗。

（4）客者除之：外邪入侵，用祛除病邪的方法治疗。客，侵犯。

（5）劳者温之：虚劳一类病证，用温补法治疗。

（6）结者散之：对气血郁结或痰浊、邪气内结等用消散法治疗。

（7）留者攻之：对病邪留而不去，如留饮、蓄血等，用攻下法治疗。

（8）燥者濡之：对津液耗伤所致的干燥病证，用滋润、濡润之法治疗。

（9）急者缓之：对拘急痉挛之类的病证，当用舒缓法治疗。又，或对病势急的用缓方、缓药治疗。

（10）散者收之：对精气耗散之病，如自汗、滑精等，用收敛法治疗。

（11）损者温之：对虚损怯弱之病，用温养补益法治疗。

（12）逸者行之：由过度安逸导致气血壅滞不畅，运行迟缓一类病证，治宜行气活血法。

（13）惊者平之：惊悸不安、精神亢奋一类病证，用镇静安神法平抑之。又惊为平生不见之事物所致，使之习惯以为平常则不觉惊。

（14）上之下之：上之，指病邪在上者，用涌吐法使之上越而出。下之，指病邪在下者，用攻下法使之下夺而去。

（15）摩之浴之：摩之，指按摩法。浴之，指药物浸洗和水浴法。

（16）薄之劫之：用具有侵蚀作用之药治病谓"薄之"。以作用峻猛之方药劫夺邪气的治病方法谓"劫之"。又，劫，指用砭石刺破、切开组织，引流脓血的外科治疗方法。

（17）开之发之：开之，指开泄法。发之，指发散法。

（18）适事为故：具体选用何法，应该以适应病情为原则。

（19）逆者正治，从者反治：张介宾曰："以寒治热，以热治寒，逆其病者，谓之正治。以寒治寒，以热治热，从其病者，谓之反治。"

（20）热因寒用，寒因热用：程士德《内经讲义》改为"热因热用，寒因寒用"，并注曰："即以热药治疗真寒假热证，以寒药治疗真热假寒证。"据反治法法则及下句"塞因塞用，通因通用"之例。可从。

（21）塞因塞用，通因通用：运用补益固涩的方药治疗正虚所致的胀满闭塞病证，运用通利泻下的方药治疗邪实下利病证。

（22）必伏其所主，而先其所因：张介宾曰："伏其所主者，制病之本也。先其所因者，求病之由也。"

（23）其始则同，其终则异：以热药治病象之热，寒药治病象之寒，开始用药与疾病的病象似乎相同，但其实质药性与疾病性质相反。

（24）病之中外：内伤病与外感病的关系。

（25）从内之外者，调其内：病在内脏而波及肌表，当先治内脏病。

（26）中外不相及，则治主病：疾病属内伤外感不相关者，治其主要病证。

【按语】

经文对正治法与反治法进行了深入的阐述。正治法，又名"逆治"法，逆疾病病象而治，即所选药物的属性与疾病的病象相反。其适用于病情轻浅而单纯，疾病性质与所表现的病象相一致的疾病，所谓"微者逆之"。经文所言"寒者热之""热者寒之""坚者削之""客者除之""劳者温之""结者散之""留者攻之""燥者濡之""急者缓之""散者收之""损者温之""逸者行之""惊者平之"等均属正治法，运用时应把握"适事为故"的原则。反治法，又名"从治"法。顺从疾病病象而治，适用于病情较重而复杂，疾病性质与所表现的病象不一致的疾病，所谓"甚者从之"。其包括"寒因寒用，热因热用，塞因塞用，通因通用"。但从本质上来说从治与逆治并不矛盾，即其药性与疾病性质还是相反的，仍是逆其病之本质而治。运用时应注意"必伏其所主，而先其所因"与"从多从少，观其事也"，即先求病因，再治其病本，至于用药多少，视病情而定。

二

【原文】

7203　帝曰：善。方制⁽¹⁾君臣何謂也？

岐伯曰：主病⁽²⁾之謂君，佐君⁽³⁾之謂臣，應臣⁽⁴⁾之謂使，非上下三品⁽⁵⁾之謂也。

帝曰：三品何謂？

岐伯曰：所以明善惡之殊貫⁽⁶⁾也。

（《素問·至眞要大論》）

【校注】

（1）方制：方，药方。制，配制。

（2）主病：主治疾病的药物。

（3）佐君：辅佐君药对疾病进行治疗的药物。

（4）应臣：顺应臣药的药物，即"引经报使"之药。

（5）三品：即上中下三品。《新校正》云："按《神农》云：上药为君，主养命以应天；中药为臣，主养性以应人；下药为佐使，主治病以应地也。"

（6）明善恶之殊贯：指三品是用于区别药性善恶的不同情况。贯，事。

【原文】

7204　帝曰：氣[1]有多少，病有盛衰，治有緩急，方有大小，願聞其約[2]奈何？

岐伯曰：氣有高下[3]，病有遠近[4]，證有中外，治有輕重，適其至所爲故[5]也。《大要》曰：君一臣二，奇之制[6]也；君二臣四，偶之制[6]也；君二臣三，奇之制也；君二臣六，偶之制也。故曰：近者奇之，遠者偶之，汗者不以奇，下者不以偶[7]，補上治上制以緩，補下治下制以急[8]，急則氣味厚，緩則氣味薄，適其至所，此之謂也。病所遠而中道氣味之者，食而過之[9]，無越其制度也。是故平氣之道[10]，近而奇偶，制小其服[11]也。遠而奇偶，制大其服[11]也。大則數少，小則數多。多則九之，少則二之[12]。奇之不去則偶之，是謂重方[13]。偶之不去，則反佐以取之[14]，所謂寒熱溫涼，反從其病也。

（《素問·至眞要大論》）

【校注】

（1）气：六气，三阴三阳之气。

（2）约：准则。

（3）气有高下：气，此指人体脏腑之气。高下，指脏腑部位的上下。

（4）远近：指病的远近、深浅。

（5）适其至所为故：治疗要让药物的气味达到病所，这是最根本的要求。王冰曰："令药气至病所为故，勿太过与不及也。"

（6）奇之制，偶之制：一味君药，二味臣药，或二味君药，三位臣药，总数是奇数，称为奇方；二味君药，四味臣药，或二味君药，六位臣药，总数是偶数，称为偶方。

（7）汗者不以奇，下者不以偶：汗法治浅表之病，当以奇方，下法治疗远深之病，当以偶方，此处"汗者不以奇，下者不以偶"与前句"近者奇之，远者偶之"矛盾，故《素问释义》疑"汗者不以奇，下者不以偶"中"奇""偶"二字误倒。《素问吴注》和《类经》均作"汗者不以偶，下者不以奇"。可从。另外，若以"中道"为标准，近为胃脘附近，近者可用下法处以奇方，远为肌表可用汗法处以偶方，此句亦可不做改动。可参。

（8）补上治上制以缓，补下治下制以急：病在上，不论用补法还是其他方法治疗，都适合用缓方；病在下，不论用补法还是其他方法治疗，都适合用急方。

（9）病所远而中道气味之者，食而过之：高世栻曰："病所远者，在上在下之病，而远于中道也。而中道气味之者，气味先归中道也。食而过之者，以食之先后，使药之过于上下也。如病在上而远于中，则先食后药，使过于上；病在下而远于中，则先药后食，使过于下。此服药先后之法，无越其制度可也。服药先后，以病之上下远近为法，则制方用药正气自平。"

（10）平气之道：平，平调；气，气血；道，准则，治则。

（11）小其服、大其服：张志聪曰："大服小服者，谓分两之轻重也。大则宜于数少而分两多，盖气味专而能远也；小则宜于数多而分两少，盖气分则力薄而不能远达矣。"

（12）多则九之，少则二之：多、少，指制方药味多少的大约数字。

（13）重方：用奇方病仍不去，就将偶方配入使用，奇方偶方合起来用，叫重方，即后世所谓的"复方"。

（14）反佐以取之：奇方中配合偶方，病仍不去，就用反佐的方法。张介宾曰："若偶之而又不去，则当求其微甚真假而反佐以取之。反佐者，谓药同于病，而顺其性也。"

【按语】

1.制方法则　《内经》根据药物性能和病证特点提出了两种制方法则：其一，以药物作用的主次确立"君、臣、佐、使"的组方原则，利用它们之间的协同与制约关系达到最佳治疗效果；其二，以病证变化特点为依据组方，不论选用何药为君、为臣、为佐、为使，以及药物的味数与用量，都以适合病情变化为原则，即"气有高下，病有远近，证有中外，治有轻重，适其至所为故也"。

2.方剂分类　《内经》根据药物的药性、药力、味数、用量，将方剂分为七类。

大方与小方：根据药味的多少分为大方与小方。味数多者为大方，用于治疗复杂而严重的疾病；味数少者为小方，用于治疗单纯而轻浅的疾病。

奇方与偶方：根据药味的单复数分为奇方与偶方。奇方作用较单一，治疗病位近者，偶方作用较多，治疗病位远者。

缓方与急方：根据药性、药力分为缓方与急方。气味薄而药力缓的方剂为缓方，多用于病情轻缓或上焦病；气味厚而药力峻猛的方剂为急方，多用于病情危急或下焦病。

重方：若病情复杂，病势沉重，单独使用奇方或偶方不效者，可奇偶并用，称为重方。若重方又不效，则辨其寒热温凉虚实真假，采用反佐法。反佐，指药性同于病性之品。

奇方与偶方的作用并不是绝对的，方剂功效强弱不仅与药味的单复数相关，还与药物的分量有关，即方制的大、小。制之大，指用量大而味数少的方，药性专、力量强，能治疗较远病位的疾病；制之小，指用量小而味数较多的方，药性散，不峻烈，能治疗较近病位的疾病。

关于奇偶方，历代注家多从药味数量奇偶立论。清·周学海在《内经评文》中提出不同见解，他以药性、药效立论："用一物为君，复用同气之二物以辅之，是物性专一，故曰奇也。用二物一补一泻为君，复用同气者各二物以辅之，是两气并存，故曰偶也。君二而臣有多寡，则力有偏重，故曰奇；臣力平均，则亦曰偶。推之品数加多，均依此例。"此说也有一定的参考价值。

三

【原文】

7205　帝曰：論言治寒以熱，治熱以寒，而方士不能廢繩墨[1]而更其道也。有病熱者，寒之而熱，有病寒者，熱之而寒，二者皆在，新病復起[2]，奈何治？

岐伯曰：諸寒之而熱者取之陰[3]，熱之而寒者取之陽[4]，所謂求其屬[5]也。

帝曰：善。服寒而反熱、服熱而反寒，其故何也？

岐伯曰：治其王氣[6]，是以反也。

帝曰：不治王而然者何也？

岐伯曰：悉乎哉問也！不治五味屬也。夫五味入胃，各歸所喜，故酸先入肝，苦先入心，甘先入脾，辛先入肺，鹹先入腎，久而增氣，物化之常也⁽⁷⁾。氣增而久，夭之由也⁽⁸⁾。

（《素問·至眞要大論》）

【校注】

（1）绳墨：此指规则、标准。

（2）二者皆在，新病复起：治疗后原有的热证与寒证依然存在，而且还增加了新的病证。

（3）诸寒之而热者取之阴：用寒药治热证，热势不减者，为阴虚发热，当用补阴法治疗。王冰曰："壮水之主，以制阳光。"

（4）热之而寒者取之阳：用热药治寒证，寒象不消者，为阳虚生寒，当用补阳法治疗。王冰曰："益火之源，以消阴翳。"

（5）求其属：探求疾病本质的属性。

（6）王（wàng）气：即旺气，指亢盛之气。

（7）久而增气，物化之常也：五味入五脏，如某味久服或偏嗜就会引起某一脏气偏盛，这是事物变化的必然规律。

（8）气增而久，夭之由也：人体某一脏气由于五味偏嗜或长期食用某味而偏盛，就会导致五脏之间失去平衡，是产生疾病或夭折的根由。

【按语】

唐·王冰认为"寒之而热"是阴虚阳盛产生的虚热，治当"壮水之主，以制阳光"，"热之而寒"是阳虚阴盛而产生的虚寒，治当"益火之源，以消阴翳"，原因是"治其王气，是以反也"。"治寒以热，治热以寒"的法则，是治疗实寒、实热的常法，但对因阳气不足、无以配阴的虚寒证，或阴气不足、无以制阳的虚热证，仅治其相对偏盛的阴盛或阳亢，则愈伤其本来不足之阴阳，从而导致阴更盛或阳更亢。故必须补阳以配阴，或滋阴以制阳，最终达到阴平阳秘的治疗目的。这种补阳抑阴、滋阴制阳的法则，是治疗寒热证的变法，即"求其属"的治疗方法。

【原文】

7206 帝曰：其主病⁽¹⁾何如？

岐伯曰：司歲備物，則無遺主⁽²⁾矣。

帝曰：先歲⁽³⁾物何也？

岐伯曰：天地之專精⁽⁴⁾也。

帝曰：司氣者何如？

岐伯曰：司氣者主歲同，然有餘不足⁽⁵⁾也。

帝曰：非司歲物何謂也？

岐伯曰：散也，故質同而異等⁽⁶⁾也。氣味有薄厚，性用有躁靜，治保有多少⁽⁷⁾，力化有淺深⁽⁸⁾，此之謂也。

（《素問·至眞要大論》）

【校注】

（1）主病：据前文言运气之说，承接"本乎天者，天之气也，……六节分而万物化生矣。故曰：谨候气宜，无失病机。此之谓也。"故此指司岁之气不同，药材生长的天然气味有别，因而主病有差异。

（2）司岁备物，则无遗主：张介宾曰："天地之气，每岁各有所司，因司气以备药物，则主病者无遗矣。"

（3）先岁：《新校正》云："详'先岁'疑作'司岁'。"据上下文皆言"司岁"。可参。

（4）天地之专精：王冰曰："专精之气，药物肥浓，又于使用，当其正气味也。"

（5）司气者主岁同，然有余不足：司岁气与司岁运的药材相同，但有太过和不及的区别。张介宾曰："司气，即上文五运之司气也。主岁，即上文司天在泉之主岁也。运之于气，所主皆同，但五太之运为有余，五少之运为不及，而物性之禀有厚薄矣。"

（6）散也，故质同而异等：非司岁的药物，其气散而药力不专，药材形质相同但药性有差异。

（7）治保有多少：药物用于治病保真的作用，有多少的差异。

（8）力化有浅深：药力、药效有大小的差异。

【按语】

经文基于天人相应整体思想论述了药物气味形成的自然之理，认为主运之气是药材质地、性能形成的天然基础，阐明了天地运气周行能影响药材的质地与性能，为治疗疾病准备了药物。根据这一认识，经文中提出"司岁备物"，把握正确的采药时间以保证药材的质量，为采药年份与时节的确定提供了理论依据，也成为后世"道地药材"的理论基础之一。

四

【原文】

7207　故曰：病之始起也，可刺而已；其盛，可待衰而已[1]。故因其輕而揚之[2]，因其重而減之[3]，因其衰而彰之[4]。形不足者，溫之以氣；精不足者，補之以味[5]。其高者，因而越之[6]；其下者，引而竭之[7]；中滿者，寫之於內[8]；其有邪者，漬形以爲汗[9]；其在皮者，汗而發之；其慓悍者，按而收之[10]；其實者，散而寫之。審其陰陽，以別柔剛，陽病治陰，陰病治陽[11]，定其血氣，各守其鄉[12]，血實宜決之[13]，氣虛宜掣引之[14]。

（《素問·陰陽應象大論》）

【校注】

（1）其盛，可待衰而已：对于某些周期性发作的疾病，如疟病，发作时邪势太盛，不宜直接攻邪治疗，以防伤正。

（2）因其轻而扬之：由于病邪轻浅在表而采用轻扬宣散之法。因，根据。轻，指病邪轻浅在表。扬，轻扬宣散。

（3）因其重而减之：由于邪气盛实在里而采用攻里泻下之法。张介宾曰："重者实于内，故宜减之，减者泻也。"

（4）因其衰而彰之：由于邪去正衰而采用补益之法以彰扬正气。彰，彰显、彰扬，此指补益法。

（5）形不足者，温之以气；精不足者，补之以味：张介宾曰："以形精言，则形为阳，精为阴；以气味言，则气为阳，味为阴。阳者卫外而为固也，阴者藏精而起亟也。故形不足者，阳之衰也，非气不足以达表而温之；精不足者，阴之衰也，非味不足以实中而补之。阳性暖，故曰温；阴性静，故曰补。"

（6）其高者，因而越之：对邪在胃脘以上者，应因势利导，采用涌吐之法使邪气从上窍排出。高，指邪在胃脘以上。越，指涌吐法。

（7）其在下者，引而竭之：对邪在大小肠和膀胱者，应因势利导，采用通利二便之法使邪气从下窍排出。下，指邪在下焦。引，引导。竭，完、尽。

（8）中满者，泻之于内：中焦痞满的病证，应从内部消散病邪。泻，指消散、消除。

（9）其有邪者，渍形以为汗：邪气在体表的病人，用汤液浸渍或汤液的蒸气熏渍皮肤来取汗，包括熏蒸、浸浴等治法。渍，水浸。

（10）其慓悍者，按而收之：邪气急猛的病证，应采用镇静抑制之法以制伏病势。慓悍，指邪气急猛。按，压、镇。收，敛、制。

（11）阳病治阴，阴病治阳：由于阴虚而阳亢者，应滋阴以配阳；由于阳虚而阴胜者，应壮阳以消阴。

（12）定其血气，各守其乡：明察疾病的部位在气分还是在血分，谨守其病所，正确施治。

（13）血实宜决之：此指针刺放血法。即对于血液瘀滞之证，应用针刺放血逐瘀之法，后世引申为破瘀法。决，即开凿壅塞，《说文》云："决，行流也。"

（14）掣（chè）引之：《甲乙经》作"挈"。掣引，即升提补气法。

【按语】

因势利导的本意是顺应事物发展的自然（阴阳）趋势，而加以疏利引导的意思。其具体包括三个方面：一是根据邪正斗争之盛衰趋势择时治疗。如某些周期性发作的疾病，应在发病间歇期治疗，即经文中的"其盛，可待衰而已"。二是根据邪气性质和部位而采取相应措施，使邪气以便捷的途径、最快的速度排出体外，以免病邪深入而过分损伤正气。即是随其性而宣导之，就其近而驱除之，如经文中的"其高者因而越之，其下者引而竭之，中满者泻之于内""其在皮者，汗而发之"。三是根据人体正气抗邪的趋势、正气作用的生理趋势，顺势引导，扶助正气，如经文中的"气虚宜掣引之"及《素问·至真要大论》"下者举之""散者收之"即是此法。

五

【原文】

7208　能毒[(1)]者以厚藥，不勝毒者以薄藥。此之謂也。氣反者[(2)]，病在上，取之下[(3)]；病在下，取之上；病在中，傍取之[(4)]。

（《素問·五常政大論》）

【校注】

（1）能（nài）毒：耐受气猛味厚作用峻猛的药物。

（2）气反者：指病变的原发部位与表现部位相反的情况。张介宾曰："本在此，而标在彼也。"

（3）病在上，取之下：指疾病的原发部位在下，而疾病的症状表现反见于上者，宜治其下。

（4）病在中，傍取之：马莳曰："盖病在于中，而经脉行于左右，则或灸或刺或熨或按，皆当取之于旁也。"

【按语】

经文提出了"气反"的治疗原则，示人以复杂病证变通处置之法，所述虽主要针对刺法而言，但对于药物疗法也有指导意义。如肝肾阴衰于下，虚阳扰动于上的头痛眩晕，治疗当滋补肝肾之阴，兼以潜镇浮阳，是"病在上，取之下"；肺热失宣所致大便秘结，其治当清泻肺热，是

"病在下，取之上"；感冒外湿所引起恶心、呕吐、腹泻，治以解表祛湿之法，则是"病在中，傍取之"。但总体来说，仍是求病机所在而调之。

【原文】

7209　帝曰：有毒無毒，服有約乎？

岐伯曰：病有久新，方有大小，有毒無毒，固宜常制⁽¹⁾矣。大毒治病，十去其六；常毒治病，十去其七；小毒治病，十去其八；無毒治病，十去其九。穀肉果菜，食養盡之⁽²⁾，無使過之，傷其正也。不盡，行復如法⁽³⁾，必先歲氣，無伐天和⁽⁴⁾，無盛盛，無虛虛⁽⁵⁾，而遺人夭殃，無致邪，無失正，絕人長命。

（《素問·五常政大論》）

【校注】

（1）常制：即常规法则。制，法则。

（2）谷肉果菜，食养尽之：服药未除尽的病证，可用谷物、肉类、水果、蔬菜等食疗之法调养正气以除之。

（3）不尽，行复如法：病邪未除尽者，继续用药，方法同上。

（4）必先岁气，无伐天和：必须了解一年中的运气变化特点，不要违背自然规律而克伐自然的中正平和之气。

（5）无盛盛，无虚虚：不要用补法治疗邪盛之实证，使邪气更盛；不要用攻法治疗虚证，使正气更亏。

【按语】

疾病有新旧之分，方剂有大小之别，药性有大毒、小毒、无毒的差异，因此，用药要有一定的法度。药物都有偏性，服药对正气有一定的影响，用药太过，不仅损伤正气，亦会导致新的疾病，即药源性或医源性疾病。要根据药性峻缓决定用药程度，不要求除病至尽，可利用食疗促进机体自然康复，并注重用药与天时的联系，把握好治与养、攻与补的关系。这些原则反映了中医治疗学重视整体调摄、调动机体的主动抗病力、促进机体自愈能力的思想。

【原文】

7210　五味所禁：辛走氣，氣病無多食辛⁽¹⁾；鹹走血，血病無多食鹹⁽²⁾；苦走骨，骨病無多食苦⁽³⁾；甘走肉，肉病無多食甘⁽⁴⁾；酸走筋，筋病無多食酸⁽⁵⁾；是謂五禁，無令多食。

（《素問·宣明五氣》）

【校注】

（1）辛走气，气病无多食辛：吴崑曰："辛，阳也，气亦阳也，同气相求，故辛走气，辛主发散，气弱者食之，故气益虚耗矣，故在所禁。"

（2）咸走血，血病无多食咸：咸入肾，水盛则克心火，心主血脉，故血病多食咸易伤心，影响血脉运行，加重病情。

（3）苦走骨，骨病无多食苦：吴崑曰："苦，阴也，骨亦阴也，气同则入，故苦走骨。骨得苦则阴益甚，骨重而难举矣。"

（4）甘走肉，肉病无多食甘：甘入脾，脾主肉，过食甘易壅滞脾胃之气，使湿浊内盛，泛溢肌肉腠理而为肿，故肉病多食甘味易加重病情。

（5）酸走筋，筋病无多食酸：酸入肝，肝主筋，筋病多见拘急痉挛之症，酸味收敛，多食易加重筋病的症状。

【按语】

五味入五脏，适量摄入可补其脏，太过则伤其脏。其原理有二：一是本脏所恶，如气病无多食辛、肉病无多食甘、筋病无多食酸。因为辛味入肺主散，而气病多属肺，肺苦气上逆；甘味入脾助湿，肉病多属脾，脾苦湿；酸味入肝主收，筋病多属肝，肝苦急，故五脏所苦者，多食易伤本脏。二是伤及所胜、所不胜之脏，如血病无多食咸、骨病无多食苦。因为血病属心，咸味入肾属水，多食咸则水泛克火；骨病属肾为阴，苦味入心，多食苦则火衰阴盛，骨病加重。另，《素问·生气通天论》《灵枢·五味》亦有相关论述，均可参考。

【原文】

7211　肝欲散，急食辛以散之，用辛補之，酸寫之[1]。
心欲耎，急食鹹以耎之，用鹹補之，甘寫之[2]。
脾欲緩，急食甘以緩之，用苦寫之，甘補之[3]。
肺欲收，急食酸以收之，用酸補之，辛寫之[4]。
腎欲堅，急食苦以堅之，用苦補之，鹹寫之[5]。

（《素問·藏氣法時論》）

【校注】

（1）肝欲散，急食辛以散之，用辛补之，酸泻之：张介宾曰："木不宜郁，故欲以辛散之。顺其性者为补，逆其性者为泻，肝喜散而恶收，故辛为补、酸为泻。"

（2）心欲软，急食咸以软之，用咸补之，甘泻之：高世栻曰："心病则火炎，故心欲软。治之之法，当急食咸味以软之，咸能软坚也。心气炎而欲软，软之即所以补之，故用咸补之。咸软为补，则甘缓为泻，故甘泻之。"甘缓发散为阳，助火增炎，故为泻。

（3）脾欲缓，急食甘以缓之，用苦泻之，甘补之：张介宾曰："脾贵充和温厚，其性欲缓，故宜食甘以缓之。脾喜甘而恶苦，故苦为泻，甘为补也。"

（4）肺欲收，急食酸以收之，用酸补之，辛泻之：高世栻曰："肺病则气散，故肺欲收。治之之法，当急食酸味以收之。酸主收也，肺气散而欲收，收之即所以补之，故用酸补之。酸收为补，则辛散为泻，故辛泻之。"

（5）肾欲坚，急食苦以坚之，用苦补之，咸泻之：肾主闭藏，宜固守于内，故肾欲坚；苦性坚，咸则软坚，故以苦补之，咸泻之。

【原文】

7212　肝苦急，急食甘以緩之[1]。
心苦緩，急食酸以收之[2]。
脾苦濕，急食苦以燥之[3]。
肺苦氣上逆，急食苦以泄之[4]。

腎苦燥，急食辛以潤之，開腠理，致津液，通氣也⁽⁵⁾。

（《素問·藏氣法時論》）

【校注】

（1）肝苦急，急食甘以緩之：肝为刚脏，在志为怒，过怒则气急而肝伤；肝藏血，主筋，肝病多致筋脉拘急、痉挛。甘味性缓，可缓急止痛，以柔制刚，缓解肝之急。苦，痛苦，苦于。

（2）心苦缓，急食酸以收之：心在志为喜，过喜则气缓，心气涣散不收。酸味主收，故以酸收敛心气。

（3）脾苦湿，急食苦以燥之：脾主运化水湿，脾病则湿不化，外湿亦通于脾，湿胜易困脾。苦能燥湿，故以苦味治之。

（4）肺苦气上逆，急食苦以泄之：肺气以降为顺，肺病多气逆，发为咳喘之病。苦味能泄，故用苦味降逆以通泄肺气。

（5）肾苦燥，急食辛以润之，开腠理，致津液，通气也：肾为水脏，以燥为苦。辛能发散，化气行津，且入肺能通调水道，下输膀胱，故肾燥以辛药润之。

【按语】

五脏所欲、所苦，即五脏的性能、病变特点。苦，即病证，病理状态，由于多种因素导致的其自身收散升降等特性被违逆或者功能降低，其表现形式或太过，或不及。欲，即顺其脏腑特性，或顺其脏腑功能则为欲。因此，治疗上以顺其性为补，逆其性为泻，运用五味的特异作用，对五脏施以补泻，如明·李中梓《医宗必读·苦欲补泻论》所云："违其性则苦，遂其性则欲。本脏所恶，即名为泻；本脏所喜，即名为补。"

【原文】

7213　毒藥攻邪，五穀⁽¹⁾爲養，五果⁽²⁾爲助，五畜⁽³⁾爲益，五菜⁽⁴⁾爲充，氣味合而服之，以補精益氣。此五者，有辛酸甘苦鹹，各有所利，或散或收，或緩或急，或堅或㮃，四時五藏，病隨五味所宜也。

（《素問·藏氣法時論》）

【校注】

（1）五谷：王冰曰："谓粳米、小豆、麦、大豆、黄黍也。"

（2）五果：王冰曰："谓桃、李、杏、栗、枣也。"

（3）五畜：王冰曰："谓牛、羊、豕、犬、鸡也。"

（4）五菜：王冰曰："谓葵、藿、薤、葱、韭也。"

【按语】

五谷、五果、五畜、五菜等药食有五味，五味分属四（五）时、五脏，药食气味在治病中各有不同的作用。气味偏盛的药食能攻逐邪气治疗疾病，五谷、五果、五菜可以滋养五脏，牛、羊等五畜之肉能补益脏腑精血。五谷、五果、五畜、五菜等既是维持人类生命过程不可缺少的食品，又是驱逐邪气治疗疾病的药品；既能分别补益不同的脏气，又能共同作用，增强正气，驱除邪气，促进康复。但是，五味分别归属四（五）时五脏，所以选择应用，要根据春、夏（长夏）、秋、冬季节不同，五脏之气偏盛、偏衰，以及苦、欲等具体情况，以其所宜而用之。

【原文】

7214　黄帝問曰：婦人重身，毒之何如[1]？

岐伯曰：有故無殞，亦無殞[2]也。

帝曰：願聞其故何謂也？

岐伯曰：大積大聚，其可犯也，衰其大半而止，過者死。

（《素問·六元正紀大論》）

【校注】

（1）妇人重身，毒之何如：言孕期使用药物的原则。重身，指孕妇。毒之，指峻烈药物。

（2）有故无殒，亦无殒：张介宾曰："故，如下文大积大聚之故。有是故而用是药，所谓有病则病受之，故孕妇可以无殒，而胎气亦无殒也。"殒，损伤。

【按语】

经文提出了"有故无殒，亦无殒也"的孕期用药原则。孕妇有疾，用药虽有禁忌，但患有大积大聚等危及生命的疾病时，仍然应该大胆祛邪。值得注意的是，用药攻邪需要综合分析，权衡邪正关系，药物使用应该"衰其大半而止"，防止过用猛药耗伤正气，危及孕妇和胎儿生命安全。这种治疗积证的思想，在临床也有广泛的指导意义，而不仅仅局限于孕期用药。

六

【原文】

7215　黄帝問曰：病有標本[1]，刺有逆從[2]奈何？

岐伯對曰：凡刺之方，必別陰陽，前後相應，逆從得施，標本相移[3]。故曰有其在標而求之於標，有其在本而求之於本，有其在本而求之於標，有其在標而求之於本，故治有取標而得者，有取本而得者，有逆取而得者，有從取而得者。故知逆與從，正行無問[4]，知標本者，萬舉萬當，不知標本，是謂妄行。

（《素問·標本病傳論》）

【校注】

（1）病有标本：疾病的发生有先后、缓急、主次之分。

（2）刺有逆从：针刺治病有逆治、从治之别。逆治为病在本而治标，病在标而治本；从治为病在本而治本，病在标而治标。

（3）标本相移：言治病时对本病和标病治疗的先后或逆从，要根据病情决定，标本不是固定的次序，而是可以互相转移的。

（4）正行无问：正确的治疗行为，没有疑问。

【原文】

7216　先病而後逆者治其本[1]，先逆而後病者治其本，先寒而後生病者治其本，先病而後生寒者治其本，先熱而後生病者治其本，先熱而後生中滿者治其標[2]，先病而後泄者治其本，先泄而後生他病者治其本，必且調之，乃治其他病。先病而後生⁽³⁾中滿者治其標，先中滿而後煩心者治其本。人有客氣，有同氣⁽⁴⁾。小大不利治其標⁽⁵⁾，小大利治其本。病發而有餘，本而標之⁽⁶⁾，先治其本，後治其標；病發而不足，標而本之⁽⁷⁾，先治其標，後治其本。謹察間甚，以意調之，間者并行，甚者獨行⁽⁸⁾。先小大不利而後生病者治其本。

（《素問·標本病傳論》）

【校注】

（1）先病而后逆者治其本：先发生疾病而后出现气血逆乱者，当先治其本病。

（2）先热而后生中满者治其标：先发热而后发生中焦胀满者，应先治其中满。

（3）生：原为"先"，据《素问·至真要大论》王注引本文改作"生"。

（4）人有客气，有同气：《新校正》云："按全元起本，'同'作'固'。"当从。客气，新感外邪，外邪在身犹客之在舍，故曰客气。固气，人体内既有的邪气。固气导致的病为本病，客气导致的病为标病。

（5）小大不利治其标：凡病见大、小便不通利症状者，先治其标，即先通利大、小便。张介宾曰："无论客气、同气之为病，即先有他病，而后为小大不利者，亦先治其标。诸皆治本，此独治标，盖二便不通，乃危急之候，虽为标病，必先治之，此所谓急则治其标也。"

（6）病发而有余，本而标之：病发而有余者为实证，邪气有余为本，故治疗当先除其邪气，然后再治标病，是谓"本而标之"。

（7）病发而不足，标而本之：病发不足是正气不足之虚证，当先治标证，然后再调补正气之本，此谓"标而本之"。

（8）间者并行，甚者独行：病证轻浅者，标本兼治。病证急重者，标本单独施治，或治本，或治标，以求治之精专，增强疗效。间，病轻。

【按语】

1.标本逆从的意义　"标本"是相对的概念，其内涵广泛。《素问·标本病传论》的标本代表病证的先后、主次、病情的轻重缓急。此之"逆从"，专指针刺治标本病证的方法。"知逆与从，正行无问；知标本者，万举万当，不知标本，是谓妄行。"这句话说明医生必须掌握标本逆从的规律；诊治疾病时必须做到分清标本，灵活运用逆从治法。如此才能做到"正行无问""万举万当"。正如明·张介宾所言："奈何今之医家，多不知求本求标、孰缓孰急之道，以故治标者常八九，治本者无二三，且动称急则治其标，缓则治其本，尚不知孰为可缓，孰为最急，颠倒错认，举手误人，是未明此篇标本之真义耳。"

2.标本理论的应用　第一，先治本病。经文指出。"先病而后逆者治其本，先逆而后病者治其本，先寒而后生病者治其本，先病而后生寒者治其本，……必且调之，乃治其他病。"一般地说，标根于本，病本能除，标亦随之而解。所谓"治病必求于本"，是治疗中的根本大法。

第二，急则治标。标本先后的治疗原则并不是一成不变的，必须根据病情的缓急灵活处置。经文指出"先热而后生中满者治其标""先病而后生中满者治其标""小大不利治其标"。中满，反映脾胃不运，中焦枢机不利，化源受阻；小大不利反映气机不通，浊气内停，肾脾等脏腑功能衰败。这些均属危急之候，故当先治。一般来说，在疾病的发展演变过程中，标病将要危及生命，或在诸多病理矛盾中，标病成为突出的重要矛盾时，当先治标，否则恐贻误病机，甚则虞及生命。经文提出的"中满"及"小大不利"只是示例而已。

第三，间者并行。病情轻缓者，应标本兼治。也就是说，病轻缓者未必独治其本。从临床实际情况看，病证属纯阳纯阴、纯虚纯实者少，虚实夹杂、表里相兼、新旧同病者多。在病势不甚急危的情况下，多数应标本同治。当分析标本偏颇的侧重，或治标顾本，或治本顾标，或标本齐顾。如《伤寒论》第18条"喘家作，桂枝汤加厚朴杏子佳"，即提出素有咳喘宿疾，复中风邪，新病旧恙标本同治。

第四，甚者独行。疾病严重者，必须根据实际情况，标急则独治其标，本急独治其本，是谓"独行"。如《伤寒论》第91条有"伤寒，医下之，续得下利清谷不止，身疼痛者，急当救里；后身疼痛，清便自调者，急当救表"。按先病为本、后病为标分：表证身疼痛为先病，属本；里证下利清谷为后病，属标。现标病为急故先以四逆汤救里治标，俟里病缓解则相对本病为急，故继以桂枝汤救表治本。

第五，标本先后。经文指出："病发有余，本而标之，先治其本，后治其标；病发不足，标而本之，先治其标，后治其本。"这是根据病证虚实确定标本先后的治则，具体实践时还须结合虚实的轻重缓急，审证论治，亦非固定程序。

要之，《素问·标本病传论》充分展示了灵活使用标本治则的种种范例，对今天的临床实践有颇多启迪，当结合临床实际灵活应用。

七

【原文】

7217　夫心藏神，肺藏氣，肝藏血，脾藏肉，腎藏志，而此成形[1]。志意通，内連骨髓，而成身形五藏。五藏之道，皆出於經隧，以行血氣，血氣不和，百病乃變化而生，是故守經隧[2]焉。

（《素問·調經論》）

【校注】

（1）而此成形：《甲乙经》无此四字。《素问释义》认为"四字衍"。
（2）守经隧：即通过调治经脉以保持经脉的畅通、协调。经隧，指经脉。

【按语】

《内经》论经脉的作用主要包括三个方面：一是运行气血，防御外邪；二是内属脏腑，外连肢体官窍；三是协调阴阳，调节虚实。在病理状态下，由于病因的作用，会导致阴阳失调、虚实乖戾，经脉之"血气不和"，在这个过程中，首先导致的病理改变就是经气偏盛偏衰、阴阳失调。如可以出现人体一部分经气偏盛而另一部分经气偏虚的病理状态，即《素问·调经论》所云："气血以并，阴阳相倾，气乱于卫，血逆于经，血气离居，一实一虚。"因此，经络失调，脏腑功能紊乱，可出现许多相应的病症表现。而在治疗时，则需要通过调理经脉，补虚泻实，令气血调畅，五脏安定，阴阳才能恢复协调平衡。如《灵枢·经脉》云："经脉者，所以能决死生，处百病，调虚实，不可不通。"而《素问·调经论》提出"守经隧"也正是此意义。

【原文】

7218　故鍼有懸布天下者五，黔首共餘食[1]，莫知之也。一曰治神[2]，二曰知養身[3]，三曰知毒藥爲眞⁽⁴⁾，四曰制砭石小大，五曰知府藏血氣之診。

（《素問·寶命全形論》）

【校注】

（1）余食：据《新校正》注，全元起本作"饱食"，言黔首（老百姓）饱食终日而不知针道之妙。

（2）治神：指专精于心，不妄动乱。神乱不清，则必伤五脏，因此，欲为针者，先须治神，五神各安其脏，则健康长寿。

（3）养身：《太素》"身"作"形"。

（4）知毒药为真：掌握药物治病的要领，以配合针治。

【按语】

经文分别从医生的修养、医学基础理论和医疗技能的掌握等方面，对医生提出了针刺治疗时应该注意的五个关键问题。其中"治神"最为重要，《素问·宝命全形论》有"凡刺之真，必先治神"，在"治神"的前提下，才能达到"五脏已定，九候已备"，从而再施以针刺手法，否则不明脏腑虚实、经络内外之病候而施针，往往导致治疗失误。

【原文】

7219　黄帝問曰：用鍼之服⁽¹⁾，必有法則焉，今何法何則？

岐伯對曰：法天則地，合以天光。

帝曰：願卒聞之。

岐伯曰：凡刺之法，必候日月星辰四時八正之氣⁽²⁾，氣定乃刺之。是故天溫日明，則人血淖液⁽³⁾而衛氣浮，故血易寫，氣易行；天寒日陰，則人血凝泣而衛氣沉。月始生，則血氣始精，衛氣始行；月郭滿，則血氣實，肌肉堅；月郭空，則肌肉減，經絡虛，衛氣去，形獨居。是以因天時而調血氣也。是以天寒無刺，天溫無疑⁽⁴⁾。月生無寫，月滿無補，月郭空無治，是謂得時而調之。因天之序，盛虛之時，移光定位，正立而待之⁽⁵⁾。故曰：月生而寫，是謂藏虛；月滿而補，血氣揚溢，絡有留血⁽⁶⁾，命曰重實；月郭空而治，是謂亂經。陰陽相錯，眞邪不別，沉以留止，外虛內亂⁽⁷⁾，淫邪乃起。

（《素問·八正神明論》）

【校注】

（1）服：王冰曰："服，事也。"

（2）八正之气：马莳曰："八节之正气也，四立、二分、二至，曰八正。"

（3）液：《素问注证发微》作"溢"，于文义更契合。可参。

（4）疑：《素问注证发微》作"凝"。可参。

（5）移光定位，正立而待之：即观察日光之迁移和月相之盈亏，以测定岁时。王冰曰："候日迁移，定气所在，南面正立，待气至而调之也。"

（6）络有留血：《太素》作"经有留血"。可参。

（7）外虚内乱：指因卫气不足于外，邪气内侵，导致正气乱于内。

【按语】

人的气血盛衰受自然界阴阳运动变化的影响，因此针刺必须结合天时，把握四时八节、月相盈亏的规律，做到因天时而调血气，并提出"天寒无刺，天温无凝，月生无泻，月满无补，月郭空无治"等针刺顺应天时的原则。如月生而泻，则易损伤血气和卫气，使生气不旺，所以称为"脏虚"；月满而补，则易致血气扬溢，经有留血，血气充满，瘀滞不通，所以称为"重实"；月郭空时，则血气方弱，正不胜邪，则邪气沉留不去，于此用针，故易致阴阳错乱，真邪不辨，而淫邪反起，因此称"乱经"。

【原文】

7220　黄帝曰：逆順五體⁽¹⁾者，言人骨節之小大，肉之堅脆，皮之厚薄，血之清濁，氣之滑濇，脈之長短，血之多少，經絡之數，余已知之矣，此皆布衣匹夫之士也。夫王公大人，血食之君，身體柔脆，肌肉軟弱，血氣慓悍滑利⁽²⁾，其刺之徐疾淺深多少，可得同之乎？

岐伯答曰：膏粱菽藿之味⁽³⁾，何可同也。氣滑即出疾，其氣濇則出遲，氣悍則鍼小而入淺，氣濇則鍼大而入深，深則欲留，淺則欲疾。以此觀之，刺布衣者深以留之，刺大人者微以徐之，此皆因氣慓悍滑利也。

（《靈樞·根結》）

【校注】

（1）逆顺五体：指人体五种体质类型的不同表现。另有注家认为是篇名，即《逆顺肥瘦》篇。

（2）血气慓悍滑利：指气血运行快速、迅猛，滑利而极易耗散。

（3）膏粱菽藿之味：指食用肥美食物和粗粮的不同之人。膏，肥肉。粱，细粮。菽，豆类。藿，豆叶。

【原文】

7221　帝曰：陰與陽并，血氣以并，病形以成，刺之奈何？

岐伯曰：刺此者，取之經隧。取血於營，取氣於衛⁽¹⁾。用形哉，因四時多少高下⁽²⁾。

（《素問·調經論》）

【校注】

（1）取血于营，取气于卫：因血与营俱属阴，气与卫俱属阳，故血病当治其营分，气病当治其卫分。在具体手法上，又可理解为血病深刺，气病浅刺。

（2）用形哉，因四时多少高下：吴崑曰："用形哉，言因其形之长短、阔狭、肥瘦而施刺法也。因四时多少高下者，如曰以月生死为痏数，多少之谓也。春时俞在颈项，夏时俞在胸胁，秋时俞在肩背，冬时俞在腰股，高下之谓也。"

【按语】

《灵枢·根结》以布衣匹夫之士与王公大人血食之君为例，提出针刺因人而异的原则。凡气滑者，应疾出其针；气涩者，则迟出其针；气悍者宜针小而浅刺，气涩者宜针大而深刺，深刺宜久留针，浅刺宜疾去针。所以，布衣者由于其气涩，用针时可以大针深刺，且当久留针；王公大人由于其气滑且悍，用针时应小针浅刺，又当徐以纳之。针刺如此，灸法、药物治疗等也应考虑患者的体质差异，因人而异。《素问·调经论》以"因四时多少高下"概括因时而刺之原则，主要体现在因季节变化、月相盈亏差异等时令的不同，人体营卫气血的虚实状态亦不同，针刺虚实补泻应有所宜忌。"用形哉"则是因人制宜的体现，提出根据患者的体质强弱、年龄长幼、性别男女等不同情况，在选用针具、穴位、针刺深浅、留针出针等方面均有所区别。

【原文】

7222　往古人居禽獸之間，動作以避寒，陰居以避暑，內無眷慕之累[1]，外無伸宦之形[2]，此恬惔之世，邪不能深入也。故毒藥不能治其內，鍼石不能治其外，故可移精祝由[3]而已。

當今之世不然，憂患緣其內，苦形傷其外，又失四時之從，逆寒暑之宜，賊風數至，虛邪朝夕，內至五藏骨髓，外傷空竅肌膚，所以小病必甚，大病必死，故祝由不能已也。

（《素問·移精變氣論》）

【校注】

（1）内无眷慕之累：内心无追求羡慕外物的精神负担。眷，《广雅》云："向也"，追求之意。

（2）外无伸宦之形：在外不因追逐名利而劳碌形体。张介宾曰："伸，屈伸之情。宦，名利之累。"

（3）移精祝由：指通过转移患者的精神、祝说患病之由来以治疗疾病的方法。

【按语】

《内经》认为移精可变气，因为一方面人的精神情志由五脏所生，五脏的功能决定了精神情志的好坏、顺逆；另一方面，精神情志的逆顺也会影响脏腑功能。因此，移精祝由治疗疾病的机理是通过祝说病由疏通情志、转移患者对疾病的精神注意力，以调节脏腑气机，治愈疾病。移精祝由是古人常用的治疗方法，适用于病证较单纯、病情轻浅者，有一定的临床效果。但对病因多端、病证复杂的疾病，单用移精祝由已不能完全治愈，这时就需要结合针石、药物等来综合调治。

第八章

摄生

摄生，即养生，《内经》认为，养生的目的是维护人与自然的和谐、形与神的和谐、脏腑气血阴阳的和谐，最终维护健康，达到延年益寿。养生的内容十分丰富，主要有以下几方面：顺应自然，效法自然界四时阴阳消长变化来调摄；情志方面要"恬惔虚无""精神内守"；饮食方面要"食饮有节""谨和五味"；劳作方面要"形劳而不倦"，避免"醉以入房，以欲竭其精，以耗散其真"；还应积极运用导引按跷等健身技术等。这些养生方法归纳起来可分为养形和养神两大类，其基本原则是形宜动、神应静，动静得宜，则"形与神俱，而尽终其天年"。《内经》的养生学说对我们研究预防医学、康复医学有重要价值。

一

【原文】

8001 黄帝問於岐伯曰：願聞人之始生，何氣築爲基[1]，何立而爲楯[2]，何失而死，何得而生？

岐伯曰：以母爲基，以父爲楯；失神者死，得神者生也。

黄帝曰：何者爲神[3]？

岐伯曰：血氣已和，榮衛已通，五藏已成，神氣舍心，魂魄畢具，乃成爲人。

（《靈樞·天年》）

【校注】

（1）基：基础，基质。

（2）楯（shǔn）:《说文》云："阑槛也。"即栏杆，引申为遮蔽和捍卫解。

（3）神：神，即神机，此指生命力。

【按语】

经文以阴阳学说为指导，提出人体胚胎由父精母血相合，阴以为基，阳以为用，阴阳交感，胚胎形成，继而脏腑齐全，营卫气血调和畅行，神气舍藏于心，魂魄毕具，形成人体并脱离母体而降生。从胚胎形成至分娩，是胎儿发育的过程，经文提出的"以母为基，以父为楯"及"失神者死，得神者生也"，对后世"胎教"及优生学有一定指导意义。

【原文】

8002　黄帝曰：人之壽夭各不同，或夭壽，或卒死，或病久，願聞其道。

岐伯曰：五藏堅固，血脈和調，肌肉解利⁽¹⁾，皮膚緻密，營衛之行不失其常，呼吸微徐，氣以度行⁽²⁾，六府化穀，津液布揚，各如其常，故能長久。

黄帝曰：人之壽百歲而死，何以致之？

岐伯曰：使道⁽³⁾隧以長，基牆高以方⁽⁴⁾，通調營衛⁽⁵⁾，三部三里起⁽⁶⁾，骨高肉滿，百歲乃得終。

（《靈樞・天年》）

【校注】

（1）肌肉解（xiè）利：指肌肉分理之间滑润，气血运行通利。

（2）气以度行：指营卫气血运行与呼吸次数保持常度。杨上善曰："呼吸定息，气行六寸，以循度数，日夜百刻。"

（3）使道：马莳曰："使道者，水沟也。俗云人中。"即人中沟。又，杨上善曰："使道，谓是鼻空使气之道。"即鼻孔。可参。

（4）基墙高以方：指面部骨骼肌肉方正丰满。

（5）通调营卫：指营卫气血通调，表现为面色红润，光泽有神。

（6）三部三里起：指面部上、中、下三部分，分别以额角、鼻准、下颌为标志。里，处，地方。起，高起而不平陷。

【原文】

8003　黄帝曰：其氣之盛衰，以至其死，可得聞乎？

岐伯曰：人生十歲，五藏始定，血氣已通，其氣在下⁽¹⁾，故好走⁽²⁾；二十歲，血氣始盛，肌肉方長，故好趨；三十歲，五藏大定，肌肉堅固，血脈盛滿，故好步；四十歲，五藏六府十二經脈，皆大盛以平定，腠理始疎，榮華頹落，髮頗斑白⁽³⁾，平盛不搖，故好坐；五十歲，肝氣始衰，肝葉始薄，膽汁始滅⁽⁴⁾，目始不明；六十歲，心氣始衰，苦憂悲，血氣懈惰，故好臥；七十歲，脾氣虛，皮膚枯⁽⁵⁾；八十歲，肺氣衰，魄離⁽⁶⁾，故言善悞；九十歲，腎氣焦⁽⁷⁾，四藏經脈空虛；百歲，五藏皆虛，神氣皆去，形骸獨居而終矣。

黄帝曰：其不能終壽而死者，何如？

岐伯曰：其五藏皆不堅，使道不長，空外以張⁽⁸⁾，喘息暴疾；又卑基牆⁽⁹⁾，薄脈少血⁽¹⁰⁾，其肉不石⁽¹¹⁾，數中風寒，血氣虛，脈不通，真邪相攻，亂而相引⁽¹²⁾，故中壽而盡也。

（《靈樞・天年》）

【校注】

（1）其气在下：先天精气藏于肾，自下而升，人生十岁，此气始盛，是生长发育的开端，故云"其气在下"。

（2）好走：《说文》段注云："《释名》曰：徐行曰步，疾行曰趋，疾趋曰走。"好走，形容少儿活泼善动爱跑的身心特点。

（3）发颇斑白：即头发花白。颇，《太素》作"鬓"。可参。斑白，黑白相间，俗称花白。

（4）灭：《甲乙经》《太素》均作"减"。可参。

（5）皮肤枯：《甲乙经》作"皮肤始枯"，下有"故四肢不举"。可参。

（6）魄离：《甲乙经》作"魂魄离散"。可参。

（7）肾气焦：即肾所藏先天精气枯竭。焦，枯竭的意思。

（8）空外以张：指鼻孔外翻。马莳曰："其鼻孔向外而张，鼻为肺窍，肺气泄矣。"空，同"孔"。

（9）卑基墙：指面部瘦薄，骨肉塌陷。卑，低下。

（10）薄脉少血：即脉小血少，面色枯萎无神。

（11）石：《太素》作"实"。

（12）真邪相攻，乱而相引：指正邪相互斗争，气血紊乱，不能祛邪外出，反致引邪深入。真，指真气、正气。

【按语】

1. 人之寿夭　经文认为从先天禀赋可以预测人之寿夭，具体有以下两个方面：一是观察人体生理功能主要是五脏六腑的功能健全与否。人以脏腑为本，五脏六腑功能的强弱是人体寿夭的关键。二是观察头面发育状态。头面部骨肉血脉及五官状态，既是脏腑气血盛衰的外在征象反映，也是禀赋强弱厚薄，先天发育是否良好的标志。《灵枢·五阅五使》云："五官者，五脏之阅也。"明·张介宾曰："五脏六腑之精气，皆上升于头，以成七窍之用。"通过观察面部特征，可以测知内脏功能强弱，判断人之寿夭。

人的生命源于先天之精，精能化气生神，是生命活动的基础。精、气、神源于先天，又赖于后天的滋养培育，而不断化生、充盛，进而维持生命活动。因此，先天禀赋是天年寿数的依据和基础，后天调养是天年寿数得以实现的重要条件。若先天禀赋不足，后天调养失当，五脏怯弱，功能不全，易导致真气虚弱，不仅无力抗邪，反而引邪深入，病患深重，损寿夭折。正如清·张志聪所曰："此言人秉先天之气虚薄，而后天犹可资培，更能无犯贼风虚邪，亦可延年益寿。若秉气虚弱，而又不能调养，兼之数中风寒，以致中道夭而不能尽其天年矣。"因此，《内经》提示养生保健活动应始自胚胎，终至老死；先后天并重，精气神兼养。重视先天养护，有利于优生；重视后天调摄，有利于优育。同时要把握脏腑强弱、真气盛衰在防病抗邪方面的主导地位，实现正气存内，精神内守，尽终天年。

2. 人体生命规律的阶段性　经文以十岁为一个阶段，论述了人体生长壮老已的生命规律，描述了各个阶段与精、气、神变化相应的外部表现及特征。在衰老过程中，各脏腑功能按五行相生之序依次衰退，说明各脏腑功能衰退有早有晚，其意义有待深入研究。

二

【原文】

8004　昔在黄帝，生而神灵，弱而能言[1]，幼而徇齐[2]，长而敦敏，成而登天[3]。迺问于天师曰：余闻上古之人，春秋皆度百岁，而动作不衰；今时之人，年半百而动作皆衰者，时世异耶？人将失之耶？

岐伯对曰：上古之人，其知道者，法于阴阳，和于术数[4]，食饮有节，起居有常，不妄作劳[5]，故能形与神俱[6]，而尽终其天年，度百岁乃去。今时之人不然也，以酒为浆，以妄爲常，醉以入房，以欲竭其精，以耗散其眞，不知持滿，不時御神⁽⁷⁾，務快其心，逆於生樂，起居無節，故半百而衰也。

夫上古聖人之教下也，皆謂之虛邪賊風，避之有時，恬惔虛無⁽⁸⁾，眞氣從之，精神內守，病安從來。是以志閑而少欲⁽⁹⁾，心安而不懼，形勞而不倦，氣從以順，各從其欲，皆得所願。故美其食，任其服⁽¹⁰⁾，樂其俗，高下不相慕，其民故曰樸。是以嗜欲不能勞其目，淫邪不能惑其心，愚智賢不肖，不懼於物⁽¹¹⁾，故合於道。所以能年皆度百歲而動作不衰者，以其德全不危⁽¹²⁾也。

（《素問·上古天眞論》）

【校注】

（1）弱而能言：《史记索隐》云："弱，谓幼弱时也。盖未合能言之时，而黄帝即言。"

（2）徇齐：言博知而迅速。徇，疾也。

（3）登天：登天子之位。又，丹波元简曰："以上六句，疑王氏所补，非古经之文，……其文取之于《史记》《大戴礼》及《孔子家语》。"

（4）术数：此指专门的养生方法和技术。张介宾曰："术数，修身养性之法也。"

（5）不妄作劳：不违背常规与法度地劳作。妄，乱。

（6）形与神俱：形体与精神健全协调。俱，偕也，有共存、协调之意。

（7）不时御神：指不善于把握和调养精神而妄耗神气。时，善于。御，统摄、治理。

（8）恬惔虚无：思想静闲，心无杂念。张介宾曰："恬，安静也。惔，朴素也。虚，湛然无物也。无，窅然莫测也。恬惔者，泊然不愿乎其外；虚无者，漠然无所动于中也。"

（9）志闲而少欲：指节制情志，减少奢欲。闲，《说文》云："阑也，从门中有木。"引申为限制、控制。

（10）任其服：马莳曰："有所服，则任用之，而不求其华。"任，随便。

（11）不惧于物：不为外物所惊扰。

（12）德全不危：指全面符合养生之道，不受衰老和死亡的危害。马莳曰："盖修道而有得于心，则德全矣。危者，即动作之衰也。"

【按语】

1. 养生的原则与方法　养生的基本原则：一是顺应四时，外避邪气。对外要效法天地阴阳，顺应四时变化，避免外邪的侵袭，即"虚邪贼风，避之有时"。二是调养精神，保养正气。对内要调养精神情志，避免精神刺激和过度的情志变化，从而保养人体正气，抵御外邪，即"恬惔虚无""真气从之""精神内守"。后世医家称为"对外之道"和"对内之道"。

养生的具体方法：一是法于阴阳，即效法自然阴阳变化规律，调养身心，养正以避邪。二是和于术数，即施行合宜的养生术，顺四时调形体，如导引、按蹻、吐纳、咽津等调神健身的方法。三是食饮有节，包括节饮食、忌偏嗜、适寒温等几个方面。四是起居有常，生活作息、工作要有规律。五是不妄作劳，劳作不违背常度。

2. 养生的意义　经文以古今之人的不同寿命做对比，阐发了养生的重要意义。远古时代人们寿命之所以超过百岁，是因为他们懂得养生之道，能适应自然界阴阳的变化规律，掌握各种养生方法，保持形神和谐协调；而现在人之所以早衰，是因为不懂养生之道，醉酒行房，以致精气耗竭，真元匮乏。通过对比，回答了黄帝提出的问题，即人之寿命长短不在时世之异，而在人对养生的认识和态度不同。

【原文】

8005 帝曰：人年老而無子者，材力盡邪？將天數然也？

岐伯曰：女子七歲[1]腎氣盛，齒更髮長。二七而天癸至[2]，任脈通，太衝脈[3]盛，月事以時下，故有子。三七腎氣平均，故真牙生而長極[4]。四七筋骨堅，髮長極，身體盛壯。五七陽明脈衰，面始焦[5]，髮始墮。六七三陽脈衰於上，面皆焦，髮始白。七七任脈虛，太衝脈衰少，天癸竭，地道不通[6]，故形壞而無子也。

丈夫八歲[1]腎氣實，髮長齒更。二八腎氣盛，天癸至，精氣溢寫，陰陽和[7]，故能有子。三八腎氣平均，筋骨勁強，故真牙生而長極。四八筋骨隆盛，肌肉滿壯。五八腎氣衰，髮墮齒槁。六八陽氣衰竭於上，面焦，髮鬢頒白[8]。七八肝氣衰，筋不能動。八八天癸竭，精少，腎藏衰，形體皆極[9]，則齒髮去。

腎者主水[10]，受五藏六府之精而藏之，故五藏盛，乃能寫[11]。今五藏皆衰，筋骨解墮，天癸盡矣，故髮鬢白，身體重，行步不正，而無子耳。

帝曰：有其年已老，而有子者，何也？

岐伯曰：此其天壽過度，氣脈常通，而腎氣有餘也。此雖有子，男不過盡八八，女不過盡七七，而天地之精氣[12]皆竭矣。

帝曰：夫道者年皆百數，能有子乎？

岐伯曰：夫道者能卻老而全形[13]，身年雖壽，能生子也。

（《素問·上古天真論》）

【校注】

（1）七岁、八岁：古人根据男女两性不同的发育过程总结出的约数。

（2）天癸至：天癸是肾气充盛产生的促进生长及生殖功能发育、成熟、旺盛的精微物质。天，先天。癸，癸水。至，极，充盛。

（3）太冲脉：即冲脉。

（4）真牙生而长极：智齿生出，发育健全。真，通"巅"，真牙，即智齿。长极，发育完全，成熟。

（5）焦：通"憔"，即憔悴。

（6）地道不通：指月经停止来潮。地道，指月经通行之道。

（7）阴阳和：指男女媾和。一说指男子气血阴阳调和。

（8）颁白：即斑白，指头发黑白相杂，俗称花白。

（9）天癸竭，精少，肾脏衰，形体皆极：此十二字原在"七八肝气衰，筋不能动"句后，今据《素问绍识》中丹波元简所言移此。

（10）主水：指肾藏精的功能。

（11）五脏盛，乃能泻：五脏精气盛满，乃泻藏于肾。一说五脏盛肾乃能泄精。

（12）天地之精气：男女的天癸精气。天地，指男女。精气，指天癸。

（13）却老而全形：防止衰老而保全形体。

【按语】

1.男女生长壮老的规律 女子七至二七，男子八至二八，为生长发育期，表现为齿更发长，天癸发育日渐成熟，女子月事应时而下，男子开始有排精现象，具备生殖功能。女子三七至四七，男子三八至四八，为壮盛期，主要表现为牙齿生长齐全，筋骨坚强，体格壮盛，发长极。女子五七至七七，男子五八至八八，为衰退期，主要表现为阳明脉气渐衰，面色逐渐憔悴，发枯白脱落，天癸渐竭，精气渐亏，最终丧失生殖能力。

2. 肾与生长发育和生殖的关系　人体的生殖能力与肾密切相关。"女子七岁，肾气盛，……丈夫八岁，肾气实"，直至七七、八八天癸竭尽，都取决于肾气的盛衰变化，并与脏腑后天的功能活动密切相关。先天之精由父母遗传而来，藏于肾，精化为气，乃为先天之真气。肾气由先天、后天共同化生。肾气不仅决定着人体生殖功能的盛衰，而且也决定着人体脏腑组织器官的发育生长。

经文还对年老有子说明了原因。女子七七、男子八八，肾气衰，天癸竭，即丧失生育能力，这是一般情况；但天寿过度、气脉尚通、肾气有余的人，天癸未竭，亦可有生育能力；更有对养生之道有深厚造诣的人，"能却老而全形"，即使到了百岁，仍有生育能力，这是特殊情况。可见养生与长寿、生育能力密切相关。

3. "肾者主水，受五脏六腑之精而藏之，故五脏盛，乃能泻"的理解　经文说明肾不仅藏先天之精，而且还藏脏腑活动化生的后天之精。肾藏先天之精，即为形成胚胎的最原始的物质，又化为出生后维持生命的基本物质，而它之所以泉源不竭，又全在于其他脏腑的后天活动化生精气进行滋养，才得以不断化生，两者是相互依赖、相互为用的辩证关系。

4. 冲任二脉在女子生长发育中的作用　"二七而天癸至，任脉通，太冲脉盛，月事以时下，故有子。……七七任脉虚，太冲脉衰少，天癸竭，地道不通，故形坏而无子也。"这段文字说明了冲任二脉的重要性。冲任二脉之气血旺盛，月事才能正常来潮；妊娠期间，月经停止，冲任二脉之气血供养胎儿；哺乳期间，冲任二脉之气血供乳汁所需，所以仍无月经。因此，冲任之说，在妇科学中，成为生理病理的重要理论之一。后世医家把调理冲任二脉作为治疗妇科病的重要原则，就是这一理论的具体应用。

5. 关于"女子七岁""男子八岁"的理解　经文在讨论人体生命过程时提到女子以"七"为基数，男子以"八"为基数，此当是古人通过长期观察总结出来的经验数，是符合实际的。至于其理论解释，历代医家则各不相同，唐·王冰提出"七"为少阳之数，"八"为少阴之数，而"阴阳气和，乃能生成其形体"，故女子合少阳之数"七"，男子合少阴之数"八"。至于唐·王冰所言"老阴之数极于十，少阴之数次于八"，今人李今庸在《读古医书随笔》中云："然'天地之至数'则是'始于一终于九'，……根据'阳数进，阴数退'的规律，'七'为少阳之数，'九'为老阳之数，'八'为少阴之数，'六'为老阴之数。"可参。

【原文】

8006　黄帝曰：余聞上古有眞人⁽¹⁾者，提挈天地，把握陰陽⁽²⁾，呼吸精氣⁽³⁾，獨立守神⁽⁴⁾，肌肉若一⁽⁵⁾，故能壽敝天地⁽⁶⁾，無有終時，此其道生⁽⁷⁾。

中古之時，有至人者，淳德全道⁽⁸⁾，和於陰陽，調於四時，去世離俗⁽⁹⁾，積精全神，游行天地之間，視聽八達⁽¹⁰⁾之外，此蓋益其壽命而強者也。亦歸於眞人。

其次有聖人者，處天地之和，從八風⁽¹¹⁾之理，適嗜欲於世俗之間，無恚嗔之心，行不欲離於世，被服章⁽¹²⁾，舉不欲觀於俗⁽¹³⁾，外不勞形於事，內無思想之患，以恬愉爲務，以自得爲功⁽¹⁴⁾，形體不敝，精神不散，亦可以百數。

其次有賢人者，法則天地，象似日月⁽¹⁵⁾，辯列星辰⁽¹⁶⁾，逆從陰陽，分別四時，將從上古合同於道，亦可使益壽而有極時。

（《素问·上古天真論》）

【校注】

（1）真人：谓修真得道，精神返于至真之人。下文"至人""圣人""贤人"依次分类，以示其养生水平高低不同。

（2）提挈天地，把握阴阳：把握自然界阴阳变化的规律。提挈，即把握。

（3）呼吸精气：即气功中的吐纳调息。

（4）独立守神：即气功中的调神方法，指能自主地控制和调节精神。独立，自我主宰、控制。守神，即精神内守而不外驰。

（5）肌肉若一：肌肤始终保持青春不衰。一说为气功中调身技术，即全身筋骨肌肉协调统一。

（6）寿敝天地：指长生不老与天地共存。敝，穷尽。

（7）道生：因行为符合养生之道而长生。吴崑曰："以其道成，故能长生。"

（8）淳德全道：具有淳朴敦厚品德，全面把握养生之道。

（9）去世离俗：谓避开世俗习气的干扰。王冰曰："心远世纷，身离俗染。"

（10）八达：即八远，远及八方。

（11）八风：即四正四隅八方之风，各依节气相应而至。

（12）被服章：《新校正》云："详'被服章'三字疑衍，此三字上下文不属。"可从。

（13）举不欲观于俗：王冰曰："圣人举事行止虽常在时俗之间，然其见为，则与时俗有异尔。"

（14）以恬愉为务，以自得为功：马莳曰："以恬恢愉悦为要务，以悠然自得为己功。"

（15）象似日月：仿效日月昼夜盈亏隐现规律以养生。

（16）辩列星辰：据天象变化而行养生之法。辩，通"辨"。列，位次。

【按语】

1. 养生方法的实际应用举例 经文列举了真人、至人、圣人、贤人的养生观，其养生方法有以下几种：一是把握天地阴阳变化规律，强调顺应四时节序，达到人与自然、人与天地的和谐统一。如"和于阴阳，调于四时""法则天地，象似日月""处天地之和，从八风之理"等。二是重视调摄精神，超越世俗观念的束缚，摆脱外力的阻隔和压迫，实现精神的绝对自由，与道融合为一。如"去世离俗，积精全神""行不欲离于世，举不欲观于俗"等。三是施行专门的养生技术，即健身气功的调神、调息、调身相结合。调神要通过"恬恢虚无"排除杂念，进入"精神内守""传精神""独立守神"的精神专一的意守状态；调息是通过调节呼吸、增强呼吸功能和清浊之气的交换，促进真气的运行，即"呼吸精气"；调身是调整形体、放松全身，以利真气运行，即"肌肉若一"。

2. 先秦道家思想对《内经》养生理论和方法的影响 经文中的"德""道"源于《老子》，"真人""至人"首见于《庄子》，精气、守神、积精全神等均系道家术语。在养生观上，本于道家的天道观，道法自然，养生法道，奉养天真，返本归原；在养生原则上，以道法清静为指导，排出世俗物欲，保持恬愉淡泊，颐养天真之气；在养生方法上，重视"术数"。《素问·上古天真论》"呼吸精气，独立守神，肌肉若一""象似日月，辩列星辰"等亦似道家养生之术。总之，道家对《内经》养生思想的影响，是奠定中医养生学基本格调的重要因素，对于我们今天强调自身保健，建立健康的生活方式，以协调机体内外环境，增强自身的抗病力和协调能力，发扬中华民族的养生传统具有现实意义。

三

【原文】

8007　春三月⁽¹⁾，此謂發陳⁽²⁾。天地俱生，萬物以榮，夜臥早起，廣步於庭，被髮緩形⁽³⁾，以使志生；生而勿殺，予而勿奪，賞而勿罰，此春氣之應，養生之道也。逆之則傷肝，夏爲寒變⁽⁴⁾，奉長者少⁽⁵⁾。

夏三月，此謂蕃秀⁽⁶⁾。天地氣交，萬物華實⁽⁷⁾，夜臥早起，無厭於日，使志無怒，使華英成秀⁽⁸⁾，使氣得泄，若所愛在外⁽⁹⁾，此夏氣之應，養長之道也。逆之則傷心，秋爲痎瘧，奉收者少，冬至重病⁽¹⁰⁾。

秋三月，此謂容平⁽¹¹⁾。天氣以急，地氣以明⁽¹²⁾，早臥早起，與雞俱興，使志安寧，以緩秋刑⁽¹³⁾，收斂神氣，使秋氣平，無外其志，使肺氣清，此秋氣之應，養收之道也。逆之則傷肺，冬爲飧泄，奉藏者少。

冬三月，此謂閉藏⁽¹⁴⁾。水冰地坼⁽¹⁵⁾，無擾乎陽，早臥晚起，必待日光，使志若伏若匿，若有私意，若已有得，去寒就溫，無泄皮膚，使氣亟奪⁽¹⁶⁾，此冬氣之應，養藏之道也。逆之則傷腎，春爲痿厥⁽¹⁷⁾，奉生者少。

（《素問·四氣調神大論》）

【校注】

（1）春三月：按节气指从立春起到立夏为止的三个月时间。

（2）发陈：王冰曰："春阳上升，气潜发散，生育庶物，陈其姿容，故曰发陈也。"

（3）被发缓形：披散开头发，宽松衣带，使形体舒展无拘束。被，同"披"。

（4）寒变：指寒性的病变。根据五行相生的规律来讲，即木伤则火难生。

（5）奉长者少：供给夏季长养之气减少。下文"奉收""奉藏""奉生"之义亦是如此。

（6）蕃秀：形容夏季万物生长茂盛的自然景象。

（7）华实：意为开花结实。华，同"花"。

（8）华英成秀：指精神饱满。张介宾曰："华英，言神气也。"秀，茂盛，秀美，引申为旺盛、充沛。

（9）若所爱在外：是指阳气应宣发于外，应汗出于外。又，马莳曰："若有所爱于外，而无所郁。"指心情舒畅外向。可参。

（10）冬至重病：丹波元简曰："据前后文例，四字恐剩文。"可从。

（11）容平：指秋季气象平定，万物成熟，形态平定，不再生长的自然景象。容，万物之容貌。平，平定。

（12）天气以急，地气以明：杨上善曰："天气急者，风清气凉也。地气明者，山川景净也。"

（13）秋刑：盖秋天的气候能使草木凋谢，能使人体内的阳气收敛，所以称之为"秋刑"。

（14）闭藏：形容冬季阳气闭藏，生机潜伏的自然景象。

（15）坼（chè）：裂开、分裂。

（16）无泄皮肤，使气亟夺：勿令频繁汗出，使阳气耗散。亟，多次、频数之意。夺，耗夺，剥夺。

（17）痿厥：指四肢软弱无力而逆冷。

【原文】

8008　逆春氣則少陽不生，肝氣內變⁽¹⁾；逆夏氣則太陽不長，心氣內洞⁽²⁾；逆秋氣則太陰⁽³⁾不收，肺氣焦滿⁽⁴⁾；逆冬氣則少陰⁽³⁾不藏，腎氣獨沉⁽⁵⁾。夫四時陰陽者，萬物之根本也。所以聖人春夏養陽，秋冬養陰⁽⁶⁾，以從其根，故與萬物沉浮於生長之門⁽⁷⁾。逆其根，則伐其本，壞其眞矣。

故陰陽四時者，萬物之終始也，死生之本也，逆之則災害生，從之則苛疾⁽⁸⁾不起，是謂得道⁽⁹⁾。道者，聖人行之，愚者佩⁽¹⁰⁾之。從陰陽則生，逆之則死；從之則治，逆之則亂。反順爲逆，是謂內格⁽¹¹⁾。

（《素問·四氣調神大論》）

【校注】

（1）肝气内变：肝气内郁而发生病变。变，即变动，病变。

（2）心气内洞：心气内虚不足。洞，即空虚。

（3）太阴、少阴：丹波元简曰："以太阳、少阳例推之，此以时令而言之，乃太阴、少阴疑是互误。"可从。

（4）肺气焦满：肺热叶焦，胸中胀满。张介宾曰："逆秋气，则太阴之令不收，而肺热叶焦，为胀满也。"

（5）肾气独沉：肾气失藏而下泄为病。独沉，《甲乙经》《太素》均作"浊沉"。浊，乱也，引申为失常。沉，坠也，引申为下泄。

（6）春夏养阳，秋冬养阴：春夏顺从生长之气蓄养阳气，秋冬顺从收藏之气蓄养阴气。即春养生，夏养长，秋养收，冬养藏。

（7）与万物沉浮于生长之门：意为人同自然万物一样，在生长收藏的生命过程中运动发展。沉浮，犹言降升，意为运动。门，门径，道路。

（8）苛疾：严重疾病。王冰曰："苛者，重也。"苛，严重疾病；疾，小恙。

（9）得道：指掌握了养生之道。

（10）佩：通"倍"，违反之意。《荀子·大略》云："一佩易之。"杨倞注："佩，或为倍。"《说文》云："倍，反也。"

（11）内格：人体脏腑气血活动与自然阴阳变化不相适应。王冰曰："格，拒也。谓内性格拒于天道也。"

【按语】

1. 四时养生方法　经文论述了顺应四时与昼夜阴阳消长变化规律的养生方法：一是顺应四时春生、夏长、秋收、冬藏的气候变化，遵循"春夏养阳，秋冬养阴"的养生原理，调摄人的形体活动、饮食起居和精神情志；二是顺应昼夜阳气生发、隆盛、虚衰的变化规律，调节起居活动，保护人体阳气，免受外邪侵袭，防止疾病发生。

2. "春夏养阳，秋冬养阴"理论　经文以"四时阴阳者，万物之根本"为理论依据，提出了"春夏养阳，秋冬养阴"的养生原则。"春夏养阳，秋冬养阴"的本义是指春夏养阳，即养生养长，秋冬养阴，即养收养藏。春夏阳气生长，养生应助养阳气；秋冬阳气收藏，养生应蓄养阴精。后世医家对《内经》这一养生原则有所发挥，主要有以下几种：

一是以唐·王冰为代表，从阴阳互制而论，认为：春夏阳盛，宜食寒凉以制其阳，"全阴则阳气不极"；秋冬阴盛，宜食温热以抑其阴盛，"全阳则阴气不穷"。养，即制也，通过互制，达到互养，使阴阳不偏，平衡协调。

二是以明·张介宾为代表，从阴阳互根而论，认为：阳为阴之根，养春夏之阳是为了养秋冬之阴，故春夏应避风凉生冷，以免伤其阳气而患疟泻等病；阴为阳之基，养秋冬之阴是为了养春夏之阳，故秋冬应忌纵欲过热，以免伤其阴气而患火证。

三是以清·张志聪为代表，从阴阳虚盛而论，认为："春夏之时，阳盛于外而虚于内；秋冬之时，阴盛于外而虚于内。故圣人春夏养阳，秋冬养阴，以从其根而培养也。"其意以内为根：春夏人的阳气内虚，故养阳为从其根；秋冬人的阴气内虚，故养阴以从其根。

四是以明·马莳、清·高世栻为代表，从顺应四时规律立论。因为万物生于春、长于夏、收于秋、藏于冬，人亦应之，所以春夏当顺应生长之气以养阳、秋冬当顺应收藏之气以养阴。

【原文】

8009　是故聖人不治已病治未病，不治已亂治未亂，此之謂也。夫病已成而後藥之，亂已成而後治之，譬猶渴而穿井，鬭而鑄錐⁽¹⁾，不亦晚乎！

（《素問·四氣調神大論》）

【校注】

（1）錐：指兵器，武器。

【按语】

《内经》十分强调疾病的早期诊断治疗，以及早期预防的重要性。在疾病早期或未发病时治疗，可以收到更好的治疗效果；如果发病或久病后再治疗，就会因疾病病机复杂、病邪羁绊缠绵，而使治疗的难度加大。故《内经》"治未病"思想主要包含两个方面，其一是未病先防，其二是既病防变，并得到了后世医家的倡导与发扬，如东汉·张仲景在《金匮要略》中亦云："夫治未病者，见肝之病，知肝传脾，当先实脾。"

四

【原文】

8010　黄帝曰：便其相逆者奈何⁽¹⁾？

岐伯曰：便此者，食飲衣服，亦欲適寒溫，寒無悽愴⁽²⁾，暑無出汗。食飲者，熱無灼灼，寒無滄滄，寒溫中適，故氣將持。乃不致邪僻⁽³⁾也。

（《靈樞·師傳》）

【校注】

（1）便其相逆者奈何：杨上善曰："谓适于口则害于身，违其心而利于体者奈何。"又，张介宾曰："谓于不可顺之中，而复有不得不委曲以便其情者也。"二者互参。

（2）凄怆：亦作凄沧，言寒冷甚。

（3）不致邪僻：谓不生病灾。致，招致。邪僻，泛指邪气。

【按语】

《内经》在饮食调节方面主张以下几点：一是要如《素问·生气通天论》所云"谨和五味"，要求各种食物合理搭配，谷肉果菜五味调和，无令有偏，使气味匀平和谐，满足人体精气化生的需要。忌五味偏嗜、肥甘厚味偏嗜及以酒为浆等。二是饮食以时，按照人体的生理节律及四季气候特点，选择适宜的食物并按时进食。其他还有控制食量的饥饱适中、讲究食法的美其食等。要之，总以食饮有节、谨和五味为原则。三是调适寒温，切勿过寒过热，做到"热无灼灼，寒无沧沧"。

《素问》《灵枢》篇目主要内容介绍

现存的《内经》一书包括《素问》《灵枢》两部分，各 9 卷 81 篇，共 162 篇文献。现存《素问》篇目顺序经过唐·王冰的重新编次和增补，有一定规律可循，但已与梁·全元起所记载的顺序有较大的差异。现存《灵枢》的篇章顺序在流传过程中的变化已不可考，其卷次和篇目顺序与其学术系统没有明显的对应关系。具体见附表 1 和附表 2。

附表 1 《素问》篇目主要内容与类属表

篇名	主要内容	类属
上古天真论篇第一 四气调神大论篇第二	养生理论基础、原则与方法 四时养生理论与方法，治未病	养生学说
生气通天论篇第三 金匮真言论篇第四 阴阳应象大论篇第五 阴阳离合论篇第六 阴阳别论篇第七	生气通天，阳气的重要性与功能，阴阳的关系 阴阳学说的运用，五行归类，季节多发病 阴阳五行学说的理论与其在医学中的应用 阴阳对立统一法则与运用，三阴三阳经脉离合 以阴阳分析脉象属性、经脉的发病情况	精气、阴阳、五行学说
灵兰秘典论篇第八 六节藏象论篇第九 五脏生成篇第十 五脏别论篇第十一	脏腑的功能和相互关系 论天度气数，脏腑的功能及其与时令的关系 五脏相关及其与体内外组织、环境的联系 脏腑的功能特点，寸口脉诊病原理	藏象学说
异法方宜论篇第十二 移精变气论篇第十三 汤液醪醴论篇第十四	地域影响疾病的发生与治法，因地制宜 治法随时代发展，精神疗法 治法与时俱进，治病原理原则，水肿病病机治法	论治学说
玉版论要篇第十五 诊要经终论篇第十六 脉要精微论篇第十七 平人气象论篇第十八 玉机真脏论篇第十九 三部九候论篇第二十 经脉别论篇第二十一	色脉诊法 因时诊病刺治原则，十二经脉气终绝症状 诊法的原理、原则，脉诊及多种诊法应用 平人脉象特点，五脏平病死脉，虚里尺肤诊法 四时五脏平、病、真脏脉，五脏虚实、病传规律 三部九候诊脉法 影响经脉的因素，饮食精微的输布与诊脉原理	诊法学说
脏气法时论篇第二十二 宣明五气篇第二十三 血气形志篇第二十四	五脏法四时，五脏功能特性与治疗特点 五脏生理病理及病证的诊治特点 六经血气多少，脏腑背俞，形志苦乐证治	天人相应学说

续表

篇名	主要内容	类属
宝命全形论篇第二十五	人应天地，五行相克关系，行针方法与候气	天人相应学说
八正神明论篇第二十六	据四时八正、虚实进行诊断、针刺疾病	
离合真邪论篇第二十七	气候对经脉的影响，针刺补泻方法与宜忌	
通评虚实论篇第二十八	虚实的概念、意义及其四时逆从关系	
太阴阳明论篇第二十九	太阴阳明生理病理与四时的关系，脾不主时	
阳明脉解篇第三十	阳明经脉的病证	
热论篇第三十一	外感热病的概念、演变规律与治疗	病证学说
刺热篇第三十二	五脏热病症状、色诊与针刺治疗	
评热病论篇第三十三	几种热病变证的病机、证候与治疗	
逆调论篇第三十四	阴阳、营卫、水火、经络失调引起的疾病	
疟论篇第三十五	疟疾的因机证治	
刺疟篇第三十六	疟疾的分证与刺治方法	
气厥论篇第三十七	脏腑寒热相移之病变	
咳论篇第三十八	咳嗽的因机证治	
举痛论篇第三十九	疼痛的病机、分证诊断，气机失调的病因病机	
腹中论篇第四十	腹中几种病证的病因、病机与诊治	
刺腰痛篇第四十一	腰痛的经脉辨证与针刺治疗	
风论篇第四十二	风邪的特性与所致病证	
痹论篇第四十三	痹病的病因、发病、病机、辨证、治则	
痿论篇第四十四	痿病的病因病机与治疗原则	
厥论篇第四十五	多种厥证的病因病机、症状与治疗	
病能论篇第四十六	几种病证的证候、病因病机与诊治	
奇病论篇第四十七	几种奇特疾病的病因病机、症状与治法	
大奇论篇第四十八	几种少见病证的脉象、病机与预后	
脉解篇第四十九	以四时阴阳变化说明六经经脉病证	
刺要论篇第五十	针刺浅深的理论、原则，针刺不当所致病证	针刺疗法
刺齐论篇第五十一	五体针刺浅深的法度	
刺禁论篇第五十二	禁刺的部位与病证，误刺后果，脏腑功能特性	
刺志论篇第五十三	虚实的要点与针刺补泻原则	
针解篇第五十四	针刺补泻的原则与方法，九针的意义与用途	
长刺节论篇第五十五	几种疾病的刺法	
皮部论篇第五十六	皮部的概念与病理意义	经络学说 针刺疗法
经络论篇第五十七	经络色泽变化的规律与诊断意义	
气穴论篇第五十八	三百六十五穴位的分布，热病、水病专穴	
气府论篇第五十九	各经脉气所发腧穴的数目与分布	
骨空论篇第六十	风、水等病的骨孔腧穴，任冲督的循行、病治	
水热穴论篇第六十一	水病、热病的治疗腧穴，因时取穴的意义	
调经论篇第六十二	调治经脉的意义，经脉的病因病机与治疗	
缪刺论篇第六十三	缪刺的原理与应用	
四时刺逆从论篇第六十四	顺时而刺的原理与违之的危害	
标本病传论篇第六十五	据标本缓急而刺的原则，病传规律与预后	
天元纪大论篇第六十六	天地运气变化的一般规律	五运六气学说
五运行大论篇第六十七	五运与六气的运行规律，与人及万物的关系	
六微旨大论篇第六十八	天道六六之节，地理六节气位，运气主岁时	
气交变大论篇第六十九	五运之气在气交中发生的太过、不及变化	
五常政大论篇第七十	五运六气主时的气象、物候变化及发病	
六元正纪大论篇第七十一	六气司天在泉及五运值年的正常异常与治则	
刺法论篇第七十二（遗篇）	五运六气失常而发病的针刺方法	
本病论篇第七十三（遗篇）	运气失常为病的原由	
至真要大论篇第七十四	五运六气致病的证候规律、诊断与治则	

续表

篇名	主要内容	类属
著至教论篇第七十五	医道须知三才，三阳并至的发病情况	
示从容论篇第七十六	举肝脾肾虚脉证，示援物比类、从容辨析之法	
疏五过论篇第七十七	陈述医生在诊治上的五种过失	
征四失论篇第七十八	陈述医生在治病中的四失	杂论
阴阳类论篇第七十九	三阴三阳的意义，脉证与死期	
方盛衰论篇第八十	阴阳气多少而发厥，五脏气虚之梦，诊有十度	
解精微论篇第八十一	泪涕与心肾神志、水火阴阳的关系	

附表 2 《灵枢》篇目主要内容表

篇名	主要内容
九针十二原第一	九针名称、形状、应用，针刺原则与手法，十二原穴
本输第二	论井、荥、输、原、经、合穴的名称与位置
小针解第三	解释《九针十二原》篇针刺的各种用法
邪气脏腑病形第四	邪气中人的不同情况，脏腑病脉病形与针刺方法
根结第五	各经根结部位、穴名，开阖枢的作用，因人而刺
寿夭刚柔第六	阴阳刚柔体质与寿夭的关系，因病而刺的原则，寒痹药熨法
官针第七	九种针具的性能与适应证，因病而刺的多种刺法
本神第八	神的生成、分类、与五脏关系，情志致病的证候、机理，神在针刺中的意义
终始第九	针刺补泻原则，针刺取效标准与不同取穴方法
经脉第十	十二经脉与十五络脉的循行、病证与针治原则
经别第十一	十二经别的循行，阴阳表里经脉的离合与出入配合
经水第十二	以天人相应说明十二经脉气血多少、循行及因人而刺的原则
经筋第十三	十二经筋的循行、病证与治疗原则
骨度第十四	常人身形尺寸与诸部位骨骼长短、大小、宽窄，为取穴之依据
五十营第十五	经脉之气在体内的运行规律
营气第十六	营气的形成与循行规律
脉度第十七	十二经脉与跷督任脉的长度，五脏与七窍的关系，跷脉的循行
营卫生会第十八	营卫的生成、运行及其与睡眠的关系，三焦部位与功能特点
四时气第十九	四时气候对人体的影响、因时而刺，六腑证候、病理与针治
五邪第二十	邪气入五脏的病证与治疗经穴
寒热病第二十一	几种寒热病的证治预后，天牖五部的部位和主治，针刺原则
癫狂第二十二	癫狂的病因、类型与针灸方法
热病第二十三	热病的证候、诊断、预后，以及针刺治疗的方法、穴位和禁忌
厥病第二十四	经气上逆之心痛、头痛及肠寄生虫病等的证候及刺法
病本第二十五	病证标本及标本先后的针刺原则

续表

篇名	主要内容
杂病第二十六	多种病证的证候、诊断和针治方法
周痹第二十七	周痹、众痹及其鉴别诊断，痹病的治则
口问第二十八	病因概述，十二奇邪走空窍之病的病因、病机及其证治
师传第二十九	察病人所恶所欲论病机、治疗，望外形测内脏常变与盛衰
决气第三十	精、气、津、液、血、脉六气的生理、病候，六气的后天之源
肠胃第三十一	消化道各器官的大小、长短和部位
平人绝谷第三十二	胃肠大小、容积、功能及其对生命的意义
海论第三十三	髓海、血海、气海、水谷之海的腧穴及有余不足的证候与治则
五乱第三十四	阴阳清浊营卫之气紊乱的五种情况及其针刺治疗
胀论第三十五	胀病的分类与病因、病机、诊断、治疗
五癃津液别第三十六	津液的区别、分类及其生理、病理，水液代谢的过程与障碍
五阅五使第三十七	头面官窍与五脏的关系及其诊断意义
逆顺肥瘦第三十八	因人而刺的原理、原则，十二经脉的循行方向
血络论第三十九	刺络出血的几种情况，滞针的原理
阴阳清浊第四十	清浊之气的性质、分布与针刺方法
阴阳系日月第四十一	以天人相应论人体不同部位、经脉的阴阳属性及其针刺原则
病传第四十二	疾病传变规律与预后
淫邪发梦第四十三	梦的生成原理与诊断意义
顺气一日分为四时第四十四	病因概述，疾病日夜轻重变化的规律、原理，针刺五变之理
外揣第四十五	以外知内的诊断学原理
五变第四十六	疾病发生中体质因素的意义，五种病证的体质学基础及其外候
本脏第四十七	血气精神、脏腑的功能，脏腑的形态与病理特性，以外知内的诊断学原理
禁服第四十八	经脉之于针刺的意义，人迎、寸口脉对比诊法
五色第四十九	面部色诊的原理、方法，色脉合参察疾病间甚与传变
论勇第五十	体质与发病及疼痛耐受的关系，勇怯之士的身形特点
背腧第五十一	背部五脏俞穴的部位及灸治补泻方法
卫气第五十二	十二经脉标本部位，胸腹头胫四气街的部位、主病及针刺
论痛第五十三	不同体质对刺灸药物的不同耐受程度及原理
天年第五十四	人的胚胎生成与生长衰老过程，决定寿夭的因素
逆顺第五十五	论针刺治疗的时机
五味第五十六	食物五味分类、作用原理及其食用宜忌
水胀第五十七	水胀、肤胀、鼓胀、肠覃、石瘕的病因病机、鉴别诊断、治则
贼风第五十八	疾病发生原理与"因加而发"，祝由疗法原理

续表

篇名	主要内容
卫气失常第五十九	卫气滞于胸腹与筋骨皮肉病的诊治，年龄身形差异的病理特点
玉版第六十	论疾病早期预防、诊断、治疗，五逆的表现，针的利与害
五禁第六十一	病之五夺、五逆，刺之五禁
动输第六十二	手太阴、足阳明、足少阴之输独动的道理，营卫受邪时的循环
五味论第六十三	五味与脏腑经络的关系及其病理意义
阴阳二十五人第六十四	体质的五行分类，二十五人的生理特点、形气特征、病邪易感性及其不同的治疗方法
五音五味篇第六十五	二十五人的病证调治方法，五音所属类型与五味五脏的关系
百病始生第六十六	疾病发生的原因、机理、传变规律，积病的病因病机、证候
行针第六十七	不同体质对针刺的不同反应
上膈第六十八	隔食症中属于下脘虫积成痈的病因、症状和疗法
忧恚无言第六十九	各种发音器官的功能与病理，失音症的病因与刺治方法
寒热第七十	瘰疬的成因、诊断、治疗、预后
邪客第七十一	邪客不眠的病机、治法，营卫宗气的循行与功能，天人相应的现象，持针纵舍的意义与方法，手太阴厥阴经屈折出入的循行，手少阴经无腧穴的道理，八虚可候五脏病变
通天第七十二	阴阳太少五人的生理人格特征，因人而治的法则
官能第七十三	根据生理、病理的用针及补泻原则，治病天忌，因人施教
论疾诊尺第七十四	论诊尺肤与诊目、诊齿的方法与应用，诊妊娠与小儿病的方法
刺节真邪第七十五	五节刺法，刺五邪之法，针刺的作用原理与具体针刺方法，真气、正气、邪气关系，邪入不同部位发为不同病证
卫气行第七十六	卫气的循行与天体运行及针刺的关系
九宫八风第七十七	根据天体运行规律推知气候变化及对人的生理、病理的影响
九针论第七十八	九针的起源、命名、形状、适应证与禁忌，以五脏为中心的生理、病理及相关事物归类，六经气血多少与表里配合
岁露论第七十九	疟疾发作迟早的原因，月相与人的生理、发病关系，时令、气候与发病的关系
大惑论第八十	目、视觉与脏腑的关系，眩惑、善忘等病证的病机与治疗
痈疽第八十一	痈与疽的病因、病机、鉴别，各种痈疽命名、证治、预后

《内经》十三方介绍

《内经》中提出了13首方剂，通称"内经十三方"，系我国早期运用方剂治疗疾病的经验总结，现简述于下。

一、汤液醪醴

【原文】

黃帝問曰：爲五穀湯液及醪醴奈何？

岐伯對曰：必以稻米，炊之稻薪，稻米者完，稻薪者堅。

帝曰：何以然？

岐伯曰：此得天地之和，高下之宜，故能至完，伐取得時，故能至堅也。

（《素問·湯液醪醴論》）

【按语】

汤液和醪醴都是以五谷作为原料，经过酿制而成，其清稀液薄的叫汤液，稠浊甘甜的叫醪醴，古人用来作为五脏滋补之品。经文指出以稻米为最佳原料，以稻薪为最好燃料，可制出治疗疾病的汤液和醪醴，后世方剂中用到的粳米、秫米、薏米、赤小豆、白扁豆、绿豆、浮小麦、红枣等，都是从汤液醪醴发展而来的。

二、鸡矢醴

【原文】

黃帝問曰：有病心腹滿，旦食則不能暮食，此爲何病？

岐伯對曰：名爲鼓脹。

帝曰：治之奈何？

岐伯曰：治之以雞矢醴，一劑知，二劑已。

帝曰：其時有復發者何也？

岐伯曰：此飲食不節，故時有病也。雖然其病且已，時故當病，氣聚於腹也。

（《素問·腹中論》）

【按语】

矢，同屎。鸡矢醴可以鸡矢白晒干焙干，用米酒煎汤而成，可以调脾胃、行气机，治疗湿热积滞而成的鼓胀。鸡矢白性微寒，无毒，能利水泄热消积。后世常用此品与鸡内金同用研末，水吞服，治疗小儿消化不良的腹胀。

三、乌鲗骨藘茹丸

【原文】

帝曰：有病胸脅支满者，妨於食，病至則先聞腥臊臭，出清液，先唾血，四支清，目眩，時時前後血，病名爲何？何以得之？

岐伯曰：病名血枯，此得之年少時，有所大脫血，若醉入房中，氣竭肝傷，故月事衰少不來也。

帝曰：治之奈何？復以何術？

岐伯曰：以四烏鲗骨一藘茹二物并合之，丸以雀卵，大如小豆，以五丸爲後飯，飲以鮑魚汁，利腸中及傷肝也。

（《素問·腹中論》）

【按语】

乌贼骨，又名海螵蛸，气味咸温而涩，主女子赤白漏下及血枯经闭，又能制酸止胃痛。藘茹，即茜草，气味甘寒，止血止崩，和血通经。麻雀卵、鲍鱼属血肉有情之品，补益精血，能治血枯精亏诸证。民国张锡纯所设名方安冲汤、固冲汤就是肇源于此。

四、生铁洛饮

【原文】

帝曰：有病怒狂者，此病安生？

岐伯曰：生於陽也。

帝曰：陽何以使人狂？

岐伯曰：陽氣者，因暴折而難決，故善怒也，病名曰陽厥。

帝曰：何以知之？

岐伯曰：陽明者常動，巨陽少陽不動，不動而動大疾，此其候也。

帝曰：治之奈何？

岐伯曰：奪其食即已，夫食入於陰，長氣於陽，故奪其食即已。使之服以生鐵洛爲飲，夫生鐵洛者，下氣疾也。

（《素問·病能論》）

【按语】

洛，通落。生铁落即锻铁时所见锤落之铁屑，其属金，性寒而重，故能坠热开结、平肝降痰，又能重镇心神，用治阳厥怒狂。历代临床常用其治疗癫痫、躁狂一类的神志病证，如清·程钟龄之生铁落饮，用此药与胆南星、贝母、橘红、菖蒲、远志、茯神、天冬、麦冬等配伍。

五、泽泻饮

【原文】

有病身熱解㑊，汗出如浴，惡風少氣，此爲何病？
岐伯曰：病名曰酒風。
帝曰：治之奈何？
岐伯曰：以澤瀉、术各十分，麋銜五分，合以三指撮爲後飯。

（《素問·病能論》）

【按语】

泽泻甘寒淡渗，能利水道，清湿热。白术苦温，能健脾燥湿止汗。麋衔即鹿衔草，性温平，补肾祛风湿，通络强筋骨，为治风湿之药。本方对湿热内蕴，汗出恶风，筋缓身重体倦之"酒风"，有一定的疗效。本方在服法方面提出了"为后饭"，是对服药时间的较早记载。《金匮要略》去麋衔，名泽泻饮，治心下有支饮，其人苦眩冒。

六、兰草汤

【原文】

帝曰：有病口甘者，病名爲何？何以得之？
岐伯曰：此五氣之溢也，名曰脾癉。夫五味入口，藏於胃，脾爲之行其精氣，津液在脾，故令人口甘也，此肥美之所發也，此人必數食甘美而多肥也，肥者令人內熱，甘者令人中滿，故其氣上溢，轉爲消渴。治之以蘭，除陳氣也。

（《素問·奇病論》）

【按语】

兰草，又称香草，即今之佩兰，《本经》认为兰草功效能"祛秽浊，主利水道，杀蛊毒"，可除腹中陈腐之气，故可治脾癉口甘。兰草汤治疗脾癉口甘，乃由数食肥甘厚味所致，脾气滞而不能输布津液，蓄积生湿化热，上泛于口，而见口甘之症。一味兰草，煎汤内服，可清化湿热、消胀除满。《王洪图内经临证发挥》认为佩兰与泽兰同用，更有佳效。

七、左角发酒

【原文】

邪客於手足少陰太陰足陽明之絡，此五絡皆會於耳中，上絡左角，五絡俱竭，令人身脈皆動，而形無知也，其狀若尸，或曰尸厥，刺其足大指內側爪甲上，去端如韭葉，後刺足心，後刺足中指爪甲上各一痏，後刺手大指內側，去端如韭葉，後刺手心主，少陰銳骨之端各一痏，立已，不已，以竹管吹其兩耳，鬄其左角之髮方一寸燔治，飲以美酒一杯，不能飲者灌之，立已。凡刺之數，先視其經脈，切而從之，審其虛實而調之，不調者經刺之，有痛而經不病者繆刺之，因視其皮部有血絡者盡取之，此繆刺之數也。

（《素問·繆刺論》）

【按语】

头发烧制，烧炭存性，即血余炭，性味苦涩微温，能消瘀止血，利窍；酒性温热，能温经散寒、活血通络。左角发酒对于突然气机逆乱，血瘀气阻所致之尸厥证，用之则通行经络、消瘀利窍、和畅气血，从而使经脉通，气血行，阴阳调和，神志清。后世临床多将血余炭用于各种出血类疾患，如《赤水玄珠》血余炭散，用此药配伍蒲黄、生地黄、甘草，水煎服，用治血淋。

八、寒痹熨法

【原文】

黄帝曰：刺寒痹内熱奈何？

伯高答曰：刺布衣者，以火焠之；刺大人者，以藥熨之。

黄帝曰：藥熨奈何？

伯高答曰：用淳酒二十升，蜀椒一升，乾薑一斤，桂心一斤，凡四種，皆㕮咀，漬酒中，用綿絮一斤，細白布四丈，并內酒中，置酒馬矢熅中，蓋封塗，勿使泄。五日五夜，出布綿絮曝乾之，乾復漬，以盡其汁。每漬必晬其日，乃出乾。乾，并用滓與綿絮，複布爲複巾，長六七尺，爲六七巾，則用之生桑炭炙巾，以熨寒痹所刺之處，令熱入至於病所，寒復炙巾以熨之，三十遍而止。汗出以巾拭身，亦三十遍而止。起步內中，無見風。每刺必熨，如此病已矣。此所謂內熱也。

（《靈樞·壽夭剛柔》）

【按语】

寒痹熨法棉布浸药酒熨贴以治寒痹，是现存较早的外治方法。《五十二病方》中虽然记载了多种单味药热熨，但《内经》提出的寒痹熨法则是多味药配合组方，较之《五十二病方》有很大发展。方中蜀椒辛辣性热、干姜辛散温热、桂心温经散寒，再得酒力增强药劲。药汁浸渍于布袋，再借助桑枝炭火的热力，在针刺前后，熨贴患处，施行三十遍，则通行营卫，通阳发汗，对寒痹疼痛有一定的疗效。此方为后世痹证外治提供了范例，在继承以上疗法基础上，针对内外因，结合药物治疗，在祛风、散寒、除湿的同时，加入益气、活血、行血、化瘀、舒筋通络之品，如桑枝、桂枝、鸡血藤、当归、乳香、没药、赤芍、红花、地黄等，配合药酒，疗效卓著。

九、马膏膏法

【原文】

足陽明之筋，起於中三指，結於跗上，邪外上加於輔骨，上結於膝外廉，直上結於髀樞，上循脅屬脊；其直者，上循骭，結於膝；其支者，結於外輔骨，合少陽；其直者，上循伏兔，上結於髀，聚於陰器，上腹而布，至缺盆而結，上頸，上挾口，合於頄，下結於鼻，上合於太陽。太陽爲目上網，陽明爲目下網；其支者，從頰結於耳前。其病足中指支脛轉筋，腳跳堅，伏兔轉筋，髀前腫，㿉疝，腹筋急，引缺盆及頰，卒口僻；急者，目不合，熱則筋縱，目不開，頰筋有寒，則急引頰移口，有熱則筋弛縱，緩不勝收，故僻。治之以馬膏，膏其急者；以白酒和桂，以塗其緩者，以桑鉤鉤之，即以生桑炭置之坎中，高下以坐等。以膏熨急頰，且飲美酒，噉美炙肉，不飲酒者，自强也，爲之三拊而已。治在燔針劫刺，以知爲數，以痛爲輸，名曰季春痹也。

（《靈樞·經筋》）

【按语】

马膏膏法是内外同治之法，用于治疗口眼喎僻之病。明·李时珍认为其病机是"风中血脉也。……寒则筋急而僻，热则筋缓而纵"。故治法宜"急者缓之，缓者急之。故用马膏之甘平柔缓，以摩其急，以润其痹，以通其血脉。用桂酒之辛热急束，以涂其缓，以和其荣卫，以通其经络。桑能治风痹，通节窍也。病在上者，酒以行之，甘以助之；故饮美酒，啖炙肉云"。此即在拘急的一侧涂以马膏滋养其筋，在弛缓的一侧涂白酒调和桂枝以温通经络，再用桑钩牵引，钩正其口角，并生桑炭火温润颊部，起到热敷作用。在外治的同时，饮酒行气血、通经络，食炙肉补体虚，以达治愈的目的。本方可用治寒温不和，经络受邪的嘴颊喎斜、口唇不正等症。

十、半夏秫米汤

【原文】

今厥氣客於五藏六府，則衛氣獨衛其外，行於陽，不得入於陰。行於陽則陽氣盛，陽氣盛則陽蹻陷，不得入於陰，陰虛，故目不瞑。

黃帝曰：善。治之奈何？

伯高曰：補其不足，寫其有餘，調其虛實，以通其道，而去其邪。飲以半夏湯一劑，陰陽已通，其臥立至。

黃帝曰：善。此所謂決瀆壅塞，經絡大通，陰陽和得者也。願聞其方。

伯高曰：其湯方以流水千里以外者八升，揚之萬遍，取其清五升，煮之，炊以葦薪火沸，置秫米一升，治半夏五合，徐炊，令竭爲一升半，去其滓，飲汁一小杯，日三稍益，以知爲度，故其病新發者，覆杯則臥，汗出則已矣。久者，三飲而已也。

（《靈樞·邪客》）

【按语】

半夏秫米汤是治疗不寐的方剂。半夏苦辛温，能和胃化痰而除满；秫米，甘而微寒，利肠胃而清郁热，能泄阳补阴，《本草纲目》谓其"大肠利阳不盛"。二药寒温配伍，可使卫气入于阴而失眠自愈。所谓流水千里，扬之万遍（甘澜水）性柔，也有交通阴阳的作用。此方临床可用于痰浊、食滞胃肠所导致的失眠、胸膈胀满。后世常用半夏与夏枯草配伍作为治疗失眠的对药，《冷庐医话》云："盖半夏得阴而生，夏枯草得阳而长，是阴阳配合之妙也。"

十一、豕膏

【原文】

癰發於嗌中，名曰猛疽。猛疽不治，化爲膿，膿不寫，塞咽，半日死。其化爲膿者，寫则合豕膏，冷食，三日而已。

（《靈樞·癰疽》）

【按语】

豕膏，即炼过滤净之猪脂油，性味甘微寒，无毒，可滑利血脉、补虚润肺，入膏药主诸疮。早在《五十二病方》中就有豕膏治病的记载。《千金要方》曾设猪膏酒用猪膏、姜汁煎汁加酒治肝劳虚寒。

十二、蔆翘饮

【原文】

發於脅，名曰敗疵。敗疵者，女子之病也，灸之，其病大癰膿，治之，其中乃有生肉，大如赤小豆，剉蔆翘草根各一升，以水一斗六升煮之，竭爲取三升，則強飲厚衣，坐於釜上，令汗出至足已。

（《靈樞·癰疽》）

【按语】

一说蔆，即菱角，《本草纲目》认为菱角可解丹石毒、酒毒、伤寒极热；翘，即连翘，善于清热解毒，消肿散结。二者并用，辅以蒸气熏之，可以清热解毒，使热毒以汗而出，败疵得愈。一说蔆翘，即连翘。单用连翘一味，就可以治疗败疵。败疵，指胁痈。金·李杲曰："胁者，肝之部也，如人多郁怒，故患此疮。"

十三、小金丹

【原文】

小金丹方：辰沙二兩，水磨雄黃一兩，葉子雌黃一兩，紫金半兩，同入合中，外固了，地一尺築地實，不用爐，不須藥制，用火二十斤煅之也；七日終，侯冷七日取，次日出合子，埋藥地中，七日取出，順日研之三日，煉白沙蜜爲丸，如梧桐子大，每日望東吸日華氣一口，冰水下一丸，和氣咽之，服十粒，無疫干也。

（《素問遺篇·刺法論》）

【按语】

本方中的辰砂、雄黄、雌黄、金箔辟瘟防疫常用药物，四味合用，可以镇心安神、辟秽解毒，对于疫疠流行有一定的防治作用。《内经》虽有疫病的相关论述，但到《肘后方》《诸病源候论》《千金要方》几部书才对疫病防治有了较为详细的阐发。清·周学海认为小金丹非《内经》原有，属后人伪托，其方应成于《诸病源候论》之后。本方的服食方也与道家的益气养生有关。

主要参考书目

《针灸甲乙经》   晋·皇甫谧

《脉经》   晋·王叔和

《黄帝内经太素》   唐·杨上善

《千金要方》   唐·孙思邈

《增广补注黄帝内经素问》   唐·王冰，北宋·林亿等校

《十四经发挥》   元·滑寿

《黄帝内经素问注证发微》   明·马莳

《黄帝内经灵枢注证发微》   明·马莳

《素问吴注》   明·吴崐

《类经》   明·张介宾

《内经知要》   明·李中梓

《黄帝内经素问集注》   清·张志聪

《黄帝内经灵枢集注》   清·张志聪

《黄帝素问直解》   清·高世栻

《素问经注节解》   清·姚绍虞

《素问释义》   清·张琦

《医经原旨》   清·薛雪

《素问悬解》   清·黄元御

《灵枢悬解》   清·黄元御

《素问灵枢类纂约注》   清·汪昂

《灵素节注类编》   清·章楠

《素问识》   日本丹波元简

《灵枢识》   日本丹波元简

《素问绍识》   日本丹波元坚

《内经讲义》   程士德 上海科学技术出版社 1984

《高等中医药院校教学参考丛书：内经》 程士德 人民卫生出版社 1987

《黄帝内经研究大成》   王洪图 北京出版社 1997

《内经选读》   王洪图 中国中医药出版社 1999

《中医药学高级丛书：内经》   王洪图 人民卫生出版社 2000

《内经选读》　　　　　　　　　　　　烟建华　学苑出版社　2004

《内经学术精粹析要》　　　　　　　　烟建华　学苑出版社　2006

《内经选读》　　　　　　　　　　　　王庆其　中国中医药出版社　2007

《内经选读》　　　　　　　　　　　　迟华基　高等教育出版社　2008

《中医经典百题精解丛书——内经》　　翟双庆　人民卫生出版社　2008

《内经选读》　　　　　　　　　　　　翟双庆　中国中医药出版社　2013

《内经讲义》　　　　　　　　　　　　翟双庆　中国中医药出版社　2016

全国中医药行业高等教育"十四五"规划教材

全国高等中医药院校规划教材（第十一版）

教材目录（第一批）

注：凡标☆号者为"核心示范教材"。

（一）中医学类专业

序号	书　名	主　编		主编所在单位	
1	中国医学史	郭宏伟	徐江雁	黑龙江中医药大学	河南中医药大学
2	医古文	王育林	李亚军	北京中医药大学	陕西中医药大学
3	大学语文	黄作阵		北京中医药大学	
4	中医基础理论☆	郑洪新		辽宁中医药大学	
5	中医诊断学☆	李灿东	方朝义	福建中医药大学	河北中医学院
6	中药学☆	钟赣生	杨柏灿	北京中医药大学	上海中医药大学
7	方剂学☆	李　冀	左铮云	黑龙江中医药大学	江西中医药大学
8	内经选读☆	翟双庆	黎敬波	北京中医药大学	广州中医药大学
9	伤寒论选读☆	王庆国	周春祥	北京中医药大学	南京中医药大学
10	金匮要略☆	范永升	姜德友	浙江中医药大学	黑龙江中医药大学
11	温病学☆	谷晓红	马　健	北京中医药大学	南京中医药大学
12	中医内科学☆	吴勉华	石　岩	南京中医药大学	辽宁中医药大学
13	中医外科学☆	陈红风		上海中医药大学	
14	中医妇科学☆	冯晓玲	张婷婷	黑龙江中医药大学	上海中医药大学
15	中医儿科学☆	赵　霞	李新民	南京中医药大学	天津中医药大学
16	中医骨伤科学☆	黄桂成	王拥军	南京中医药大学	上海中医药大学
17	中医眼科学	彭清华		湖南中医药大学	
18	中医耳鼻咽喉科学	刘　蓬		广州中医药大学	
19	中医急诊学☆	刘清泉	方邦江	首都医科大学	上海中医药大学
20	中医各家学说☆	尚　力	戴　铭	上海中医药大学	广西中医药大学
21	针灸学☆	梁繁荣	王　华	成都中医药大学	湖北中医药大学
22	推拿学☆	房　敏	王金贵	上海中医药大学	天津中医药大学
23	中医养生学	马烈光	章德林	成都中医药大学	江西中医药大学
24	中医药膳学	谢梦洲	朱天民	湖南中医药大学	成都中医药大学
25	中医食疗学	施洪飞	方　泓	南京中医药大学	上海中医药大学
26	中医气功学	章文春	魏玉龙	江西中医药大学	北京中医药大学
27	细胞生物学	赵宗江	高碧珍	北京中医药大学	福建中医药大学

序号	书 名	主 编		主编所在单位	
28	人体解剖学	邵水金		上海中医药大学	
29	组织学与胚胎学	周忠光	汪 涛	黑龙江中医药大学	天津中医药大学
30	生物化学	唐炳华		北京中医药大学	
31	生理学	赵铁建	朱大诚	广西中医药大学	江西中医药大学
32	病理学	刘春英	高维娟	辽宁中医药大学	河北中医学院
33	免疫学基础与病原生物学	袁嘉丽	刘永琦	云南中医药大学	甘肃中医药大学
34	预防医学	史周华		山东中医药大学	
35	药理学	张硕峰	方晓艳	北京中医药大学	河南中医药大学
36	诊断学	詹华奎		成都中医药大学	
37	医学影像学	侯 键	许茂盛	成都中医药大学	浙江中医药大学
38	内科学	潘 涛	戴爱国	南京中医药大学	湖南中医药大学
39	外科学	谢建兴		广州中医药大学	
40	中西医文献检索	林丹红	孙 玲	福建中医药大学	湖北中医药大学
41	中医疫病学	张伯礼	吕文亮	天津中医药大学	湖北中医药大学
42	中医文化学	张其成	臧守虎	北京中医药大学	山东中医药大学

（二）针灸推拿学专业

序号	书 名	主 编		主编所在单位	
43	局部解剖学	姜国华	李义凯	黑龙江中医药大学	南方医科大学
44	经络腧穴学☆	沈雪勇	刘存志	上海中医药大学	北京中医药大学
45	刺法灸法学☆	王富春	岳增辉	长春中医药大学	湖南中医药大学
46	针灸治疗学☆	高树中	冀来喜	山东中医药大学	山西中医药大学
47	各家针灸学说	高希言	王 威	河南中医药大学	辽宁中医药大学
48	针灸医籍选读	常小荣	张建斌	湖南中医药大学	南京中医药大学
49	实验针灸学	郭 义		天津中医药大学	
50	推拿手法学☆	周运峰		河南中医药大学	
51	推拿功法学☆	吕立江		浙江中医药大学	
52	推拿治疗学☆	井夫杰	杨永刚	山东中医药大学	长春中医药大学
53	小儿推拿学	刘明军	邰先桃	长春中医药大学	云南中医药大学

（三）中西医临床医学专业

序号	书 名	主 编		主编所在单位	
54	中外医学史	王振国	徐建云	山东中医药大学	南京中医药大学
55	中西医结合内科学	陈志强	杨文明	河北中医学院	安徽中医药大学
56	中西医结合外科学	何清湖		湖南中医药大学	
57	中西医结合妇产科学	杜惠兰		河北中医学院	
58	中西医结合儿科学	王雪峰	郑 健	辽宁中医药大学	福建中医药大学
59	中西医结合骨伤科学	詹红生	刘 军	上海中医药大学	广州中医药大学
60	中西医结合眼科学	段俊国	毕宏生	成都中医药大学	山东中医药大学
61	中西医结合耳鼻咽喉科学	张勤修	陈文勇	成都中医药大学	广州中医药大学
62	中西医结合口腔科学	谭 劲		湖南中医药大学	

（四）中药学类专业

序号	书　名	主　编		主编所在单位	
63	中医学基础	陈　晶	程海波	黑龙江中医药大学	南京中医药大学
64	高等数学	李秀昌	邵建华	长春中医药大学	上海中医药大学
65	中医药统计学	何　雁		江西中医药大学	
66	物理学	章新友	侯俊玲	江西中医药大学	北京中医药大学
67	无机化学	杨怀霞	吴培云	河南中医药大学	安徽中医药大学
68	有机化学	林　辉		广州中医药大学	
69	分析化学（上）（化学分析）	张　凌		江西中医药大学	
70	分析化学（下）（仪器分析）	王淑美		广东药科大学	
71	物理化学	刘　雄	王颖莉	甘肃中医药大学	山西中医药大学
72	临床中药学☆	周祯祥	唐德才	湖北中医药大学	南京中医药大学
73	方剂学	贾　波	许二平	成都中医药大学	河南中医药大学
74	中药药剂学☆	杨　明		江西中医药大学	
75	中药鉴定学☆	康廷国	闫永红	辽宁中医药大学	北京中医药大学
76	中药药理学☆	彭　成		成都中医药大学	
77	中药拉丁语	李　峰	马　琳	山东中医药大学	天津中医药大学
78	药用植物学☆	刘春生	谷　巍	北京中医药大学	南京中医药大学
79	中药炮制学☆	钟凌云		江西中医药大学	
80	中药分析学☆	梁生旺	张　彤	广东药科大学	上海中医药大学
81	中药化学☆	匡海学	冯卫生	黑龙江中医药大学	河南中医药大学
82	中药制药工程原理与设备	周长征		山东中医药大学	
83	药事管理学☆	刘红宁		江西中医药大学	
84	本草典籍选读	彭代银	陈仁寿	安徽中医药大学	南京中医药大学
85	中药制药分离工程	朱卫丰		江西中医药大学	
86	中药制药设备与车间设计	李　正		天津中医药大学	
87	药用植物栽培学	张永清		山东中医药大学	
88	中药资源学	马云桐		成都中医药大学	
89	中药产品与开发	孟宪生		辽宁中医药大学	
90	中药加工与炮制学	王秋红		广东药科大学	
91	人体形态学	武煜明	游言文	云南中医药大学	河南中医药大学
92	生理学基础	于远望		陕西中医药大学	
93	病理学基础	王　谦		北京中医药大学	

（五）护理学专业

序号	书　名	主　编		主编所在单位	
94	中医护理学基础	徐桂华	胡　慧	南京中医药大学	湖北中医药大学
95	护理学导论	穆　欣	马小琴	黑龙江中医药大学	浙江中医药大学
96	护理学基础	杨巧菊		河南中医药大学	
97	护理专业英语	刘红霞	刘　娅	北京中医药大学	湖北中医药大学
98	护理美学	余雨枫		成都中医药大学	
99	健康评估	阚丽君	张玉芳	黑龙江中医药大学	山东中医药大学

序号	书 名	主 编		主编所在单位	
100	护理心理学	郝玉芳		北京中医药大学	
101	护理伦理学	崔瑞兰		山东中医药大学	
102	内科护理学	陈 燕	孙志岭	湖南中医药大学	南京中医药大学
103	外科护理学	陆静波	蔡恩丽	上海中医药大学	云南中医药大学
104	妇产科护理学	冯 进	王丽芹	湖南中医药大学	黑龙江中医药大学
105	儿科护理学	肖洪玲	陈偶英	安徽中医药大学	湖南中医药大学
106	五官科护理学	喻京生		湖南中医药大学	
107	老年护理学	王 燕	高 静	天津中医药大学	成都中医药大学
108	急救护理学	吕 静	卢根娣	长春中医药大学	上海中医药大学
109	康复护理学	陈锦秀	汤继芹	福建中医药大学	山东中医药大学
110	社区护理学	沈翠珍	王诗源	浙江中医药大学	山东中医药大学
111	中医临床护理学	裘秀月	刘建军	浙江中医药大学	江西中医药大学
112	护理管理学	全小明	柏亚妹	广州中医药大学	南京中医药大学
113	医学营养学	聂 宏	李艳玲	黑龙江中医药大学	天津中医药大学

（六）公共课

序号	书 名	主 编		主编所在单位	
114	中医学概论	储全根	胡志希	安徽中医药大学	湖南中医药大学
115	传统体育	吴志坤	邵玉萍	上海中医药大学	湖北中医药大学
116	科研思路与方法	刘 涛	商洪才	南京中医药大学	北京中医药大学

（七）中医骨伤科学专业

序号	书 名	主 编		主编所在单位	
117	中医骨伤科学基础	李 楠	李 刚	福建中医药大学	山东中医药大学
118	骨伤解剖学	侯德才	姜国华	辽宁中医药大学	黑龙江中医药大学
119	骨伤影像学	栾金红	郭会利	黑龙江中医药大学	河南中医药大学洛阳平乐正骨学院
120	中医正骨学	冷向阳	马 勇	长春中医药大学	南京中医药大学
121	中医筋伤学	周红海	于 栋	广西中医药大学	北京中医药大学
122	中医骨病学	徐展望	郑福增	山东中医药大学	河南中医药大学
123	创伤急救学	毕荣修	李无阴	山东中医药大学	河南中医药大学洛阳平乐正骨学院
124	骨伤手术学	童培建	曾意荣	浙江中医药大学	广州中医药大学

（八）中医养生学专业

序号	书 名	主 编		主编所在单位	
125	中医养生文献学	蒋力生	王 平	江西中医药大学	湖北中医药大学
126	中医治未病学概论	陈涤平		南京中医药大学	